Helena Rohen

Gespräche mit Schizophrenen

Helena Rohen

Gespräche mit Schizophrenen

Kohärenzbrüche und der Versuch ihrer Überbrückung

Frank & Timme
Verlag für wissenschaftliche Literatur

Umschlagabbildung: © Photographee.eu – Fotolia.com

ISBN 978-3-7329-0174-6

Herstellung durch Frank & Timme GmbH,
Wittelsbacherstraße 27a, 10707 Berlin.
Printed in Germany.
Gedruckt auf säurefreiem, alterungsbeständigem Papier.

www.frank-timme.de

Inhaltsverzeichnis

Einleitung

In der vorliegenden Untersuchung befasse ich mich mit den **kommunikativen Möglichkeiten und Grenzen** von Menschen mit schizophrenen Störungen. Es gilt als schwierig, mit ihnen Gespräche so zu führen, dass eine kohärente Kommunikation entsteht. Das liegt daran, dass Schizophrene nicht für die Verbindungen von Äußerungen zu den vorausgehenden und nachfolgenden Dialogteilen (vgl. Goffmann 1972; 1974, S. 207) sorgen. Wie aber schon Käsermann (1983) in ihren Forschungen feststellte, beruht das Misslingen des Austausches wohl nicht darauf, dass der Schizophrene **sich nicht verständlich machen will.** Vielmehr scheint es darum zu gehen, dass **„er sich vielleicht äußern möchte, aber unter den ihm angebotenen Kommunikationsbedingungen nicht kann" (Käsermann 1984, S. 35).** So entsteht ein „Teufelskreis", in dem der Schizophrene sich **missverstanden fühlt** (Authaler 2015, S. 14).

Immer wieder erlebt er, dass sein sprachliches Verhalten nicht gesellschaftlich normgerecht ist. Ursachen dafür kann er aber nicht finden (s. Authaler 2015, S. 14). Deshalb betont Authaler die Wichtigkeit der Beschäftigung mit der Theorie der Sprache überhaupt, um dann die Abweichungen in der schizophrenen Sprache besser zu verstehen (Authaler 2015, S. 14).

Das Ziel meiner Untersuchung ist es, unter Berücksichtigung dieser Voraussetzungen kommunikative (nicht psychologische) (vgl. Authaler 2015) Strategien zu finden, die trotz der geschilderten Ausgangslage zu einem Dialog oder einem kommunikativen Austausch mit Menschen mit schizophrenen Störungen führen können.[1]

Ausgangspunkt ist – im Anschluss an Authalers Forderung – die Darstellung der wichtigsten linguistischen Forschungsarbeiten über die Schizophrenie (vgl. auch Frommer 1993).[2]

Am Anfang moderner, d.h. mittels empirischer Methoden arbeitender linguistischer Forschung wurden nur **statistische Wortanalysen** vorgenommen. Dabei wurde eine gewisse **Perseverationstendenz,** d.h. Tendenz zur Wiederholung von gleichen Wörtern, festgestellt (s. Frommer 1993, S. 33). Durch die Zuziehung grammatikalischer Kriterien hat auch schon Southard 1916 festge-

1 Die vorliegende Untersuchung konzentriert sich auf diese spezifische Fragestellung.

2 S. Frommer 1993, S. 33-37.

stellt, dass Schizophrene eher kürzere Sätze mit weniger Adjektiven und mit unspezifischen Verben vor komplizierten Satzstrukturen vorziehen (Frommer 1993, S. 34).

In den vierziger, fünfziger und sechziger Jahren wurden die von Johnson (1944) im Anschluss an Zipf entwickelte Type-Token-Technik verwendet. In ihr wurde die Gesamtzahl der benutzten Wörter (tokens) mit der Gesamtzahl der benutzten Worttypen (types) verglichen. Daraus ergaben sich dann ebenfalls die obengenannten Ergebnisse (vgl. Pfaffenberg 1993, s. weiterhin Frommer 1993, S. 33 f.).

Erst in den **siebziger Jahren** stand **nicht nur der Satz**, sondern die **Rede** im Mittelpunkt der linguistischen Forschung. So stellte Flegel (1965) fest, dass Schizophrene sich leicht in der **Eigengesetzlichkeit** der Sprache verlieren. Angeregt durch die Beobachtungen von Flegel entwickelte U.H. Peters (1978 und 1980) eine strukturpsychopathologische Methode. Seine semantischen Untersuchungen ergaben, dass ein wesentliches Verständnisproblem dadurch entstand, dass in der Sprache der Schizophrene sehr häufig nicht die Kernbedeutungen, sondern Randbedeutungen von Wörtern ins Zentrum rückt (vgl. dazu Rohen 1999, S. 264). Dies wurde von ihm als Wortfeld bzw. Satzfeldstörung, (in neueren Arbeiten als Zeichenfeldstörung, U.H. Peters 1982), bezeichnet.

[Darunter wird verstanden, dass jedem Lexem außer der Kernbedeutung Randbedeutungen, die oft metaphorischen Charakter haben, zugeordnet werden. Laut Weinrich (1976) erhalten Lexeme ihre textspezifische Bedeutung durch den Kontext. Gerade den Kontext beachten aber Schizophrene nicht, wie oben festgestellt.]

Ebenfalls seit den 70er Jahren bemüht sich die moderne textlinguistische Forschung um die Entwicklung von Modellen, die sowohl qualitative wie auch quantitative Aussagen über die komplexen Verarbeitungsprozesse der Textproduktion und -rezeption miteinander verbinden (Beaugrande-Dressler 1981).

Diese neuen linguistischen Verfahren hat Sherry Rochester (1978)[3] als einer der ersten zur Untersuchung schizophrener Sprache angewandt. Dabei benutzte er, wie in einer später entstandenen Arbeit auch Käsermann (1983), die textlinguistische Thema-Rhema-Theorie.[4] Diese Theorie geht davon aus,

3 S. Frommer 1993, S. 36.

4 S. L. Lutz 1981.

dass sich sprachliche Äußerungen stets in **Bekanntes** (Thema), über das etwas ausgesagt wird, und in **Neues, was darüber gesagt wird** (Rhema), unterteilen lassen (vgl. auch Kraus, A/Mundt, Chr. 1991. Vgl. auch Kap. 2 der vorliegenden Untersuchung).

Rochester und Mitarbeiter wandten auch die von Halliday und Hasan (1976) entwickelte Theorie der **kohäsiven Verknüpfungen** an. Diese stellen die gegenseitigen syntaktischen und lexikalischen Abhängigkeiten der Teile eines Textes dar. Dabei kamen Rochester (1978) und Rochester und Martin (1979) zu einem überraschenden Ergebnis: Formal als denkgestört eingestufte akut Schizophrene bilden überwiegend syntaktisch korrekte Sätze. Ebenfalls bedienen sie sich des gleichen lexikalischen Fundus wie Gesunde.

Unter der Annahme, dass sich das Typische schizophrener Sprachstörungen durch die Einbeziehung der **semantischen Textdimension** genauer erfassen lässt, wandten sich einige Autoren dem **textlinguistischen Begriff** der **Kohärenz** zu. Diese steht für die Sicherung der Sinnkontinuität der Textwelt (Beaugrande-Dressler 1981, vgl. auch Kap. 3).

Sowohl Frommer (1993) wie auch schon Käsermann (1983) konnten beide feststellen, dass die Sinnkontinuität in Dialogen mit Schizophrenen abnimmt, wenn ihre Äußerungen durch den Dialogpartner angezweifelt werden (Frommer 1993, S. 107).

Weiterhin stellt Frommer (1993, S. 108) fest, dass in den meisten Fällen die kommunikativen Schwierigkeiten nicht durch Verständnissicherungszüge geklärt werden können, wie in den Dialogen mit nicht-schizophrenen Gesprächspartnern durch Korrekturen oder zusätzliche Informationen. Die mangelnde kommunikative Klärung in Gesprächen mit Schizophrenen hat dann meistens so den Gesprächsabbruch zur Folge.

In seinem textlinguistischen Ansatz ist für Frommer (1993, S. 37) im Anschluss an Hellwig (1984) die Kohärenz nicht eine hierarchische, sondern eine sequentielle Struktur. Somit dient die Kohärenz zur sinnvollen Sprachsequenzierung. Außerdem dient diese laut Frommer als eine Art Mittel zur Gestaltung menschlicher Beziehungen (Frommer 1993, S. 37). Sowohl die **Kohäsion** (beruht auf grammatikalischen Abhängigkeiten) wie auch die **Kohärenz** (Sinngehalt) werden in seinen Tests mittels der Thema-Rhema-Gliederung bei Patienten mit der Diagnose Schizophrenie, Manie, Depression und hirnorganischer Psychosyndrom untersucht. Außerdem versucht Frommer die Stellen zu finden, an denen die Kommunikation an den Inkohärenzen scheitert (s. Frommer 1993, S. 37). Er stellt dabei fest, dass Inkohärenzen zunehmen, wenn der Dialogpartner die Behauptungen von Schizophrenen anzweifelt

(s. auch Käsermann 1988) oder wenn es um einen ihn persönlich belastenden Inhalt betrifft.[5] Besonders bei den Schizophrenen fehlt oft die Möglichkeit zur Selbstreflexion und die Fähigkeit der Berücksichtigung des anderen. Außerdem geraten diese Patienten leicht unter Affektdruck (Frommer 1993, S. 116, Ciompi 2015).

Diese verschiedenen Faktoren führen dann oft zu tiefgreifenden Inkohärenzen, so dass die Kommunikation, wie schon oben festgestellt, abbricht (Frommer 1993, s. S. 97–117).

Hier sei noch darauf hingewiesen, dass es nach den 90er Jahren nur noch einzelne Beiträge ohne größere neue Erkenntnisse zur Schizophrenie in der linguistischen Sprachforschung gegeben hat. In der Internetveröffentlichung von Schecker und Kindt zur schizophrenen Sprache (Schecker/Kindt 1998) halten diese es für möglich, dass es in den Sprachstörungen Schizophrener um Störungen in den Sprachverarbeitungsprozessen gehen könnte (s. auch Schecker, M./Kindt, H. (Hg.) 1998: Sprache und Schizophrenie).

Für Authaler (1996 und 2015) handelt es sich bei der Schizophrenie um psychisch bedingte Sprachstörungen, weil „im Gehirn von Schizophrenen weder in der temporalen Sprachregion nach Wernicke noch in der frontalen Sprachregion nach Broca organische Defekte nachgewiesen werden konnten“ (Authaler 2015, S. 117). Weiterhin ist es nach ihr für das **kommunikative Verhalten des Schizophrenen** von Bedeutung, „in welchen vom Kontext bedingten Situationen es stand, in welchem Umfeld der Patient seine Sprache erwarb und wie er auf das Verhalten seiner Mitmenschen zur reagieren lernte …“ (Authaler 2015, S. 9).

Hier sei noch auf mehrere Untersuchungen im Gespräch mit Schizophrenen von Käsermann 1988[6] und Ciompi 2015 hingewiesen. In denen betont sie, dass die Verständlichkeit einer Äußerung nicht nur von der Äußerung selber, sondern u.a. auch von der partnerseitigen Bereitschaft sie zu verstehen abhängt (vgl. auch Käsermann/Foppa 1986). Die Inkohärenz wird durch einen Mangel an dieser Bereitschaft verschärft, wenn nicht gar produziert. Weiterhin stellt sie fest, dass die Asymmetrie in Gesprächen mit Schizophrenen wohl auch zu den Inkohärenzen beiträgt.[7] In meiner Untersuchung werden diese Vermutungen einbezogen.

5 S. Frommer 1993, S. 107.

6 S. Käsermann 1983 u. 1988.

7 S. Käsermann 1988, S. 32 f.

Die vorliegende Untersuchung hat sich zum Ziel gesetzt, Kohärenzbrüche in Gesprächen mit Schizophrenen herauszufinden. Andererseits möchte diese Untersuchung zeigen, dass es durch eine bestimmte Art der Gesprächsführung teil- oder zeitweise gelingen kann, die Inkohärenz im Laufe mehrerer Gespräche zu überwinden. Unsere Gesprächsstrategie und unser Vorgehen dienen somit erstens dem Ziel, die schizophrene Inkohärenz zu typologisieren, zweitens Mittel zu sein zu ihrer Überbrückung (Rohen 1999).

Die Beispiele in meiner Untersuchung (siehe Kapitel 4, Analyseteil) stammen aus meinen Gesprächen mit fünf Patienten mit der Diagnose „chronische Schizophrenie", nach ICD 10 definiert. Sie bilden hier auch die empirische Grundlage meiner Untersuchung. Diese Gespräche führte ich einmal wöchentlich über fünf Monate in einer Psychiatrischen Klinik (1992–1993). Vier von den Patienten wurden über zehn Jahre, einer über drei Jahre stationär behandelt. Medikation war eine niedrig dosierte Neuroleptika-Behandlung, so dass keine Artefakte zu erwarten waren. Drei der Probanden waren ca. 50 Jahre und zwei ca. 35 Jahre. Ausbildungsstand der Probanden: ein Facharbeiter, einer mit Abitur, drei mit einem angefangenen Universitätsstudium. Alle Gespräche wurden auf Kassette aufgenommen und anschließend transkribiert. In den hier wiedergegebenen Gesprächen steht P für den Patienten, R für die Referentin. * bezeichnet eine kurze Pause (etwa Atempause). Gemutmaßter (d.h. schlecht verständlicher) Wortlaut steht in ().

Die vorliegende Untersuchung gliedert sich wie folgt:

Im Kapitel 1 wird versucht, einige Gesichtspunkte der Krankheit Schizophrenie zu besprechen, die gerade in der zwischenmenschlichen Kommunikation erschwerend eine Rolle spielen. Die Krankheit wird hier aus affektlogischer Sicht von L. Ciompi (1982, 1997, 1999 u. 2015) dargestellt, – weil in der Affektlogik das Zusammenspiel von Kognition und Affekten eine zentrale Rolle einnimmt. Dieses schließt sich an das hier schon erwähnte Sich-nicht-verstanden-Fühlen von Schizophrenen an (s. Authaler 2015, S. 14).

Darauf basiert die im Kapitel 2 entwickelte Gesprächsstrategie. Im Kapitel 3 folgt die in der Arbeit angewandte Definition der Kohärenz, die Darlegung verschiedener Kohärenzbrüche und ihre Typologisierung. Im Kapitel 4 werden die Darstellung und Typologisierung der verschiedenen Kohärenzbrüche in den Gesprächen analysiert und dargestellt. Im Kapitel 5 werden dann die Ergebnisse unter dem Gesichtspunkt der Überwindung von Inkohärenzen durch die gewählte Gesprächsstrategie zusammenfassend besprochen.

1 Schizophrenie in affektlogischer Sicht

Eine erfolgreiche Gesprächsstrategie mit Menschen mit schizophrenen Störungen lässt sich nicht ohne die Berücksichtigung der Krankheit Schizophrenie durchführen. Gerade diese Krankheit wird in der und durch die Sprache manifest, was auch oft zu Störungen in der Kommunikation führt (Rohen 1994). Bevor aber solche Störungen auftreten, ist anzunehmen, dass es gewisse Faktoren gibt, die dazu geführt haben. Wenn z.B. ein empfindliches Kind in seiner nächsten Umgebung wenig Stabilität oder Nestwärme erfahren hat, ist zu erwarten, dass es schwerer zu kämpfen hat, was eine sogenannte normale seelische Entwicklung betrifft (Rohen 1999). Laut Ciompi (1982) sind Schizophrene und schizophreniegefährdete Menschen in erster Linie verletzliche Persönlichkeiten, die unter bestimmten Umständen leichter als andere in spannungsvolle Verwirrung und über allerhand Wechselwirkungen schließlich in psychotische Verhaltensweisen verfallen. Deshalb ist für ihn Schizophrenie eine affektiv-kognitive Störung (Ciompi 1999, S. 97 f. und 2015). Ciompis Schizophrenie-Verständnis basiert auf der von ihm entwickelten Affektlogik (Ciompi 1982; 1997; 1999). Diese besteht aus den folgenden fünf Thesen:

1. ***Die Grund- und Ausgangsthese*** der Affektlogik ist das Postulat, ***„dass in sämtlichen psychischen Leistungen affektive und kognitive Komponenten untrennbar zusammenwirken"*** (Ciompi 1999, S. 71 ff.). Dieses Postulat wird auch durch die Entdeckung des limbischen Systems in der Neuroforschung gestützt. Dabei spielen die Mandelkerne (Amygdalae) eine besondere Rolle. Diese verleihen nämlich sämtlichen Wahrnehmungen ohne Beteiligung des Bewusstseins eine bestimmte affektive Färbung (Ciompi 1999, S. 71).

   Außerdem betont K.Grawe (Neuropsychotherapie 2004, S. 91) die Rolle der Amygdala als eine Art Mittelpunkt des ‚Gefahrensystems', als Angstzentrum. In diesem Zusammenhang weist er auch daraufhin, dass es keinen ersichtlichen Grund gibt „warum das, was Le Doux hier über die Grundlagen von psychischen Störungen in Form ‚latenter' cell assemblies und über den Zusammenhang von Stress und psychischen Störungen schreibt, nur für Angststörungen gelten sollte" (K.Grawe 2004, S. 105).

In Anlehnung an gängige neurobiologische Definitionen versteht Ciompi die Affekte als umfassende psychophysische „Gestimmtheiten". (Laut Ciompi ist ***Affekt*** ein typischer Oberbegriff, der für Stimmung, „mood", Gefühl, Emotion steht (Ciompi 1999, S. 71). Im Unterschied zum Affekt definiert Ciompi die ***Kognition*** als Oberbegriff für das Wahrnehmen und weiteres Verarbeiten von sensorischen Unterschieden. Auch sie hat tiefe Wurzeln in der Evolution. Als ***Logik*** schließlich versteht er die Art und Weise, wie einzelne kognitive Elemente zu größeren Einheiten verbunden werden. (Ciompi 1999, S. 72 f.)

2. ***Die zweite These*** (Ciompi 2001, S. 22 ff.) lautet, dass ***Affekte alles Denken*** und ***Verhalten nicht nur begleiten, sondern zum guten Teil auch leiten.*** Sie sind nicht nur Motoren, sondern üben als Operatoren eine übergeordnete Wirkung auf das Denken und Verhalten aus. So beeinflusst z.B. eine bestimmte affektive Grundstimmung laufend die Aufmerksamkeit. Sie bestimmt somit, was als wichtig oder unwichtig empfunden wird. In der Verliebtheit sieht man die Welt anders als während eines heftigen Ehestreits in gereizter Stimmung oder in der oft angespannten Stimmung während einer wichtigen Prüfung. In jeder dieser Stimmungen sieht man und bewertet man die Welt völlig anders. Somit haben die Affekte eine Wirkung auf Wahrnehmung, Gedächtnis und kombinatorisches Denken (Ciompi 2015). Hier üben die Affekte als Operatoren eine allgemeine Wirkung auf das Denken: Also konstruiert man sich jeweils eine „andere Wirklichkeit". So spricht Ciompi auch z.B. von einer „Angstlogik", „Wutlogik" oder von einer „Liebeslogik" … (Ciompi 2001b, S. 24 ff.). Außerdem gibt es nach Ciompi nicht nur die allgemeinen, sondern auch die affektspezifischen Operatorwirkungen (Ciompi 1999, S. 74):
   - ***Neugier und Interesse*** stimulieren die emotionalen Energien und richten sie auf bestimmte Gegenstände.
   - ***Angst*** führt zur Distanzierung.
   - ***Wut, Zorn*** und ***Aggressivität*** setzen Grenzen. Dabei stoßen sie aber oft an die Grenzen des anderen. Oft erfolgt aus solchen Ausweitungen bzw. Grenzüberschreitungen ein Konflikt.
   - ***Freude*** und ***Liebe*** schaffen Nähe und Bindung.
   - ***Trauer*** löst Bindungen.

3. ***Die dritte These besagt***, dass ***situativ zusammengehörige Gefühle, Wahrnehmungen und Verhaltensweisen sich im Gedächtnis zu funktionellen Einheiten im Sinne von integrierten Fühl-, Denk- und Verhaltensprogrammen*** (abgekürzt FDV-Programme) ***verbinden*** (Ciompi 2001b, S. 29 ff.). In ähnlichen Situationen aktualisieren, differenzieren und gegebenenfalls auch modifizieren sich diese Verbindungen immer wieder. Dafür gibt Ciompi (2001b, S. 30) folgendes Beispiel:

   „Das Sprichwort ‚gebrannte Kinder scheuen das Feuer' verallgemeinert die Beobachtung, dass sich Feuer, Schmerz, Schreck und Angst bei einem unerfahrenen Kind, das vielleicht einmal aus Neugier seinen Finger in eine brennende Kerzenflamme gestreckt hat, mit dem zugehörigen Vermeidungsverhalten auf immer zu einem elementaren erworbenen Reflex – also zu einem situationsspezifischen funktionellen Fühl-, Denk - und Verhaltensprogramm – verknüpfen, das fortan bei jeder Begegnung mit einer Flamme ***vor der gleichen schmerzlichen Erfahrung schützt***. Durch neue und eventuell andersartige Erlebnisse mit Feuer wird das ursprünglich sehr einfache FDV-Programm mit der Zeit weiter verfeinert und teilweise verändert. Grundsätzlich gleichartiges geschieht mit beliebigen anderen kognitiven Inhalten – so mit Personen, Örtlichkeiten, Tätigkeiten, Gegenständen, ja sogar mit abstrakten Gebilden wie Theorien und Ideologien."

   Weiterhin betont Ciompi dabei die Wichtigkeit der frühkindlich erworbenen personenbezogenen FDV-Programme. Aus ihnen entwickeln sich nach ihm u.U. lebenslange situations- und persönlichkeitstypische Verhaltensmuster. Im Extremfall führen solche „FDV-Strängen" zu autistischen Eigenwelten. Auch Übertragungsreaktionen im Sinne der Psychoanalyse beruhen auf erworbene FDV-Programme, so Ciompi. (Darauf wird hier in den späteren Ausführungen eingegangen).

4. ***Die vierte These der Affektlogik*** von Ciompi lautet: „***Im Grössten das Kleinste im Kleinsten das Größte***", oder: „Die ***Psyche ist fraktal strukturier***", (Ciompi 2001b, S. 32 ff.). (Den Begriff „fraktal" nimmt Ciompi aus der Chaos- und Komplexitätstheorie). Unter „fraktal" versteht man die gleiche Grundgestalt im kleinsten wie im größten Maßstab, oder „sich selbst ähnlich auf beliebiger Ebene" wie z.B. ein Blumenkohl oder Gewitterwolken, in denen jeder kleinste Wolkenballen ähnlich aussieht

wie die ganze Wolke (Ciompi 2001b, S. 32). Ein wichtiger Aspekt der Fraktalität ist außerdem, dass „offenbar in jedem vorherrschenden Gefühl alle anderen (Grund-) Gefühle irgendwie noch versteckt enthalten sind: Liebe im Hass, die Angst in der Wut, die Trauer in der Freude und umgekehrt" (Ciompi 2001b, S. 34 f.).

5. ***Die fünfte These*** fasst die vier vorangehenden zusammen: ***Affekte sind die Motoren und Organisatoren aller psychischen und sozialen Entwicklung*** (Ciompi 2001b, S. 35 f.). Dabei spielt die ständige **Interaktion von Kognition und Emotion** eine zentrale Rolle.

In Bezug auf seine Thesen der Affektlogik ist für Ciompi in der Schizophrenie **die Verbindung zwischen den Kognitionen und den Affekten in pathologischer Weise in umschriebenen Bereichen zu labil**. (Ciompi 1999, S. 81). Außerdem liegt hier seiner Ansicht nach in **„fallweise unterschiedlicher Wechselwirkung mit inkonsistenten zwischenmenschlichen Erfahrungen eine unklare Strukturierung von besonders wichtigen FDV-Programmen" vor. Auf dieser Basis kann sich die emotionale Spannung kritisch erhöhen. Die zentrale Hypothese der Affektlogik ist, dass kritisch erhöhte emotionale Spannungen bei vulnerablen Menschen einen sog. nichtlinearen Phasensprung oder Umschlag von einer normalen in eine psychotische Funktionsweise provozieren können (Ciompi 2015).**

Diese Hypothese der Affektlogik ist die Grundlage meiner Gesprächsstrategie. (Dies wird in den folgenden Kapiteln erörtert).

Unter Berücksichtigung der Erkenntnisse seiner Affektlogik wird in der therapeutischen Wohngemeinschaft „Soteria Bern" (Ciompi 2001c, S. 57 f.),[8] gegründet von L. Ciompi, versucht, **psychosefördernde emotionale Spannungen und Inkonsistenzen im Umfeld von Schizophreniekranken nachhaltig zu minimieren. Entscheidend dabei ist ein emotional schützender und bergender Umgang mit den Kranken in einem kleinräumigen, übersichtlichen, reizgeschützten und spannungsarmen Milieu.**

Ob sich die pathologischen Zustände verfestigen, wieder zurückbilden oder noch zu stärkeren Zuständen weiterentwickeln, hängt u.a. vom Verständnis oder Unverständnis der Umgebung ab (vgl. dazu auch Eggers, 1999, S. 193 ff.).

8 Ciompi 2001c, S. 57 f. In: Wie wirkt Soteria.

Das Anliegen meiner Ausführungen als Linguistin ist **eine erfolgreiche Gesprächsstrategie** mit Menschen mit schizophrenen Störungen zu entwickeln. Wie ich anfangs schon feststellte, gelingt dies nicht ohne die Berücksichtigung der Krankheit Schizophrenie. Dabei spielt hier „die emotionale Atmosphäre" eine zentrale Rolle, wie Luc Ciompi in seiner Affektlogik darlegt. Abschließend werden hier noch die **wichtigsten Aspekte aus der Affektlogik** für eine erfolgreiche Gesprächsführung dargelegt:

- Eine entspannte **Umweltatmosphäre**.
- **Verbale Klarheit** und **emotionale Konstanz zur Vermeidung von Stress**
- **Entspannte, gelassene, empathische emotionale Atmosphäre** und **Grundhaltung**. Diese werden als **Fundamentalbotschaft** dem Gesprächspartner signalisiert.

An den genannten Inhalten knüpfe ich meine Gesprächsstrategie als Linguistin an, und zwar dadurch, dass ich systematisch vermeide, den Gesprächspartner zu korrigieren oder ihn gar zu „belehren", sondern konsequent auf ihn bzw. auf seine Aussagen eingehe. Ein invasives Gesprächsverhalten **würde die emotionale Spannung erhöhen**. Außerdem würde es **die wichtige Nähe-Distanz-Regulierung unberücksichtigt lassen.**[9]

In den nächsten Kapiteln versuche ich daher eine Gesprächsstrategie mit den folgenden Zielen zu entwickeln:

1. Weiterführen des Gesprächs trotz eventueller Inkohärenzen.
2. Überbrücken der Inkohärenzen durch Gesprächsstrategie.
3. Eine eventuelle Überwindung von Inkohärenzen im Laufe mehrerer Gespräche.
4. Eine Verständigung als Folge von Überwindung von Inkohärenzen. (Hier ist sprachliches, kein psychologisches Verstehen gemeint).

9 Ciompi 2001c, S. 56 ff. In: Wie wirkt Soteria?

2 Gesprächsstrategie unter Rücksichtnahme auf das Krankheitsbild

Die im Kapitel 1 geschilderten Schwierigkeiten der Menschen mit schizophrenen Störungen werden in meiner Gesprächsstrategie berücksichtigt. Dabei werden die Thesen der Affektlogik (s. Kapitel 1) einbezogen, sowie die drei Gesprächshaltungen **Einfühlendes Verstehen, Achten-Wärme-Sorgen** und **Echtsein** von Tausch-Tausch (1990).

2.1 Vorbedingungen

Was das Setting betrifft, können diese Menschen verwirrt, hypersensitiv und beim Auftreten von Ungewohntem überfordert sein. Außerdem neigen sie häufig zu wahnhaften Umdeutungen und Verkennungen. Folglich brauchen sie eine entspannte Umweltatmosphäre, in einfacher, übersichtlicher, kleinräumiger und beschützender Umgebung mit wenig Trubel (s. dazu Ciompi 2001).[10]

2.2 Forderungen an den Gesprächspartner

Weiterhin benötigen sie gelassene, gesunde und verständnisvolle, interessierte Menschen um sich. Dabei sind die **emotionale Einstimmung** und **das Eingehen auf den schizophrenen Gesprächspartner** von entscheidender Bedeutung. Im Sinne der Affektlogik verstehen wir darunter außerdem das **Eingehen auf die momentane Stimmung** des anderen, was generell auch bei den gesunden Gesprächspartnern eine der Voraussetzungen einer gelungenen Kommunikation ist (Ciompi 2001a, S. 11 ff.).[11] Eine wichtige Rolle dabei spielt auch eine flexible Nähe-Distanz-Regulierung (Ciompi 2001c). Ein invasives Gesprächsverhalten wie z.B. zu widersprechen, Aussagen zu verneinen oder dem Gesprächspartner ständig Fragen zu stellen kann bei Menschen mit schi-

10 Ciompi 2001c, S. 57. In: wie wirkt Soteria?

11 Ciompi 2001a. In: Braucht die Schule Psychotherapie.

zophrenen Störungen zum Gesprächsabbruch führen (vgl. dazu Frittrang 1999, S. 292 ff.). Wie Frittrang weiterhin feststellt, können diese Menschen auch u.a. mimische und gestische Signale oder emotionale Gesichtsausdrücke nicht angemessen deuten. (Frittrang 1999, S. 292 ff.).

Entsprechend ist auch in der Psychotherapie von Tausch-Tausch (1990) die innere Haltung des Therapeuten für eine förderliche Kommunikation entscheidend. An Stelle von invasivem Gesprächsverhalten ist hier **„Einfühlendes Verstehen“** (Tausch-Tausch 1990, S. 34 f.) angebracht: Dabei erfasst der Gesprächspartner (Therapeut) voll die vom Patienten geäußerten gefühlsmäßigen Erlebnisinhalte und gefühlten Bedeutungen. Er teilt ihm das mit, was er von seiner inneren Welt verstanden hat, zeigt in seinen Äußerungen und seinem Verhalten das Ausmaß an, inwieweit er die Welt des anderen mit seinen Augen sieht. Das ist nach meiner Erfahrung beim einfühlenden Verstehen die Haltung, die am wichtigsten ist. Nach der Affektlogik wirkt ja das eigene Interesse motivierend, gar stimulierend auf den Gesprächspartner, Desinteresse aber demotivierend. Dementsprechend ist also die **emotionale Ansteckung** bei einer gelungenen Kommunikation von entscheidender Wichtigkeit. Wie auch Tausch-Tausch (1990) feststellen, bedeutet das **„Echtsein“** nicht ein klischee- und schablonenhaftes, routinemäßiges, professionelles Gehabe (Tausch-Tausch 1990, S. 88 f.). Entscheidend dabei ist, dass der Helfer vertraut ist mit dem, was im Patienten vor sich geht und sich damit in origineller Weise auseinandersetzt.

Außerdem betonen Tausch-Tausch die Wichtigkeit der Haltung „**Achten-Wärme-Sorgen**“ (Tausch-Tausch 1990, S. 66 ff.). Nach den Autoren bedeutet **Achtung und Wertschätzung** für den anderen, indem man seine **Art des Fühlens und Erlebens akzeptiert, auch wenn sie im Widerspruch zu den eigenen Wertmaßstäben steht.** Diese drei Haltungen von Tausch-Tausch –, **Eingehen auf den Gesprächspartner, Achten-Wärme-Sorgen** und **Echt sein** sind in meiner Gesprächsstrategie die entscheidenden Forderungen an den gesunden Gesprächspartner.

Schließlich werden in der Affektlogik[12] folgende Voraussetzungen an eine gelungene Kommunikation gestellt:

- **Emotionale Einstimmung**, d.h. durchschnittlich entspannte und zugleich hinreichend auf Neues gespannte Stimmung.

12 S. Ciompi 1982, S. 217 ff.

- **Emotionale Ansteckung** bedeutet die eigene affektive Gestimmtheit in einer emotional positiven Grundstimmung.
- Daraus ergibt sich dann **die gegenseitige Akzeptanz als Fundamentalbotschaft einer gelungenen Kommunikation**.

2.3 Vorgehensweise in der Konfliktbewältigung nach der Affektlogik von Ciompi[13]

1. Als erster Schritt dient **das Einstimmen**, d.h. die Stimmung und die Situation des anderen kennenzulernen (z.B. warum jemand keine Lust hat, seine Aufgaben zu erledigen …) (Ciompi 2011, S. 231)
2. Es folgt **das Zustimmen** bzw. das Zeigen des Verständnisses für die Stimmung und die Situation des anderen. Dadurch wird überhaupt **eine gemeinsame Basis der Verständigung geschaffen.**
3. Es wird versucht **abzustimmen,** ob man wirklich die Situation des anderen verstanden hat oder ob es vielleicht doch um was ganz anderes geht. In dem Falle wäre eine **Neuformulierung** der Ziele sinnvoll.
4. Es wird der Versuch nach einer Ressourcensuche unternommen. Diese hat als Ziel eine eventuelle **Umstimmung** des (eigenen) Standpunktes.
5. Es folgt dann schließlich das **Bestimmen**, was zu tun ist oder das Feld oder den Rahmen stecken, in dem man sich örtlich und zeitlich bewegt. Es werden **sinnvolle Ziele** in den Raum gestellt und **Möglichkeiten und Grenzen** aufgezeigt.

Durch diese Vorgehensweise wird der Versuch unternommen, die Stimmung des anderen zu erspüren, an die gemeinsame Wellenlänge „anzudocken“ und so emotionale Unstimmigkeiten zu beseitigen.

Wie oben gezeigt, wird in der Affektlogik darauf hingewiesen, dass die **Fundamentalbotschaft** einer gelungenen Kommunikation und Konfliktbewältigung **die gegenseitige Akzeptanz bedeutet**.[14]

13 S. Ciompi 2011, S. 23 ff.

14 S. Ciompi 1982, S. 217 ff.

Die obigen Schritte werde ich nach Möglichkeit im Analyseteil (Kap. 4) anhand einzelner Beispiele darstellen. Ebenfalls wird gezeigt, welche Schritte in meinen Gesprächen nicht unmittelbar oder gar nicht vollzogen werden können.

2.4 Gesprächsstrategie

Die Verbindung zwischen den Kognitionen und den Affekten ist in der Schizophrenie in umschriebenen Bereichen nach Ciompi (1999, S. 81) zu labil. Es zeigen sich kombinatorische Defizite des Denkens. Ebenfalls haben Schizophrene Schwierigkeiten in der Nähe-Distanz-Regulierung. Außerdem liegt hier nach Ciompi in „fallweise unterschiedlicher Wechselwirkung mit inkonsistenten zwischenmenschlichen Erfahrungen eine unklare Strukturierung von besonders wichtigen FDV-Programmen vor" (Ciompi 1999, S. 81). Wie schon im Kapitel 1 festgestellt, kann sich die emotionale Spannung auf dieser Basis kritisch erhöhen. Nach der zentralen Hypothese der Affektlogik können **die kritisch erhöhten emotionalen Spannungen bei vulnerablen Menschen einen sog. nicht linearen Phasensprung oder Umschlag von einer normalen in eine psychotische Funktionsweise provozieren (Ciompi 2015).**

Wie aus den bisherigen Ausführungen hervorgeht, braucht die Kommunikation mit Schizophrenen eigene Gesprächsstrategien.

Das soll zunächst an einem Beispiel von H. Searles (1959) in Ciompi (1982, S. 304 f.) dargestellt werden. Aus ihm wird ersichtlich, dass der betreffende Patient glaubt, dass er mehrere Mütter hat.

> „Die inzwischen verstorbene Mutter eines anderen Schizophrenen wurde von dessen Geschwistern als völlig unberechenbar beschrieben; z.B. konnte sie von der Synagoge mit einem seligen Gesichtsausdruck nach Hause kommen als wäre sie in ein freudiges, geistiges Erlebnis vertieft und zwei Minuten später einem ihrer Kinder einen Kochtopf auf den Kopf schmeißen. Manchmal war sie zu unserem Patienten herzlich und liebevoll und fiel im nächsten Augenblick in bösartige Beschuldigungen oder schwere Züchtigungen über ihre Kinder her. Der Patient, der zur Zeit der Einleitung meiner Therapie mehrere Jahre an paranoider Schizophrenie gelitten hatte, brauchte mehr als 3 Jahre intensiver Psychotherapie, ehe er die Wahnvorstellungen aufgeben konnte. Er habe nicht nur eine Mutter, sondern viele verschiedene.

Immer wieder konnte er meinen Hinweis auf ‚Ihre Mutter' zurückweisen und protestierte, er habe niemals nur eine Mutter gehabt. Einmal erklärte er ernsthaft und völlig überzeugend: ‚Wenn sie das Wort Mutter gebrauchen sehe ich vor mir eine Prozession von Frauen von denen jede einen anderen Gesichtspunkt repräsentiert!'"

Bei diesem Patienten teilt sich der Begriff ‚Mutter' einmal in ‚Mutter selig', einmal ‚Mutter froh', einmal ‚Mutter rasend', einmal ‚Mutter wutentbrannt', mit der Bratpfanne in der Hand. Das jeweilig Erlebte zerschellt bei dem Patienten so in mehrere Teile in seinem emotionalen Erleben. Es entstehen mehrere Ambivalenzen.

Aus der gefühlsmäßigen Ambivalenz entsteht die innere Dynamik, woraus wiederum die verschiedensten Assoziationen, die scheinbar nichts miteinander zu tun haben, entstehen. Dabei verwischen sich die Zeitaspekte. Die dritte These der Affektlogik besagt ja, dass situativ zusammengehörige Gefühle, Wahrnehmungen und Verhaltensweisen sich im Gedächtnis zu funktionellen Einheiten, im Sinne von integrierten Fühl-, Denk- und Verhaltensprogrammen (abgekürzt FDV-Programme), verbinden.[15]

In diesem Beispiel mit ‚mehreren Müttern' hat sich ja bei dem Patienten aus den oben geschilderten „FDV-Strängen" eine widerspruchsvolle „Eigenwelt" entwickelt: Nach seinen bisherigen „Welterfahrungen" ist der Patient davon überzeugt, dass er mehrere Mütter hat. Der Zuhörer bekommt somit mehrere Ereignisse, die zeitlich nichts miteinander zu tun haben, als Einheit vermittelt. Für den nicht Schizophrenen natürlich unverständlich, für den Schizophrenen kohärent, verständlich.

Das folgende Beispiel wiederum zeigt, dass der Patient hier nicht auf eine direkte Frage und auf die darauffolgende Belehrung des Therapeuten antwortet:

Beispiel 1:

(Haben Sie einen Freund, mit dem Sie Ihre Probleme besprechen können?)
M: Ja, ich habe Selbstgespräche.
(– Da spricht man mit sich selbst, ich meine mit jemand anderem.)

15 Ciompi 2001b, S. 29 ff. In: Wiener Vorlesungen.

M: Ich habe Zwiegespräche mit dem Licht.
(– Mit dem Licht?)
M: Ja, beim Licht bin ich durchgefallen in der Prüfung.
(Was wurde sonst noch geprüft?)
M: Übertreibung. Zigarette ist leicht –
kann man auch nehmen mit Hustenbonbon.
(Kraus und Hoeft 1991, S. 87)

Betrachten wir kurz dieses Beispiel: Der Therapeut fragt den Patienten, ob dieser einen Freund habe, mit dem er seine Probleme besprechen könne. Der Patient antwortet darauf: „Ich habe Selbstgespräche." Sein Gesprächspartner (hier der Therapeut) akzeptiert diese Antwort nicht. Er belehrt den Patienten, dass „Selbstgespräch" etwas anderes sei als „einen Freund haben". Wir sind anders als der geschilderte Therapeut der Meinung, dass die Antwort des Patienten durchaus seinen bisherigen Lebenserfahrungen entspricht. Vielleicht will der Patient hier einfach sagen, dass er **einsam** ist, **keinen Freund** hat und deshalb einfach **mit sich selber** spricht oder sprechen muss, weil **keiner da ist, der ihn versteht**. Durch eine invasive Gesprächsführung, d.h. dass man seine Aussagen korrigiert, **fühlt er sich hier offenbar unverstanden**. Daraufhin antwortet er mit **‚Inkohärenz', d.h. dass seine Aussagen dem Gesprächspartner immer unverständlicher werden**. Außerdem sei hier angemerkt, dass die Therapeuten das Gespräch mit einem neuen Inhalt (Rhema) weiterführen. (Vgl. die Gesprächsführung der vorliegenden Arbeit).

So stellen Dieckmann/Dittmann (M. Roth 1989, S. 168 ff.) fest, dass das Gespräch eher abbricht, wenn der Gesprächspartner auf die ihm unverständlichen Antworten des Schizophrenen nicht eingeht. Also sind hier m. E. andere Gesprächsstrategien notwendig. Ein Gespräch kann erst gelingen, wenn zwischen den Gesprächspartnern **eine Beziehung** entsteht. Diese kann aber nur auf **gegenseitigem Vertrauen** basieren. Vertrauen wiederum entsteht eher, wenn der Gesprächspartner **vollständig auf den Patienten eingeht** und zwar zunächst ohne Widerspruch, Fragen, Belehrungen. Dadurch signalisiert er seine **Gesprächsbereitschaft, auch wenn seine Welterfahrung sich komplett von der seines Gesprächspartners unterscheidet** (siehe Tausch-Tausch 1990, S. 68).

Hier ist also der in der Linguistik sonst verbreitete Handlungsbegriff (vgl. Sandig 1990, S. 177) nicht brauchbar.

Die Bekundung der Anteilnahme geschieht in der vorliegenden Untersuchung weder in Bestätigung bzw. Bewertung, noch in Glaubens- oder Mitleidsbekundung, Erkundung des Erlebens, in Trösten oder Geben von Ratschlägen (s. Sandig 1990, S. 176), sondern durch das **Eingehen auf den Patienten** wie oben geschildert.

In Bezug auf eine Gesprächsstrategie mit **Menschen mit schizophrenen Störungen** sei noch auf folgende Charakteristika in ihrem Sprachgebrauch hingewiesen: Laut Blankenburg (1976) verfügen sie noch über die Möglichkeit des Begrifflichen, Starren, Abstrakten, Ruhenden. Dies wird eher durch das **Substantiv** ausgedrückt. Folglich bevorzugen sie Substantive **vor Verben** (Blankenburg 1976, S. 115). Durch das Verb wird das Prozessuale des Tuns hervorgehoben (s. dazu Bandler/Grinder 1981, Bd. 1, S. 85–133). **Die Substantivbildung** aber zeigt eher die **autistische Tendenz, sich abzukapseln**, in sich zu verharren. Sie repräsentiert das rein statische, begriffliche Denken, das seinen Bezug zur Wirklichkeit leicht verliert. Deshalb bevorzugen diese Menschen auch Nominalisierungen (s. dazu Grinder/Bandler 1981, Bd. 1, S. 85–133). In diesen sind ihre Lebensprobleme oft zusammengefasst enthalten, wie schon U.H. Peters beobachtet hat (1978 und 1980).

Anschließend noch ein Hinweis auf meine Untersuchung, in der Patienten mit schizophrenen Störungen Werbetexte vorgelegt wurden (Rohen 1989, S. 163): Daraus ergab sich, dass sie nicht nur Nominalisierungen bevorzugten, wie andere psychisch Kranke (s. Bandler/Grinder, Bd. 1, S. 185–133), sondern den Satz nach dem Referenzteil abbrachen und an diesen weitere Referenzen anknüpften (Rohen 1989, S. 163). Durch das Beispiel von Searles (1959) in Ciompi (1982) über den Klienten, der seine Mutter als eine Prozession von Müttern erlebte, werden diese Ergebnisse noch bestätigt. Die Mutter bildet den Referenzteil, deren Repräsentation als unerträglich geleugnet wird. Folglich könnte man auch in diesem Beispiel verstehen, dass der Patient auch seine eigene Aussage nach der Referenz abbricht und eine neue produziert.

In der vorliegenden Untersuchung werden in der Gesprächsführung die obigen Forschungsergebnisse und Beobachtungen einbezogen. Ebenfalls werden insbesondere folgende Schwierigkeiten der Krankheit berücksichtigt: Schizophrene leiden unter kombinatorischen Defiziten des Denkens und haben Schwierigkeiten in der Nähe-Distanz-Regulierung.[16] Ebenfalls geraten sie leichter unter Druck als Nicht-Schizophrene. Folglich ist eine einfache Gesprächsführung sinnvoll, die diesen Defiziten Rechnung trägt.

16 S. Kap. 1 und Ciompi 2001c. In: Wie wirkt Soteria?

Durch die folgenden Beispiele wird unsere Gesprächsführung mit Menschen mit schizophrenen Störungen unter der Berücksichtigung ihrer Krankheit wie folgt dargestellt: Die Gesprächsführung erfolgt durch das Aufgreifen des **Referenzteiles.**[17] Durch ihn wird ausgedrückt, **worüber**, durch den **Prädikationsteil,**[18] **was** gesprochen wurde. In dem in 2.4. angeführten Beispiel von H. Searles (1959) in Ciompi (1982) bildet **‚die Mutter'** den **Referenzteil**, – weil die Aussagen sich auf **‚den Inhalt Mutter'** beziehen. Durch den Referenzteil wird auch oft die **‚zentrale Lebensproblematik'** ausgedrückt. – **Was** gesprochen wurde bildet den **Prädikationsteil.** (Hier, dass die Mutter mal **in die Synagoge ging** oder **die Bratpfanne in die Hand nahm**, oder **sie in ein geistiges Erlebnis vertieft war**).

Weiterhin werden in meiner Gesprächsstrategie durch das Aufgreifen des Referenzteiles Assoziationen in Gang gesetzt. Außerdem wird der Patient auch unterstützt zu assoziieren, was ihn am meisten beschäftigt.

Also versuche ich in der Gesprächsführung auf diese Weise auf ihn einzugehen, auch wenn unsere Welterfahrung sich von seiner unterscheidet. Das Eingehen auf ihn geschieht meistens durch das Aufgreifen des am häufigsten am Ende seiner Aussage auftretenden Referenzteiles. Er selber kann sich weder direkt mit sich selbst auseinandersetzen, noch kann er filtern (Festinger, 1978).

In den folgenden Beispielen wird gezeigt, wie ich – in den Gesprächen als Referentin (R) bezeichnet – möglichst vollständig auf den Patienten (P) eingehe (s. Tausch-Tausch 1990). Dieses geschieht durch das Wiederholen von Referenzteilen. Im Sinne der bisherigen Ausführungen der Affektlogik[19] wird auf diese Weise die gegenseitige Akzeptanz als Fundamentalbotschaft einer gelungenen Kommunikation signalisiert[20] und auf die kombinatorischen Defizite des Denkens Rechnung getragen. Durch das Wiederholen des Referenzteiles wird der Patient auch unterstützt bei seinem Thema oder Lebensproblem zu bleiben.

17 S. Rohen 1993, S. 184: Im Gegensatz zu Hoeft/Kraus 1991, S. 88 gehen wir davon aus, „was der Patient gesagt hat. Deshalb wiederholen wir den Referenzteil. Die Wahl, welcher Referenzteil wiederholt wird, treffe ich auf folgende Weise: Der Teil, der am häufigsten in der Gesprächssequenz des Patienten auftritt, wird wiederholt, ausgehend von der Annahme, dass dieser Teil für ihn und für seine Aussage – selber kann er nicht selektieren – am wichtigsten ist."

18 S. Rohen 1993, S. 185: Den Prädikationsteil greifen wir dann auf, wenn das Gespräch zum Stocken gerät.

19 Ciompi 1982, 1999, 2001.

20 Ciompi 2015.

Die folgenden Beispiele 2–5 stammen aus den Vorgesprächen, die vor der Aufzeichnung stattgefunden haben. Sie sind also nicht im Gesprächsteil wiederzufinden.

Beispiel 2:

P: Es geht nicht immer glatt, es ist sehr schwer für mich, eines Tages hier zu arbeiten und andererseits meiner Mutter zu helfen, am Wochenende, wenn ich heimfahre, und da gibt's **Probleme**, riesige **Probleme**, geistige **Probleme**.
R: geistige **Probleme**?
P: geistige **Probleme**, ich seh **Geister** und äh, seh eben **Geister** und höre **Stimmen**.
R: **Geister** und **Stimmen**?
P: Ja **Stimmen**, ja die mich verunsichern …

Im Beispiel 2 führen wir das Gespräch durch den letzten Referenzteil **Problem** weiter. Der Patient greift unser Gesprächsangebot mit den Referenzteilen **Geister** und **Stimmen** auf. Diese werden dann von uns wiederholt. Das Gespräch bricht nicht ab (wie auch im Beispiel 3).

Beispiel 3:

P: … Es hat mich damals schon etwa mitgenommen, ich weiss nicht was das ist, es ist das dass man nicht so viel denken soll, gell. Auch dass alles um einen herum geschieht, ohne dass man selbst etwas dabei erfährt. Und dann kam die **Krankheit** erst später im Studium.
R: Die **Krankheit**?
P: Da fing es an, da habe ich dann auch **viele Weinproben** gemacht und äh …
R: **Weinproben**?
P: haben gemacht, als **Studenten**, gell
R: Als **Studenten**
P: Haben öfters mal einen getrunken und dann, als es den neuen **Federweißen** gab, habe ich öfters man einen **Federweißen** getrunken.
R: Federweißen?

Beispiel 4:

P: ich weiß nicht, i:/ so nervös, (ich weiß gar nicht) was das für ein Gefühl ist, et äh/ein bisschen **Angst** dabei ist (auch), **Angst** ist auch dabei, aber
R: **Angst**
P: **Angst** ist auch dabei aber ich, lieg da auf=m Bett da da da droben und, (...) ja Herrgott * da hau ich den Sprudel auf, dann

3,5

geh ich zum Essen und *3* und dann/ dann * dann lieg ich auf dem Bett und dann wollt i mi be/ hab ich mich beruhigen wollen und das ging kaum, und da mußte ich rüber * weil i/ d/ d/ die (teilnehmen) muß rüber, trotzdem, d/ die/ die/ lassen mich nicht drüben * weil ich/ ich weiß nicht was das für ein **Gefühl** ist, so
R: **Gefühl**
P: Ja ja ein **Gefühl** ist es, irgendein **Gef/ Angst**, und äh
R: **Angst**
P: **Angst** * nicht nur **Angst**, so so **nervös** und so
R: **Nervös**
P: **Nervös**, ja so so so so

4,0

*so so so so äh, ja * * **durcheinander** und so
R: **Durcheinander**
P: Ja i/ * (oder) in dem Moment, äh ich spinne nicht dem Mo/ ich spinne nicht aber, ich weiß gar nicht das/ und dann hör ich noch **Stimmen** und (dann ist es aus)
R: Mhm * heute haben Sie **Stimmen**
P: Wenn dies **Stimmen** sind, ich w/ ich weiß/ (...) was soll denn des sonst sein aber * ich w/ das kann ich nicht glauben dass ich **paranoide Schizophrenie** habe, oder [DEN WORTLAUT ÜBEREXAKT BETONEND] **halluzinatorische paranoide Schizophrenie** * ha

4,5

das kann ja keine Sau/ klar irgendwie so/ ich war/ ich war bis neunzehnh/ bis zum Abitur auf dem Gymnasium, dann war ich auf der Universität vier Semester, dann hab ich eine **Banklehre** gemacht
R: **Banklehre**
P: Ja, das (ist) mein Beruf, **Bankkaufmann**
R: **Bankkaufmann**
P: Ja, d/ d/ d/ d/ dann war/ dann war ich vier Sem/ dann war ich vierzehn Monate bei der **Bundeswehr**
R: **Bundeswehr**
P: Und dann gings an mi/ mi/ mit dem Scheißzeug da, mit dem Schei/ mit Scheiß Nervenklinik, und dann/ damals wusste ich meine Diagnose noch nicht *

Im Beispiel 4 wiederholen wir den Referenzteil **Angst**. Daraufhin erfolgt eine längere Zustandsschilderung des Patienten: ‚ich weiß nicht, was das für ein **Gefühl** ist, so'.

Wir wiederholen den Referenzteil **Gefühl.** Darauf folgt eine Stimmungsschilderung des Patienten bis hin zur Krankheitsdefinition **halluzinatorisch paranoide Schizophrenie**. Anschließend äußert er seinen Unmut über die Diagnose, weil er im **Gymnasium** und an der **Uni** war und eine **Banklehre** absolvierte. Wichtig ist an dieser Stelle zu bemerken, dass er die Inhalte aneinanderreiht ohne ein verbindungsschaffendes Wort. Darauf wird differenziert im Analyseteil eingegangen.

Nachdem wir **Banklehre** wiederholt haben, erfolgen die nächsten Stationen seines Werdegangs als **Bankkaufmann** über **Bundeswehr** bis zum **Ausbruch der Krankheit** und dem Landen in der **Nervenklinik**. Hier wieder zusammenhangslos ‚damals wusste ich meine Diagnose nicht'.

Durch das Wiederholen des Referenzteiles wird erstens auf den Patienten eingegangen und es werden seine Aussagen nicht in Frage gestellt. Außerdem wird die Nähe-Distanz-Regelung berücksichtigt. So wird der Patient unterstützt, den Bezugsrahmen beizubehalten. Durch diese Art der Gesprächsführung wird auch auf seinen kombinatorischen Defiziten Rechnung getragen.

Aus den obigen Beispielen wird also ersichtlich, dass durch unsere Gesprächsführung die Unterhaltung weitergeht. Allerdings bleibt der Sinngehalt bzw. die Kohärenz aber öfters verborgen.

In dem folgenden Kapitel werden die bisherigen Forschungsergebnisse über die Kohärenz in Bezug auf die Schizophrenie besprochen sowie ihre Erweiterung begründet und dargelegt. Daraufhin erfolgt die Typologisierung der Brüche und Versuche zu ihrer Überbrückung durch die Gesprächsführung. Im Analyseteil (Kap. 4) werden dann die geführten Gespräche genauestens analysiert und dargestellt.

3 Kohärenzdefinition und ihre Erweiterung

3.1 Zur Kohärenz und Kohärenzdefinition

Die Sprache ist ein Mittel der menschlichen Identitätsbehauptung und der zwischenmenschlichen Kommunikation. Durch die Sprache können wir unsere Empfindungen, Gefühle, Gedanken und Vorhaben einem anderen Menschen mitteilen. Damit unser Gesprächspartner bzw. Hörer uns aber versteht, benötigt er genügend Informationen von uns (vgl. Einleitung). Wenn diese vorhanden sind und die einzelnen Sätze inhaltlich zusammenhängen (s. Vater 2001, S. 16), sind die Voraussetzungen für eine Verständigung geschaffen (Rohen 1999, S. 269). Unsere Äußerungen setzen in der Regel voraus, dass mehrere Sätze formal und inhaltlich miteinander verbunden sind, dass sie Kohärenz besitzen. Diese Kohärenz sichert die **Sinnkontinuität** von Äußerungen. (Frommer 1993, S. 36 f.). Hier zunächst die Kohärenzdefinition von Heinz Vater (2001, S. 38 ff.)[21]:

> Kohärenz in einem Text baut auf der Sinnkontinuität der zugrundeliegenden Textwelt auf. Sinn ist die im Textzusammenhang aktualisierte tatsächliche Bedeutung eines sprachlichen Ausdrucks. Die Textwelt ist die Gesamtheit der einem Text zugrunde liegenden Sinnbeziehungen; sie muss mit der realen Welt nicht unbedingt übereinstimmen, sondern wird vom Sprecher, von seinem Wissen und seinen Intentionen zugrunde gelegt. Bei einem gesprochenen Text bildet die Gesprächssituation die „Textwelt". So können Pronomina in einem Gespräch nur kohärent verwendet und verstanden werden, wenn Gesprächssituation und Weltwissen berücksichtigt werden. ... Die Textwelt setzt sich aus Konzepten und Relationen zwischen diesen Konzepten zusammen. ... Besteht eine Diskrepanz zwischen der in der Textwelt ausgedrückten Konzeptkonstellation und unserem Wissen, d.h. den gespeicherten Konzeptstrukturen, dann können wir keine Sinnkontinuität herstellen. Dann sind die betreffenden Texte (oder Textoide) für uns sinnlos.

21 In Vater 2001 wird eine Übersicht über verschiedene Kohärenzdefinitionen dargestellt. S. auch de Beaugrande/Dressler 1981 und Brinker/Sager 2001, S. 74 ff.

In dieser Definition wird das Weltwissen des Rezipienten gewissermaßen über das Weltwissen des Gesprächspartners gesetzt. Deshalb liegt hier in der Kohärenzdefinition eine Asymmetrie vor, die sich immer zu Ungunsten des Schizophrenen auswirken muss. Authaler (2015, S. 9) stellt fest, dass der Schizophrene die Realität des Gesunden ausklammert und sich auf abweichende Kognitionen stützt. Sein Weltwissen ist oft anders als das des Nicht-Schizophrenen. Dies führt dann aber häufig dazu, dass sich der Schizophrene trotz der Bemühungen seines Gesprächspartners nicht verstanden fühlt, aber nicht im Stande ist, die Ursache dafür zu finden, so Authaler (wie hier schon in der Einleitung bemerkt wurde).

Das Beispiel 1 auf S. 24 f., in dem der Patient nach seinen Lebenserfahrungen mehrere Mütter hatte, weist laut der obigen Kohärenzdefinition Inkohärenzen auf. Hier ist eine Verständigung schwierig, weil der Schizophrene nicht für Sicherungszüge sorgt (vgl. Frommer 1993). Wie in der vorliegenden Untersuchung an mehreren Stellen festgestellt wurde (z.B. im Kap. 1), besteht gerade darin die kommunikative Schwierigkeit. Ciompi verweist in diesem Zusammenhang auf die Nähe-Distanz-Problematik bei Schizophrenen. Gerade an diesen Stellen, an denen unser Weltwissen von dem Weltwissen des Schizophrenen abweicht, bricht die Kommunikation oft ab (Ciompi 2015, Frommer 1993).

1. Daraus ergibt sich erstens die Notwendigkeit einer neuen Gesprächsstrategie, die diese Schwierigkeiten berücksichtigt, wie im Kapitel 2 dargestellt wurde.

2. Zweitens ist u.E. eine Erweiterung des Kohärenzbegriffes notwendig. Diese wird im folgenden Abschnitt 3.2. dargelegt.

3.2 Erweiterung des Begriffes Kohärenz

Der Kohärenzbegriff wird hier insofern erweitert, als die Stellen, an denen für die Augen des gesunden Gesprächspartners Kohärenzbrüche vorliegen, nicht isoliert (s. Vater 2001, S. 38 ff.) betrachtet werden.

Es wird vielmehr versucht, eine Sinnkontinuität auch über mehrere Gespräche herzustellen. (Vgl. Kapitel 4, wo die Beispiele in Bezug auf die Kohärenz analysiert werden). Wenn der Patient sich z.B. über ein bestimmtes Thema in einem Gespräch äußert, darauf im nächsten Gespräch deutlich, explizit (s. Bsp. 3.3.) Bezug nimmt, liegt eine **affektlogische Kohärenz** vor, auch wenn sein Weltwissen unserem Weltwissen widerspricht.

Die **affektlogische Kohärenz** umfasst die gesamte krankheitsbedingte Situation und das daraus resultierende Weltwissen des Patienten. (Wie aus der Sicht der Affektlogik von L. Ciompi im Kap. 1 begründet und dargelegt wurde). Wenn der Patient nach seinen Lebenserfahrungen **mehrere Mütter** hat, wie z.B. im Bsp. auf der S. 24 f., liegt eine solche Kohärenz vor. Voraussetzung dafür ist, dass dies aufgrund der sprachlich manifesten Elemente fassbar wird. Das ist hier der Fall. Auch im Bsp. 1 liegt eine **affektlogische Kohärenz** vor, obwohl **Selbstgespräche** als Antwort darauf, ob der Patient einen Freund hat, **unserer Welterfahrung widerspricht.** In der Welterfahrung des Patienten ist das **Selbstgespräch wohl die Antwort auf die Frage, ob er einen Freund hat.** (S. Tausch-Tausch 1990, S. 68)

Im Bsp. 1 bricht das Gespräch ab, bzw. die Aussagen des Patienten werden immer inkohärenter, **weil der Arzt hier die Antwort des Patienten nicht als Antwort auf seine Frage akzeptiert** (vgl. auch Käsermann 1988 und Authaler 2015).

Voraussetzung für affektlogische Kohärenz ist in meiner Untersuchung, dass die mitgeteilte Erfahrung, z.B. „Personenvertauschung" und somit ein anderes Weltwissen sprachlich manifest ist und so dem Zuhörer sprachlich zugänglich wird, obwohl es nicht seinem eigenen Weltwissen entspricht (s. Tausch-Tausch 1990).

Im Beispiel 5 unten geht es um ein Gespräch zwischen mir und dem Patienten B. Vor dem wiedergegebenen Gesprächsteil sagte er, dass er eine Erfindung gemacht habe. Diese habe er ans Patentamt geschickt. Dort sei sie aber nicht angekommen. Daraus entstand ihm angeblich ein **Schaden.** Nach meiner Gesprächsstrategie (s. Kap. 2) führe ich das Gespräch mit dem Referenzteil **Schaden** weiter. (Im Sinne der Affektlogik versuche ich außerdem abzustimmen (s. Kap. 2.3), ob ich ihn richtig verstanden habe).

Beispiel 5:

R: Ja *äh**, Sie, haben jetzt, irgendwie öh, was gesagt mit dem **Schaden**
** dass es nicht grösser wird.

0,5

P: (…) dann krieg ichs zurück, dann hat's ja gar kein Wert (…) wenn ich mich aufreg (…) nachher (…) was mir bringt (…) häufiger gangen (…) aus Urach nit (…) mein Zeug auch nit * was bei den (…) beim Postamt (…) ne, wie gesagt das Zeug ist in d' Produktion gange, also des könnt jetzt da sein, und * des dürfte also noch grössere Schwierigkeiten bereiten, das wird sicher (…) so hoch, so kann ich das (…) jedenfalls (…)
P: (…) kriegt er mal ein Geld dafür, nit (…) nit

Der Patient schildert im obigen Bsp. genau den Vorgang ich denke wir bräuchten nix mehr. Anschließend fügt er hinzu und wenn dann krieg ich's zurück. Hier bezieht sich wohl ‚ich's = ich es' es auf das Patent. (In diesem Bp ist deutlich, – auch aus der mündlichen Unterhaltung mit dem Patienten vor der Aufnahme –, dass dieser Patient sich als Erfinder fühlt und eine dementsprechende Atmosphäre um sich ausbreitet.[22] Diese Aussagen lassen einen verstehen, dass es egal ist, ob es **beim Postamt eingegangen** ist, ist die **Erfindung** schon in die **Produktion** gegangen und bringt viel Geld. Und derjenige, der (=er) es wohl in die Produktion gebracht hat, das Geld nicht bekommt. **Der** bezieht sich auf eine unbekannte Person, die aber das Geld nicht bekommt; – **nit** verstehen wir hier als eine Verneinung.

Im Großen und Ganzen verstehen wir hier die Aussagen des Patienten und zwar: Er hat eine **Erfindung** gemacht, die er ans **Patentamt** geschickt hat. Diese **Erfindung** ist schon in **Produktion**, obwohl **es,** also **das Patent, nicht am Patentamt** gelandet ist. Durch die weitere Aussage ist klar, dass der Patient glaubt, dass er das **Geld** doch bekommt und nicht **der**, der es (d.h. das Patent) wohl in die **Produktion** gebracht hat. Das obige Beispiel 5 weist eine affektlogische Kohärenz auf, weil durch die oben genannten **Referenzteile** und **Pronomina** seine Aussagen verständlich sind: so wie sie nach seinen Lebenserfahrungen geworden sind.

3.3 Kohärenzbrüche

Im vorliegenden Kapitel werden die Kohärenzbrüche dargestellt. Diese lassen sich in **erwartbare** und in **nicht erwartbare** Brüche einteilen. Erwartbare

22 Vgl. Arieti.

Brüche sind die Folge des Gesprächsverhaltens des gesunden Gesprächspartners wie im folgenden Beispiel. (Trotz der prinzipiell nicht invasiven Gesprächsstrategie fanden sich auch im vorliegenden Material Brüche, die durch mein Gesprächsverhalten unbeabsichtigt im natürlichen Gesprächsverlauf provoziert wurden.

Hier fängt ein erwartbarer Bruch an, verursacht durch eine plötzliche (unfreundliche) Bezugnahme der Referentin zur Uhrzeit. Die Referentin will das Gespräch hier beenden und gebraucht zu diesem Zweck (als Signal zum Aufhören) das Wort <u>Uhrzeit.</u> **„Der Geist * ach/ der Geist von Ihnen … Muss sich an die Uhrzeit halten.“** Dieser abrupte Themawechsel von seitens der Referentin führt hier zum Gesprächsabbruch bei dem Patienten. Sein Lebensproblem bzw. Thema ist ja u.a. aber ‚Gott‘ (‚Geist‘). Also handelt es sich hier gerade um die zentrale ‚Lebensproblematik‘ des Patienten. Da reichen die geringsten Signale und die Inhalte werden überempfindlich weiterverarbeitet.

Beispiel 6:

P: **Der Geist** in mir
R: **Der Geist** * ach/der Geist von Ihnen
P: Ja
R: Muß sich an die * **Uhrzeit** halten
P: Ja
R: Meinen Sie jetzt auch mit dem Essen?
P: (Jetzt grad) Sprudel * muß nachher noch Sprudel holen
R: jaja genau

9,0

P: mhm
R: Aber *äh* *3* die Zeit, weil sie sagten auch * das ist eine ganz * **ferne Zeit** * eine ganz äh

Die Referentin versucht noch nach ihrem invasiven Gesprächsverhalten mit der direkten Frage **meinen Sie jetzt auch mit dem Essen,** das Gespräch mit dem Referenzteil **ferne Zeit** weiter zu führen. Der Patient geht aber nicht darauf ein. Es folgen jetzt inkohärente Passagen, verursacht durch das Gesprächsverhalten der Referentin.

P: Also äh Zeitta/ ein Tanz durch die Zeit (des ist) (recht für gut) * Tanzen durch die Zeit * des/ (es ist) recht * (nur) gut *3* (und heut ist so=n Tag, wie wenn ich ins … mit den … hab ich hab ich ihn ** hab ich ihn **
R: mhm **

Hier will dann der Patient das Gespräch offenbar beenden, weil er keine Gesprächsbereitschaft bei der Referentin am Anfang erkannt hat. Also hier hat das kleinste Signal schon zum Kohärenzbruch gereicht.

Im folgenden Beispiel findet die Referentin ebenfalls keinen richtigen Ausdruck auf der gleichen emotionalen Ebene mit einem anderen Patienten, dessen Lebensproblem das Thema Fußball ist (s. Kap. 4).

Als Folge des nicht Eingehens auf den Patienten, der sich als Profifußballer fühlt, verschwindet die Kohärenz im angefangenen Satz: wohl weil die Referentin das Beziehungsangebot des Patienten ablehnt (… hier auch ungewollt im natürlichen Gesprächsverlauf).

Beispiel 7:

P: Sie sind eine clevere Frau
R: Och * Sind sie * äh als Mensch aber auch jemand, der sehr viel denkt, also ich finde gar nicht blöd.

In der Antwort des Patienten verschwindet die Kohärenz im angefangenen Satz als Folge des Gesprächsverhaltens der Referentin (… <u>also ich finde gar nicht blöd</u>), die hier somit das Beziehungsangebot des Patienten ablehnt.

P: Doch, also, Sie sind eine sehr * gute Frau* und zwar deshalb, es ist das meiste, die Großstadt, der Fußball, die äh Klinik … es ist alles oberflächlich …

Die **nicht erwartbaren Brüche** lassen sich nicht durch das Gesprächsverhalten des Gegenübers erklären. Diese sind oft Assoziationen verschiedenen Ursprungs oder gehören zu der Lebensproblematik des Patienten. Im Kapitel 4 werden sie dargestellt und analysiert.

Im folgenden Kapitel (4) erfolgt die Analyse der Gespräche in Bezug auf die Kohärenzproblematik und auf ihre Überwindung durch unsere Gesprächsstrategie.

4 Analyse der Gespräche

Im vorliegenden Kapitel werden die Gespräche dargestellt, die ich über ca. 5 Monate in einer psychiatrischen Klinik mit fünf Patienten führte. Es werden chronologisch alle Gespräche zuerst mit dem Patienten H., dann mit dem Patienten L., B., T. und M. vorgestellt und analysiert.

1. Als erstes werden die Gespräche zum gegenseitigen Kennenlernen vor der Aufnahme mit dem jeweiligen Patienten[23] präsentiert.
2. Dann folgt die Vorstellung der Themen[24] oder Themenbruchstücke in jedem einzelnen Gespräch (17.11.92, 24.11.92, 01.12.92 usw.) und
3. der Hinweis, ob die Gesprächsführung mit Referenz oder Prädikation geschieht (s. Kap. 2).
4. Anschließend werden auch die verschiedenen Kohärenzbrüche in jedem einzelnen Gespräch gezeigt und begründet.

Nach allen Gesprächen erfolgt dann die Zusammenfassung in Bezug auf die obigen vier Fragestellungen in den Gesprächen mit den einzelnen Patienten. Im Kapitel fünf werden dann **die Möglichkeiten der Überwindung der kommunikativen Schwierigkeiten im Gespräch mit Schizophrenen durch unsere Gesprächsführung zusammengefasst und erörtert.**

23 Patienten mit der Diagnose Schizophrenie nach ICD 10 wurden von dem Stationspsychologen über die Möglichkeit informiert mit mir wöchentlich Gespräche mit freier Themenwahl zu führen. Es kamen dann fünf Patienten zu mir in den Flur. Das Setting war bewusst offen gestaltet. Zum Kennenlernen ging ich zunächst mit jedem Patienten kurz spazieren. Dabei habe ich ohne Diktaphon über mich und mein Anliegen erzählt: ich würde einmal wöchentlich ca. 5 Monate lang kommen und mit dem Patienten über von ihm selbstgewählte Themen sprechen. Der Grund dafür wäre eine wissenschaftliche Arbeit über die Möglichkeiten mit Menschen mit dieser Diagnose zu sprechen. Im Gegenzug dazu haben dann die Patienten auch über sich erzählt.

24 Thema wird hier als fortlaufender Redegegenstand aufgefasst. S. dazu Schwitalla 2011 und Brinker/Sager 2001, S. 79.

4.1 Gespräche mit dem Patienten H.

4.1.1 Gespräch am 17.11.1992 (vormittags)

Themen: Vor dem Gespräch am 17.11.92 erfolgte ein Gespräch zum gegenseitigen Kennenlernen. Daraus ergaben sich viele gemeinsame literarische wie philosophische Interessen. (Darauf wird in mehreren Gesprächen Bezug genommen). Die vor der Aufnahme geführten Gespräche dienten als Einstimmung (im Sinne der Affektlogik).

In diesem ersten aufgenommenen Gespräch mit Herrn H. gab es zunächst viele Themenansätze, die in weiteren Gesprächen dann von ihm wieder aufgegriffen wurden. Als erstes stellte er fest, dass er *„raus möchte (aus der Klinik)"*, aber dass sein *„Schicksal"* ihn immer wieder *„einholen würde"*. (In den Gesprächen vor der Aufnahme hatte er der Referentin gegenüber mehrmals betont, dass er sich in der *„Diskrepanz mit vielen Dingen fühlte."* Dies griff die Referentin auf. Daraufhin antwortete der Patient, dass er nach einer *„Ganzheit suche"*. Anschließend dass **„ich, zu Hause allein bin meiner Mutter nicht mehr ist, das ist * so, eine ewige Trennung gell, das halt ich schier nicht aus * das reißt in mir alles auf ** und dann reiß ich auch alte Wunden auf ... "**.

Weiterhin sagte er, dass er *in der Klinik sich nicht für andere sinnlos opfern möchte.* Die Klinik empfände er als eine *Bremse* und *Angst* hätte vor dem *dicken Ende*, wenn er *ganz alleine wäre.* Mit seiner *eventuellen Freundin* wüsste *er nichts anzufangen, weil er einseitig geworden* wäre. *Außerdem würde er ihr nur über seine Krankheit erzählen, die ihn quälen würde.* Die Referentin versuchte ihn darin zu bestärken, dass der Klinikaufenthalt noch sinnvoll sei, was er dann auch bestätigte. Daraufhin erzählte er von den Schwierigkeiten mit seiner Mutter, *die ihn einerseits nicht existieren ließe*, andererseits sei sie sein *ein und alles.*

Seit dem Tod seines Vaters würde allen Familienmitgliedern *die Mitte fehlen.* Außerdem würde es **„Tage und Wochen dauern, bis ich mich normalisiert hätte nach Besuchen zu Hause."** Er würde da *Einengung* und *Angst* spüren. Es erfolgten auch Aussagen über seinen Vater, der zuckerkrank gewesen wäre, was *fast so schlimm wäre wie die Schizophrenie.*

So hätte sein Vater ein *stilles Eckchen* gebraucht und er selbst *ein Reich für sich.* Die Referentin sprach ihn dann auf seine Schwierigkeit an, einen *eigenen Standpunkt zwischen Religion und Anthroposophie* (Rudolf Steiner) *zu finden.* Sie meinte, dass er die Diskrepanz dann auch eher überwinden könnte, wenn er seinen eigenen Standpunkt hätte. Darauf aber seine Antwort: **„Ja, es wird nicht mehr aufhören, ich habe das schon so lange durchgemacht ** und es**

wird immer wieder Verzweiflung geben und immer wieder Rückfälle ** **ich finde keinen eigenen Standpunkt, das ist mein Problem** ** **3 ich glaube alles was man mir sagt"** *6*

Hier unterbrach die Referentin ihn mit dem Prädikationsteil **„Sie glauben"**, weil nicht Glauben als Thema wichtig war, sondern ob er glauben würde.

P: **Ich glaube alles** *4* **ich habe keinen Mut zum Widerspruch**

Dann meinte er wieder am Ende dieses Gesprächs am Vormittag, dass er wie ein *Lamm* oder *lammfromm* wäre, was aber *nicht in der Klinik ginge, weil er da nur fertiggemacht wird.* Durch ‚fromm' in ‚lammfromm' stellte er den Bezug zu der Religion her.

Seine Themen im ersten Gespräch:
vormittags:

- Er möchte raus aus der Klinik, aber er hätte Angst was dann wäre ...
- Leiden an der Krankheit
- Diskrepanz zw. Religion und R. Steiner
- Zwiespalt in der Beziehung zur Mutter
- möchte einerseits nach Hause, wäre aber komplett durcheinander danach
- nach Vaters Tod fehlt der Familie die Mitte

Gesprächsführung: geschah durch das Wiederholen von Referenzteilen (Ganzheit-Ganzheit, dickes Ende-dickes Ende), seltener von Prädikationsteilen.

- Direkte Fragen oder Zusammenfassung des Gesagten des Patienten im Sinne des Ab- oder Zustimmens; – also keine invasiven Fragen (s. Kapitel 1 und 2)

In diesem Gespräch fanden sich keine Kohärenzbrüche.

4.1.2 Gespräch am 17.11.1992 (nachmittags)

Themen: die Referentin stellte fest, dass Herr H. sehr gebildet sei, nachdem er auswendig wortgenau (!) Rudolf Steiner lange zitiert hatte, (was nicht zunächst auf dem Band hörbar war). Anschließend zitierte der Patient erneut Rudolf Steiner; – auch wieder genau! Auf die Antwort des Patienten, dass er

Rudolf Steiner entthront hätte, stellte die Referentin eine direkte Frage. Dies geschah aber nicht invasiv, sondern im Sinne des Abstimmens, warum er ihn entthront hätte. Die Antwort des Patienten lautete, **„weil ich in der Kontroverse bin zwischen Kirche ** zwischen Glauben und Rudolf Steiner, gell. Die Pfarrer sagen, die heben <ab> * die Anthroposophen heben ab und dann habe ich mich führen lassen, ich hab gesagt, gut, ich mach nichts mehr anthroposophisches, das bleibt für sich, ich mach jetzt die Naturwissenschaft.“** Die Antwort, dass er wegen der *Kontroverse* zwischen *Kirche*, *Glauben* und *R. Steiner* diesen entthront hätte, ist hier m. E. kohärent. Im ersten Teil des Gesprächs am Vormittag sagte er nämlich, dass er *keinen eigenen Standpunkt habe* und auch *keinen Mut zum Widerspruch!*

Anschließend sagte er, dass er jetzt *Naturwissenschaft machen würde*. In der *Naturwissenschaft* fand er aber *Vererbung* und die *Mendelschen Gesetze „entsetzlich“* und verstand auch nichts davon. Daraufhin suchte er Kinderbücher über die „*Urwelt lebt …*“ Anschließend fuhr er fort mit **„das versteh ich am besten * die Urwelt lebt zum Beispiel * für ein Buch für Kinder. Das ist herrlich zu lesen, interessant und abwechslungsreich.“**

Die Referentin wiederholte **„dass die Urwelt lebt“** und fügte von den vorigen Gesprächen (vor Bandaufnahme) noch hinzu **„und dass Sie dass Sie ein Naturmensch sind.“** Daraufhin erfolgten lange Ausführungen des Patienten über seine ***Naturliebe*** und „* **mit dem äh komischen Gefühl …**“ Er erzählte über ein **„ungläubich glaubliches**[25] Glücksgefühl der Echtheit, der * Realität ** “und wie er ganz versunken war in seine schizophrene, in **„meine Schizophrenie ich hatte damals (das) erste Mal Haldol bekommen * u:nd ich war von einem** [stockend aber schnell] **Glücksgefühl durchströmt, wie wenn * es wirklich * (das) Leben * das Leben wer ernst werde jetzt, dass ich erwachsen werde.**“ Die Referentin wiederholte, **„dass sie erwachsen werden.**“ Daraufhin erzählte der Patient erneut über seine *Naturerlebnisse, das Natürliche*, die Echtheit, so wie er die Natur erlebte, z.B. seine Arbeit mit den Bienen oder Brot backen … bis sein Vater starb und er sich plötzlich in *Toga gekleidet sich als Römer fühlte*. Weiterhin erzählte er über **„ich bin dies und jenes, die äh ganzen Menschengedanken hab:i alle durchlebt …**“ An dieser Stelle ist anzumerken, dass seine Ausführungen ‚wirr‘ bzw. inkohärent erscheinen; sie sind es aber nicht. *Sich als Römer fühlen* oder *bin dies und jenes* und *die ganzen Menschengedanken* stammen wohl aus der anthroposophischen Reinkar-

25 Wortneuschöpfungen (s. zu Neologismen in Arieti 2015).

nationslehre Rudolf Steiners. Diese stellte der Patient zwar etwas durcheinander dar; – an und für sich aber kohärent nach seinem Weltwissen und Welterfahrungen. Dann sprach er wieder über seine Diskrepanz (ohne den Begriff zu nennen, zwischen *der Natur und der Kultur)*. Er führte es weiter aus mit „**hier ist ja sehr wenig Kultur.**" Hier bezieht sich auf die Klinik, in der er jetzt war. Weiterhin „**man töpfert nicht und malt nicht.**"[26] Auch diese Ausführungen sind kohärent nach seinem Weltwissen und nach seinen Welterfahrungen.

Durch das Interesse der Referentin angespornt folgten lange Ausführungen des Patienten, dass er „**glücklich war mit der Anthroposophie.**" Jetzt war er aber der Meinung, dass *Geheimbündelei* nicht mehr zeitgemäß war. Hier lag dann ein Kohärenzbruch vor, der aber nicht durch die Gesprächsführung der Referentin provoziert wurde. Der Patient sagte plötzlich nach seiner Aussage *Geheimbund*, *Geheimbündelei* oder *Geheimnistuerei* seien nicht mehr zeitgemäß, ohne Zusammenhang: „**Es is ei : ne * äh polyforme Schizophrenie bei mir * es gibt * totale * Durcheinander von * Religionen von * Buddhismus, Islam, vom Judentum * von * es es és, was ich nicht begreife ist, dass ich * so wenig weiß, wenn ich meine Bücher lese * dass es noch ungeheuer ist * dass es noch arg viel Wissen gibt, was noch zu verarbeiten ist und was noch * in meinem Bücherregal steht * an Wissenschaft.**" Auf die direkte Frage der Referentin im Sinne des Abstimmens „**und das möchten Sie alles wissen?**" antwortete der Patient „**das möchte ich alles wissen ja. * Ich bin opernbegeistert * ich bin so viel/vielseitig, dass ich oft erschöpft bin davon * weil ich nicht mehr weiterkann.**" Die Referentin führte das Gespräch weiter mit *erschöpft* und *Diskrepanz*. Daraufhin erläuterte der Patient ausführlich, was er mit *Diskrepanz* versteht, und zwar die Diskrepanz zwischen dem *religiösen Menschen* und dem *spielenden Menschen* und dass ihm einfach *die Konse-*

26 Ohne dass er es hier erwähnte, ist dies als Hinweis auf die anthroposophische Klinik in Wiesneck, wo Maltherapie und Töpfern angeboten werden, zu verstehen. (In den späteren Gesprächen erwähnte er die Klinik Wiesneck und auch seine Wünsche, dorthin verlegt zu werden). Dadurch erklärt sich auch, dass er sich etwas einsam fühlte in der Klinik: „**und dann hier * is es ja auch komisch man lebt hier wie in einer Menschenhorde, respektiert sich kaum (und) ** Es is * es is wie in der Urwelt für mich ist es praktisch * wie die ersten Menschen * lebt man hier, mit Adam * und Sieglinde und Frau Y * es gibt schon Kulturmenschen hier, aber die meisten sind * eben * wie von der Natur sie geschaffen sind * so ehrlich oder wahr oder echt, wie sie halt sind.**" Hier war deutlich die Diskrepanz in ihm zu spüren, ohne dass er es direkt erklären konnte, zwischen Kultur und Natur. Auf die direkte Frage der Referentin, „**wohin er sich mehr hingezogen fühlt**" antwortete er „**Ja nach Hause natürlich.**"
Die Referentin verdeutlichte ihre Frage durch Wiederholen der vorigen Aussagen des Patienten im Sinne des Abstimmens, ob er sich mehr zu *Kulturmenschen* oder zu *Naturmenschen* hingezogen fühlte und dass da die Diskrepanz, auch zwischen der Religion und Anthroposophie läge, wie der Patient in vorigen Gesprächen schon mitgeteilt hatte.

quenz fehlt mal zu bleiben wo man steht ... (Schon im Gespräch vormittags hatte er gesagt, dass *ihm der eigene Standpunkt fehlt).*

Das **Hauptthema** war die Diskrepanz zwischen Religion/Anthroposophie/ Natur/Kultur und der fehlende eigene Standpunkt. Anschließend führte er noch länger aus, wie der Mensch seine Umwelt vergiftet.

Gesprächsführung geschah wie auch im ersten Gespräch, hauptsächlich durch Referenzteile, seltener durch Prädikationsteile.

Wie oben ausgeführt, gab es einen **Kohärenzbruch**, wohl hervorgerufen durch sein Lebensproblem ‚Diskrepanz zwischen Religion und philosophischer Weltanschauung'.

4.1.3 Gespräch am 24.11.1992 (vormittags)

Themen: Der Patient erzählte anfangs über die Bienenzucht. Daraufhin wiederholte die Referentin seine Aussagen vom vorigen Gespräch über den *Ausbruch seiner Krankheit.* Darauf antwortete er überraschend mit **„Ah * nicht krank, ich war nicht krank * ich hatte/ * ich war nur erschöpft."** Die Referentin führte das Gespräch dann weiter mit *nur erschöpft.* Die Antwort des Patienten darauf lautete **„ich habe ja im/in/in * zu viel Bier getrunken und * bin dadurch jähzornig geworden."**

Die Referentin darauf nur **„mhm"**. Der Patient fuhr fort mit **„ich war nie krank * es war nur so, dass ich in der Not * äh nach Rom gefahren bin und zurückgekommen bin, als ich zurückkam, hat man mich in die Psychiatrie gesteckt, wär ich in Rom geblieben, wär das nicht passiert."** (Danach Referentin nur wieder **„mhm"**).

Daraufhin erzählte der Patient weiter über sein Erlebnis **„aber ich hatte halt */es war niemand da * Rom ist keine hi/* ich sage christlich *3* hilft ei=m niemand."** Das anschließende Gespräch wurde mit kurzen Referenzteilen fortgeführt, bis die Referentin vorschlug über die *Zerrissenheit* zu reden. Darauf ging der Patient *zunächst nicht ein*, sondern antwortete mit **„ich hal/ ich halte alle meine Gebote *"** und (Referentin bejahte), weiter **„äh und gib den Zehnten dem / * (ich) bin ein unschuldiger** [konstatierend] **Mensch, ich habe nichts getan, gell ** die Zerrissenheit * ja nu:n * die Zerrissenheit ist da * das * zieht sich zusammen * im (Geist ...) beschränkte(n) Menschenseelen."** Diese Passagen sind ohne Sinnzusammenhang, also inkohärent, eventuell durch die Aufforderung (!) der Referentin provoziert über die **Zerrissenheit** zu reden.

Das Gespräch stockte etwas und wurde durch kurze Wiederholungen der Referenzteile *Gebote, Zerrissenheit, Glauben, beschränkter Glauben* weitergeführt, bis der Patient plötzlich lange Ausführungen machte darüber, wie die Natur einen anderen Weg zeigt als den der Gebote. Dann kam er wieder zum Thema Zerrissenheit zurück: **„und das ist übel im Grunde genommen, dass der Mensch * mit der Natur immer in/ in der Zerrissenheit lebt * dass er sie zerstört und nicht erhalten kann."** Er schilderte dann ausführlich das Zerstören durch *Bauen, Fabriken, Abgasen* usw. Daraufhin sagte er, *dass eine neue Zeit kommen soll.* Dann ging das Gespräch wieder mit kurzen Wiederholungen von Referenzteilen weiter mit, *eine neue Zeit, theoretisch, Geist*, bis er seine „Vorgehensweise" schilderte: **„ich lehne mich, ich lehne mich an die Natur mit meinem Gemüt mit meinem Herzen mit meiner Seele * und äh sehe, dass dahinter Gott verborgen ist."**

Weiterhin stellte er fest, dass man durch *Kategorien zerstörerisch* wird. Daraufhin wiederholte die Referentin *zerstörerisch?* Seine Antwort war nach seinem Weltwissen vollkohärent, und zwar, *dass das Christentum die Natur zerstört hätte.* Hier näherte er sich dann m.E. einem eigenen Standpunkt, weil er sagte, dass das einzig Gute an der Anthroposophie wäre, *dass sie die Natur einem nahe bringt* und **„dass man ** äh nur mit *Gott in Einklang leben kann (4 Sek.) wenn sie auflebt und der Mensch *äh * ist tot ist zerstörerisch * wenn er nicht mit *3* dem Naturgrund verbunden ist."**

Auf die zusammenfassenden Ausführungen der Referentin über *Zerrissenheit, Freiraum* und *Dogma* im Sinne des Abstimmens antwortete der Patient mit **„also auch * sagt man (heute) die weisen Frauen."** Referentin verstand zunächst nicht, was er meinte, worauf der Patient noch betonte **„weise * weise Frauen."** Hier wiederholte die Referentin wieder *weise Frauen,* worauf der Patient hinzufügte, **„wie man früher gesagt hat, die Hexen gell."** Einerseits kann diese Passage *„weise Frauen"* als Antwort auf die Frage der Referentin mit *Zerrissenheit* und *Dogmen* als Kohärenzbruch, als Reaktion auf die direkte Frage der Referentin, verstanden werden. Andererseits kam der Patient in den weiteren Ausführungen, nachdem er genauer über die Hexenverfolgung sowie über die zerstörerische Macht der Kirche sprach, auf die *Intoleranz des Glaubens.* Vielleicht kann dies auch als eine weitere Antwort auf die *Zerrissenheit* in den Fragen *Glaube, Kirche, Dogmen* und *Intoleranz* verstanden werden; auch wenn der Patient das nicht direkt ausdrückte. Außerdem stehen inhaltlich *die weisen Frauen (Hexen)* in der tiefen Naturverbundenheit und wurden u.a. deshalb verfolgt. Die Referentin antwortete damit, dass er seine Ausführungen als Schilderungen über *Macht* und *Intoleranz* hält.

Sie wollte am Nachmittag über die Naturbeschäftigung des Patienten sprechen. Damit endete das Vormittagsgespräch.

Das **Gesamtthema** war wieder die Zerrissenheit des Patienten zwischen dem Glauben, der Kirche und der Natur.

Die **Gesprächsführung** lief erneut durch Wiederholen der Referenzteile und Zusammenfassen der Inhalte im Sinne des Abstimmens und durch ein paar invasive Fragen.

Es gab wieder nur einige **Kohärenzbrüche**, die wohl – wie oben ausgeführt – durch die Referentin provoziert wurden.

4.1.4 Gespräch am 24.11.1992 (nachmittags)

Im Gespräch nachmittags ging es zuerst um die *Gnade*. Dann erzählte die Referentin über ihre eigenen Probleme mit der *Gnade*, und zwar wie man plötzlich erlöst werden kann, obwohl man davor vielleicht **„wie der letzte Wilde“** gelebt hat. Der Patient verstand nicht, dass die Referentin hier **„wie der letzte Wilde“** in übertragener Bedeutung meinte und fuhr fort **„nein, das ist nicht wahr, man kann nicht leben wie der letzte Wilde * Das ist Gott nicht wohlgefällig * das ist unglaublich äh fern * Gott fern, man muss in die Nähe/ man muss /die Geschichte der Menschheit ist der Abfall von Gott * und für äh mich ist/ bringt das Kriege mit sich und Aufstände und Proteste * ich bin selbst nicht so fest im Glauben, dass ich mich ja immer wieder sagen muss * es ist doch * schade, dass ein Mensch sich selbst verstrickt in Ungerechtigkeit * bleibt und * äh nicht * lebt * gesund lebt, die Krankheit entsteht durch die Kränkung Gottes, dass wir Christus an seinen Wunden uns vergehen und an seinem Blut schuldig werden * und das ist die Krankheit * und wenn wir ** anders leben würden ** äh mit/ in der Armut (und) in in der der/ in der Nähe ** von christlichen Gemeinden, überschaubaren äh Dimensionen der der/des Glaubens * (ha) sei es mohammedanisch oder sei es buddhistisch * des ist ganz egal, aber wenigstens Toleranz in unserem Bereich zeigen und das ist ** grad bei den Christen sehr wenig vorhanden ** es macht mich immer etwas stutzig ...“**

Nach dem Weltwissen des Patienten sind seine obigen Ausführungen kohärent. Dem Ende seiner Ausführungen stimmte die Referentin zu mit *mich auch* und schloss eine echte Frage mit **„Ja was denken Sie, warum ist es denn so“** im Sinne des Abstimmens an. Darauf antwortete der Patient, dass die Menschen *zu eng Glauben*. Dies steht in voller Kohärenz zu seinen vorigen Ausführungen, dass es egal ist, ob Menschen an *Islam, Buddhismus* oder an *Christentum* glauben, Hauptsache wohl, dass sie glauben. Die Referentin fragte dann nach ihren eigenen zustimmenden Ausführungen, warum der Patient glaube, dass es so sei. Darauf antwortete der Patient, dass er meine, *dass sie aus Angst so eng glauben, aus Angst vor Hölle, Teufel, Realität, Sünde und dabei stur sind.* Hier folgte dann folgendes Gespräch:

R: **Stur?**
P: **Auf ihren/ auf ihre Tradition geheftet, an ihre Tradition geheftet** * **wie die Juden**
R: **Wie die Juden?**

Hier wiederholte der Patient **„wie die Juden“.** Darauf griff die Referentin einen Teil seiner vorigen Äußerung **„An die Tradition geheftet“** auf. Aufgemuntert durch das Interesse der Referentin, offenbarte der Patient seine weiteren Gedankengänge: **„An die Tradition geheftet, wenn, wenn der Pfarrer sich das Recht rausnimmt einmal anders zu predigen, einmal * christlich zu predigen möchte ich fast sagen.“** Hier unterbrach die Referentin ihn mit **„christlich zu predigen?“** Der Patient wiederholte ‚christlich zu predigen‘: **„christlich zu predigen *3* > den Menschen den Christus nahe bringen >, dann würde sich vieles ändern, aber die schaffen das nicht.“**

Die Referentin fügte die Fragehandlung mit „Warum?“ hinzu, gefolgt durch „Warum?“ des Patienten. Die Referentin antwortete selbst auf die Frage mit dem Referenzteil „Aus Angst.“ Weiterhin aufgemuntert durch das Interesse der Referentin und durch die Gesprächsführung ‚auf der Augenhöhe‘ äußerte der Patient seine echte Meinung: **„Des is ganz einfach, weil de/ die Kirche erstickt in ihren Traditionen.“**

Obwohl ‚Religion‘ insgesamt zu den Problemthemen des Patienten gehört, konnte er seine Gedanken verständlich darlegen. Dazu wurde er durch unsere Gesprächsführung animiert!

Anschließend führte der Patient genau aus, wie die Pharisäer meinten, sie seien ohne Sünde:

„Es ist gerade so, wie wenn ** man jeden Sonntag den / des des * / den Sauerteig der Pharisäer hat ** mir sind ohne Sünde, wir sind ned schuldig * (und) wie lange geht das, ich war jetzt am Buß- und Bettag in der Kirche

und beim Abendmahl gewesen * und habe mir viele Gedanken seither gemacht * wie lang geht das, dass ich ohne Sünde bin * wenn ich entschuldigt bin * kann ich nur sagen * es geht nicht lang, ich werde nicht zum Pharisäer * und denke ich bin ja da/ ich ja der der Beste.“

Die Referentin stimmte dem zu und warf ein, dass daraus leicht *Moralisieren* entstehen würde, worauf der Patient antwortete, dass dies alles *aus der Kleinmütigkeit im Kopf* entstünde: [eigenartiger Rhythmus, Automatismus] **„Kleinmütigkeit, der Kopf, der enge Geist, die Krankheit, eigentlich (schon fängt/ fängt schon) da an, dass man sagen muss * jetzt bin ich * nicht mehr gelöst, jetzt bin ich gefangen/ befangen in meinem engen *Kilogehirn und kann nicht trüber * hinausdenken, das führt dann plötzlich endlich zum Selbstmord (wenn man's bedenkt).“**

Die Referentin führte das Gespräch fort mit Wiederholen der Prädikation *wenn man's bedenkt.* Patient griff dies auf und fügte *Verzweiflung* zu und auf die Frage *„Weil man gar nicht anders kann“* antwortete er, dass die Brücke dann fehle, **„zum Nächsten fehle. Dabei würde auch der Pfarrer nicht helfen … man würde nur nach Geld schauen … Er selbst würde nur nach dem täglichen Bedarf schauen.“** Der Patient führte weiterhin aus, *dass er glücklich sei in der Armut und reich bei Gott* **„wenn ich anerkannt werde, wenn ich auch (…).“**

Hier unterbrach die Referentin ihn durch das Wiederholen des Prädikationsteils anerkannt werde. Dies bestätigte der Patient dann mit **„wenn ich anerkannt werde, ja.“**

Weil das Gespräch etwas ins Stocken geriet, versuchte die Referentin das Gespräch anschließend in die Richtung zu lenken, *was eine richtige Hilfe trotz Predigten der Pfarrer wäre; und zwar dass die richtige Hilfe wohl die Hilfe von Herzen sei.* Darauf antwortete der Patient mit, *den Leuten Christus näher zu bringen, wäre die Hilfe.*

Hier stellte die Referentin eine direkte, invasive Frage, ob der Patient meinen würde, *dass Christus nahebringen wäre dann, wenn man so genommen wird, wie man ist?*

Durch diese direkte Frage wich die Referentin von ihrer Gesprächsstrategie mit Wiederholen des Referenz- oder Prädikationsteiles oder durch Zusammenfassen von Aussagen des Patienten im Sinne des Abstimmens, ab.

Durch das Stellen von direkten Fragen wurde hier die Nähe-Distanzregulierung nicht berücksichtigt (wie im Kap. 1 und 2 festgestellt wurde). Dies erhöhte die Spannung. Durch das Wiederholen wird die Spannung bzw. der Druck eher abgebaut und Bestätigung ausgedrückt (s. Brinker/Sager 2001, S. 77).

Er verneinte auch die Frage der Referentin mit **„Nein, indem man das Unglaubliche versteht * Das ist in jedem Wort, das er gesagt hat und das niedergeschrieben ist in Matthäus, in jedem Wort vorhanden sein Kreuz, das Unglaubliche, dass er mit seinen Wunden uns *3* gesund macht * nicht kränken will, wir haben ihn gekränkt durch unsere /durch unsere Gottlosigkeit, durch unsere Gedanken, Wissenschaften und <a:> * was alles gibt * durch die Welt …"**

In der Folge führte er noch länger aus, *wie gottlos wir Menschen wären* und *wie revolutionär Christus gehandelt hatte,* wenn man die jüdische Tradition und Sabbatruhe kennen würde. Daraufhin sagte er dann, dass man *voll Heiterkeit und Fröhlichkeit sein sollte wie Gottes Kinder und dass es mehr wäre als die Welt bietet. Jesus möchte uns zu Gottmenschen*[27] *machen und dass man die Freiheit hätte wegzugehen.* Hiermit meinte er wohl, dass man auch vom Gott weggehen könnte. Plötzlich stellte er dann auch die Frage, *wo man überhaupt angenommen werden würde, akzeptiert werden würde,* (wie auch schon in den vorigen Ausführungen).

Daraufhin sagte er seufzend **„selbst unter Christen ist es ja ab/abstoßend (und) immer da, diese komische Denken von * du tust mir leid oder …"** Diese Passage könnte als inkohärent bezeichnet werden, weil sie nicht unbedingt mit seinen vorigen Ausführungen, *wo man angenommen wird oder akzeptiert ist,* verständlich im Zusammenhang steht.

Die Referentin versuchte an dieses ‚komische Denken' von **„* du tust mir leid"** mit der abstimmenden Frage, *weil es nicht echt ist,* anzuknüpfen. Darauf antwortete der Patient **„weil * dass Sie sagen * Mitleid äh ist * Selbstmitleid ist tödlich und es gibt keine wahre Hilfe."**

Die Referentin wiederholte die Aussage des Patienten zweimal und stellte dann anschließend die Frage, *wie die wahre Hilfe dann aussehen würde*. Diese Frage war invasiv und nicht abstimmend. Eine abstimmende Frage in meinen Ausführungen enthält nämlich immer wiederholend die ganzen Aussagen des Patienten und ist somit keine wirkliche Frage, sondern eine Bestätigung (s. Brinker/Sager 2001, S 77). M.E. waren die Antworten des Patienten inkohärent. **„Ja nun, dass ist schwer * das ist eben * das Wort Gottes * zu definieren ** jeweils für die jeweilige Stunde ** ich glaube, dass das *4* etwas An-**

27 Wortneuschöpfung.

sporn ist zum ritterlichen Denken, zum Streiten." Die Frage **„was ist wahre Hilfe"** stand nicht im Sinnzusammenhang mit der Antwort des Patienten *Gottes Wort ist schwer zu definieren* oder *jeweils für die jeweilige Stunde* oder mit *Ansporn zum ritterlichen Denken* oder mit *zum Streiten zum ritterlichen Denken.* Die folgenden Passagen waren auch inkohärent und enthielten Konkretismus (vgl. Authaler 2015, S. 38 f.). **„Es ist so in Russland wird (jetzt dann) einfach gemacht ... da wird äh * an jeden Bürger äh * ein eigenes Land * gegeben, 600 Quadrat Land * wird verteilt und da ist eine Basis geschaffen, wieder produktiv zu sein, wieder leben zu können, eine Lebensgrundlage."** Die vorige *Zerrissenheit* im Gespräch verstand der Patient hier konkret. Damit endete das Nachmittagsgespräch.

Themen waren vorwiegend religiöse Themen.

Gesprächsführung geschah oft durch invasive Fragen der Referentin.

Es gab viele **Kohärenzbrüche**, die durch die invasive Gesprächsführung der Referentin provoziert wurden.

4.1.5 Gespräch am 1.12.1992

Themen: Als Einstimmung fand zunächst wieder eine lockere Unterhaltung statt über die „Tücken" des Aufnehmens mit Diktaphon und übers Rauchen aufhören.

Während des Aufnehmens fragte die Referentin dann zunächst, ob der Patient sich erinnern und anknüpfen möchte an die Inhalte des vorigen Gesprächs. Hier war die Antwort des Patienten durch die Aufnahme gestört.

Anschließend machte er einen neuen Themenvorschlag. Er wollte über den *Schauplatz Psychiatrie* und *über seine eigene Situation* in dieser sprechen.

Er fing damit an, dass *man glaubt man sei krank, wird immer kränker, bis es chronisch wird und eigentlich wäre er gar nicht krank.* **„Wozu soll ich hier sitzen ** nu:r dass ich ein Opfer der Wissenschaft bin, dass ich (jetzt) mein Opfer bringen muss, nä."** Durchs Wiederholen der Referenzteile Opfer (bringen) und für viele Menschen durch die Referentin ging das Gespräch weiter. Er führte dann aus, *dass er wenig Kontakte hätte, wenig Freiraum, wenig Interessantes und beim Arbeiten gäbe es wieder nur Theater* (in der Klinik).

Ohne es direkt auszudrücken, hatte die Referentin den Eindruck, dass er nicht allzu viele Gesprächspartner in der Klinik hatte.

Weiterhin erzählte er, dass es *zu Hause schön war bei der Mutter* und *dass er Schwierigkeiten hätte sich wieder in der Klinik einzufinden.* Außerdem sei sein *Kopf voller Gedanken* und es wäre *ein dauernder Wechsel von verschiedenen Leuten, die von ihm was wollten.* Dann führte er plötzlich aus, dass er ein *Sittenstrolch wäre, weil er mit allen Frauen anbandeln würde.* Er meinte dann auch dass er *in heillose Verwirrung in der Klinik käme und, dass es schwierig sei, sich daraus zu finden, aber dass es philosophisch gehen würde.*

Die Referentin griff hier „philosophisch" auf. Darauf der Patient: **„sophisch, anthroposophisch, philosophisch."** Den angefangenen Satz der Referentin „sind sie jetzt wieder bisschen näher da …" unterbrach der Patient sie mit **„ich bin da (der Anthroposophie) näher gekommen, ja **."**

Im Gegensatz zum Gespräch am 17.11. konnte er seinen eigenen Standpunkt nennen, (was durch unsere Gesprächsführung unterstützt wurde).

Dann folgten längere Ausführungen des Patienten mit anthroposophischen Inhalten. Hier bewunderte die Referentin seine Gewandtheit im Ausdruck. Wohl dadurch aufgemuntert sagte er, *dass er glücklich sei,* **„dass es so was gibt * ich mein * (…) nicht sehr glücklich * ich habe schwere Zeiten durchgemacht."** (‚so was' bezieht sich wohl auf Anthroposophie). Daraufhin stellte er noch fest, dass es *dann immer wieder besser ging, er konnte wieder arbeiten, aber die Arbeit* **„hat mich dann wieder reingerissen, gell, das war zu viel für mich, da bin ich wieder krank geworden * das habe ich vorausgesehen, es ist immer ein Auf und Ab ein Gehen und ein Werden * ein Vergehen."**

Danach schilderte der Patient flüssig und ohne Kohärenzbrüche seine Situation. Die Referentin wiederholte wieder Vergehen, worauf der Patient mit längeren Ausführungen antwortete. Es folgten erneut längere Passagen mit religiösen Inhalten, bis dahin, *dass es keine bösen Menschen gäbe, es gäbe nur zufällig böse Menschen …* Dann fing der Patient durch eine ‚kleine Hilfe' der Referentin an. **„Des des des Sie zuerst gesagt haben."**

Dadurch griff die Referentin den Wunsch des Patienten am Anfang des Gespräches über *den Schauplatz Psychiatrie* zu reden, auf.

Der Patient erzählte dann über die „Altenpsychiatrie" (wohl Geriatrie) und über „Häftlingsstreifenkleidung". Hier bediente sich der Patient wohl einer Wortneuschöpfung. Es folgte ein Themawechsel von Seitens des Patienten. Er führte aus, dass *der vorige Tag sehr schlecht gewesen war, weil er Angst um die Mutter gehabt hätte. Sie hätte nämlich Schwierigkeiten mit den Nachbarn.* Die Referentin wiederholte dann mehrmals den Referenzteil Angst im Zusammenhang mit den Schwierigkeiten der Mutter. Anschließend fing der Patient an, über *seine eigene Angst* zu sprechen. **„Aber ich muss immer wieder sagen ich habe Angst warum das weiß ich nicht ich, obwohl ich keine Angst habe, sage ich trotzdem, ich habe Angst * (…) es ist …“** Hier unterbrach die Referentin ihn **„mit Verstand hat man nicht Angst und mit Gefühl hat man Angst.“**

Der Patient griff hier interessanterweise das Gefühl auf: „Mit Gefühl“, gefolgt von der Zustimmung des Patienten mit ja ja, worauf die Referentin **„Das kenn ich ja“.**

Darauf führte sie dann noch aus, dass sie *auf den dunklen Gassen Angst hätte, was sie mit Verstand nicht greifen könnte.* Daraufhin die verständnisvolle Zustimmung des Patienten mit **„ja“.**

Es folgten längere Ausführungen des Patienten über seine *tausend Gedanken in seinem Hirn* **„das dreht sich alles, das ist wie eine weiche Masse, wie eine Knetmasse, die sich dann bewegt und, abdrückt und wie eine Druckerei praktisch.“** Hier wiederholte dann die Referentin den Referenzteil *Druckerei,* worauf die Antwort des Patienten: **„eine Druckerei ja, die da/ äh die diese Gedanken abdruckt gell.“**

Daraufhin sagte er, dass er *all seine Gedanken aufs Papier schafft, dann aber Angst hätte, was der Empfänger denken würde und dass es Explosionen geben würde …*

Daraufhin fasste die Referentin zusammen, dass der Patient viel auch über den *Schauplatz Psychiatrie erzählt hätte. Dabei hätte sie den Eindruck, dass er da wohl nicht so viele Freunde hätte.*

Hierauf folgte die zustimmende Antwort des Patienten, *Psychiatrie sei nicht sein Milieu.* Diesem konnte die Referentin nach den bisherigen Gesprächen voll zustimmen. Anschließend stellte der Patient noch fest, dass *dort ein Chaos herrschte, in dem keiner gesund werden könnte.*

Dieser Äußerung des Patienten kann voll Recht gegeben werden, weil Menschen mit dieser Diagnose eine reizarme Umgebung bräuchten (siehe L. Ciompi).

Dann griff der Patient wieder eines seiner Themen auf, und zwar *dass er in der Klinik nur wegen der Wissenschaft wäre.* Weiterhin kritisierte er, dass man *in der Klinik Verhaltensforschung praktizieren könnte.* Man *könnte die Gründe untersuchen, warum jemand nicht arbeiten kann oder sich über Probleme nicht äußern kann …* Hier sprach er sein Bedürfnis zu sprechen an!

Der Patient führte weiterhin aus, dass *in der Klinik die Abwechslung fehlen würde und die Arbeitstherapie auch nur etwas Gezwungenes sei. Außerdem wäre alles, was er lesen würde, irgendwie in einer* **„Urs/Urstufe hänge/ stehen-**

geblieben wo ich nicht darüber hinaus kann, trotz meiner Bildung * es is / is * man baut sehr sehr ab.“

In diesem Zusammenhang spricht er eine wesentliche Schwierigkeit in seiner Krankheit an. Laut Ciompi (2015) leiden diese Patienten nämlich u.a. unter den kombinatorischen Defiziten des Denkens.

Dieses sprach der Patient in dem obigen Beispiel selber an. (*Irgendwie in einer* **„Urs/Urstufe hänge/ stehengeblieben wo ich nicht darüber hinaus kann, trotz meiner Bildung * es is / is * man baut sehr sehr ab“).** Außerdem stellte er fest, dass er keine Freude mehr empfinden könnte. Allerdings stellte er auch fest, *dass er sich freuen würde auf die Gespräche mit der Referentin.*

Diese Äußerung ist zweifellos zu verstehen, dass er einerseits nicht so viele Gesprächspartner in der Klinik hatte. Andererseits ging die Referentin immer auf seine Ausführungen ein, wobei der Patient sich verstanden fühlte.

Das Gespräch endete mit seinen Ausführungen über die Arbeitstherapie, die er nur als Zwang empfand.

Zusammenfassung der Themen: Psychiatrie, Alltag und Angst

Gesprächsführung geschah durch Wiederholen von Referenz und Prädikationsteilen und abstimmende Zusammenfassungen der Ausführungen des Patienten ohne invasive Fragen.

Hier fanden sich m.E. keine **Kohärenzbrüche**.

4.1.6 Gespräch am 8.12.1992

Themen: Vor der Aufnahme wieder eine kurze Unterhaltung über das Diktaphon und Schwierigkeiten der Aufnahme und über pünktliches Aufhören des Gesprächs als Einstimmung.

Der Patient wollte aber nicht länger sprechen, weil ihm *einiges schiefgegangen sei, er traurig sei* und *er sich eingesponnen fühlte in das ganze Patienten-Pfleger-Netz.* Er klagte auch darüber, dass er *sich nicht äußern könnte* und *sich nicht behaupten* könnte.

Auch sagte er, dass er die Zeiten ebenfalls nicht einhalten könnte. Dies beschrieb er so, dass es *disziplinarisch* schwierig sei. Mit *disziplinarisch schwierig* meinte er wohl, dass er es *schwer hätte, sich an Zeiten und an Regeln zu halten. Ebenfalls sei er auch nicht richtig wach geworden.* Anschließend stellte er fest: **„Im Traum heute * ich bin gar nicht richtig wach geworden heut morgen * dann hab ich mir gedacht, ich brauch me/ ich muss mich disziplinieren,**

und * es klappt nicht heute ** kann man nichts machen ** (wahr) scheinlich liegts am Wetter ** ich weiß = es nicht, es liegt an mir.“

Die Referentin beendete das Gespräch mit der wohlwollenden Zustimmung *es läge wohl am Wetter*

Thema war seine Alltagsgestaltung in der Psychiatrie.

Die **Gesprächsführung** folgte hauptsächlich aus ganzen Sätzen bestehend aus Referenz- und Prädikationsteilen **ohne Kohärenzbrüche.**

4.1.7 Gespräch am 13.1.1993

Themen: Als Einstimmung gab es wieder eine Unterhaltung über die Tücken des Diktaphons. Außerdem ging die Referentin darauf ein, dass der Patient gesagt hatte, dass es ihm nicht so gut ginge. Er sollte ihr sagen, wenn *es ihm zu anstrengend sei zu reden.*

Darauf der Patient: **„Ja was soll ich tun * ich bin hier und kann reden.“** (Referentin **„mhm“**).

Die Äußerung des Patienten *Ja was soll ich tun …* bezog sich nicht darauf, dass er mit der Referentin reden müsste, sondern *was er machen sollte,* weil **„ich möchte gern nach Hause, das ist mein einziges Problem gell!!“**

In den weiteren Ausführungen sagte er, dass er *nichts mehr sich gefallen lässt, was mit ihm gemacht wird und was andere wollen und dass er seinen eigenen Willen durchsetzen möchte.* Setzte aber fort, *dass es nicht ginge, weil er keinen Willen habe. Er könnte nur sagen, dass er krank sei und krankgeschrieben werde und das keinen Sinn hätte.* Der Patient stellte hier zwei Inhalte einander gegenüber:

a) Er möchte seinen eigenen Willen durchsetzen und
b) Er hätte keinen Willen.

Die Referentin führte das Gespräch wieder mit Wiederholen des Referenzteiles keinen Sinn weiter. Darauf nannte der Patient *die Welt als Schlachthaus,* worauf die Referentin **„Schlachthaus“** wiederholte. Der Patient weiter: **„Ein Schlachthaus, klimpert und klirrt und Messer wie im Schlachthaus (…) furchtbar.“**

Hier geht es nicht um einen Kohärenzbruch. Der Patient schildert seine Empfindungen über die Welt. Die Referentin führte das Gespräch weiter mit *furchtbar.*

Anschließend sprach der Patient über anthroposophische Inhalte; über das *ahrimanische Zeitalter, das Zeitalter der Angst, und das Fernbleiben der Erzengel.*

Weiterhin sagte er, dass er einerseits sich *seinem Schicksal ergeben möchte.* Andererseits möchte er *es nicht mehr weiter machen.* (*Es* bezieht sich wohl aufs Leben).

Diese zwei Inhalte stehen auch im Gegensatz zueinander. Gemäß der gewählten Gesprächsstrategie stellte die Referentin keine direkte Frage, was er nun meine; sondern wiederholte hier nicht nur einen Teil, sondern übernahm die ganze Äußerung, **„sie mögen nicht mehr weiter machen".** Daraufhin lautete die Antwort des Patienten, dass er auch ein *Privatleben hätte, das völlig in Nichts aufgelöst sei.* In weiteren Äußerungen spezifizierte er es noch: *Mut, Tatkraft, Freude* am *Leben, alles würde zunichte gehen.* Hier stellte die Referentin dann auch eine direkte Frage: **„Und zu Hause wäre das nicht so?"**

Es folgte eine zwiespältige Antwort des Patienten, dass es zwar *nicht so wäre zu Hause.* Andererseits *sei es aber alles eng gefasst und seine Mutter sei eh froh, dass er in der Klinik wäre und er es nicht wüsste, wohin er hingehen sollte.* Dann fasste er selbst wieder zusammen, dass er sich *lange mit der Anthroposophie* beschäftigt *hatte*; konnte sich aber nicht durchsetzen (Vgl. Gespr. vom 17.11).

Anschließend stellte er wieder fest, dass *er krank wurde.* Davor war er aber glücklich in seinem Beruf als *Bauer und Landwirt. Dies endete aber jäh mit dem Tod des Vaters.* Dann fügte er noch hinzu, dass *er wegen seines Bruders in die Klinik kam.*

Die Referentin munterte ihn auf, über seinen Bruder zu erzählen. Der Patient erzählte dann den turbulenten Vorfall, wie er getrunken hatte, alles kleinschlagen wollte, und zuletzt in der Klinik landete. Schließlich sagte er, dass er jetzt nicht mehr in der Klinik bleiben möchte. Auch in der Bibliothek[28] möchte er nicht mehr arbeiten. An Weihnachten war auch alles schrecklich (Weihnachten hatte der Patient zu Hause verbracht). Die Referentin führte dann wieder das Gespräch abwechselnd mit Referenz- und Prädikationsteilen weiter. Außerdem erzählte er sehr verständlich, – ohne Kohärenzbrüche – dass er *Angst hatte. Angst über allein sein und wenn er entlassen würde, würde er wieder trinken und in der Klinik landen.* Hier erzählte er voll kohärent über seine Angst, wie es nach der Entlassung weiter gehen würde.

28 Arbeitstherapie.

Das Gespräch endete recht überraschend damit, dass es ihm doch wieder gut ging, und das bisschen Bier vorhin hätte ihm nicht geschadet. (Vielleicht ging es ihm wieder besser, weil er mit jemandem über seine Situation sprechen konnte)!

Themen: Diskrepanz zwischen Entlassung und Angst, was danach käme. Dies schlug sich deutlich durch zwei gegensätzliche Äußerungen über dasselbe Thema nieder. Dies werten wir nicht als Kohärenzbruch. Nach seinen Erfahrungen hat er zweierlei Empfindungen gegenüber demselben Inhalt. (Hier handelt es sich wohl um eine Ambivalenz).[29]

Gesprächsführung geschah durch Wiederholen von Referenz- und Prädikationsteilen.

Es fanden **keine Kohärenzbrüche** statt, obwohl er über eines seiner Probleme sprach, und zwar über die bevorstehende Entlassung.

4.1.8 Gespräch am 19.1.1993

Themen: Gleich am Anfang des Gesprächs betonte der Patient, dass *es nicht so weitergehen würde.* Hier fragte die Referentin nicht, was er mit es meinte, sondern wiederholte die Feststellung des Patienten.

Dadurch ging das Gespräch weiter mit **„Geht nicht so weiter, ja * aber ich muss sie einweihen, ich muss sie einweihen, ich muss ihr sagen, ich bin biologisch-dynamischer Landwirt, ich habe etwas / einen dummen * ich weiß nicht.“** Dann fuhr er fort, dass es oft *kriminell wäre,* es viel Arbeit gäbe *und er überfordert sei.*

Hier fragte die Referentin nicht, wen er mit sie meinte, sondern führte das Gespräch wieder fort mit Wiederholen von dem Prädikationsteil überfordert.

Daraufhin resümierte der Patient erneut über die Vergangenheit und sprach über den Tod des Vaters und *dass alles dann zu Ende war.* Er erzählte wie *er an seinem Bett saß* und *wie der Vater starb und wieder aufwachte* und *dass es ein Aufwacherlebnis war.*

Er führte nicht aus für wen es ein Aufwacherlebnis war. Dies ist wohl zurückzuführen auf das kombinatorische Defizit des Denkens dieser Patienten

29 S. Authaler 2015, S. 79-81.

(s. Ciompi 2015). (Außerdem kann hier ‚aufwachte' und ‚Aufwacherlebnis' als Konkretismus aufgefasst werden).

Die Referentin wiederholte den Referenzteil Aufwacherlebnis, worauf der Patient nach mehreren kürzeren Ausführungen sagte, dass *die Seele des Vaters in ihm weiterwirke.*

Anschließend kam er wieder zum Thema Krankheit und dazu wie die Krankheit in ihm wirkte. Dadurch hätte er *keine Geduld, keinen Frieden,* würde *Krieg mit sich führen,* und dass er *alles kaputt geschlagen hätte* im *Rausch.*

Weiterhin führte er aus, dass es *schwer sei, das alles zurückzuverfolgen* und dass er *dumm* geworden sei *ohne Kontakt und Beziehung.*

Hier sei wieder bemerkt, dass er selbst nicht die Inhalte kombinieren konnte. Durch die Strategie der Gesprächsführung konnte er aber das Gespräch ohne größere Kohärenzbrüche weiterführen

Das Gespräch vormittags endete mit der Bemerkung, er hätte *Kontakt mit seiner Tante.* An sie hätte er geschrieben er möchte die *Hütte am Tegernsee* haben … **„die haben wir aufgegeben."** Hier stehen wieder zwei gegensätzliche Inhalte gegeneinander. (Dies ist wohl als eine schizophrene Ambivalenz zu deuten).

Themen:

- Der Patient erzählte von seinem Werdegang als Landwirt.
- Mit dem Tod des Vaters endete alles.
- Er machte sich viele Gedanken über seine Krankheit und dass er in der Psychiatrie landete.

Das Gespräch wurde mit Referenz- (und seltener mit Prädikationsteilen) fortgeführt **ohne größere Kohärenzbrüche.**

4.1.9 Gespräch am 2.2.1993

Als Einstimmung ließ die Referentin das Datum durch den Patienten nochmals überprüfen.

Themen: Der Patient erzählte zunächst über seine Arbeit in der Buchausleihe der Bibliothek; – u.a. über beschädigte Bücher. Allerdings fühlte er sich nicht sonderlich wohl in der Arbeit. Daraufhin erzählte er noch, dass er *zwei Bücher über Ludwig den Zweiten und Richard Wagner geliehen hätte.*

Daraufhin wiederholte die Referentin **„Richard Wagner?"**. Hier antwortete der Patient, dass er gerade *Parzival, den Klavierauszug,* studieren würde. Die Referentin wiederholte *Parzival* und *Klavierauszug* und schloss noch eine

Frage im Sinne des Abstimmens an und zwar, ob der Patient *Klavier spielen könnte. Dies verneinte er*, fügte aber hinzu, dass er *bestimmte Stellen selber interpretiert hätte, z.B. die ‚Gralsglocke'.* Die Referentin griff *interpretieren selbst* auf, worauf der Patient die *Gralsglocke* singend imitierte.

Die Referentin war ersichtlich beeindruckt und lobte seine Stimme. Daraufhin resümierte der Patient, dass *er früher im Chor in der Kirche Oratorien, u.a. Messias, gesungen hätte.*

Daraufhin fragte die Referentin ihn, *ob er in Wiesneck im Chor auch dieselben Werke, wie in der Kirche, gesungen hätte.* Dies verneinte der Patient und sagte, dass er da *andere Sachen, z.B. Haydn, gesungen hätte.* Anschließend stellte er fest, dass er jetzt in der Klinik *keine Kraft* mehr hatte. *Vor zwei Jahren hätte er noch Posaune in der Klinik an Weihnachten gespielt.* Dann nannte er *viele Stücke die er gespielt hätte, u.a. Wagner und Mozart.*

Daraufhin folgten etwas unklare Passagen z.B. über *Würzburg, wo er studiert hatte. Dann musste er aufhören wegen Weinkrämpfe und hatte keinen Menschen und war allein.*

Die Referentin wiederholte *allein,* worauf der Patient ausführlich erzählte, dass er *Weinkrämpfe* bekam und *nicht mehr studieren konnte.*

„Zwischen Wach und dann habe ich Lachkrämpfe bekommen, ich musste plötzlich lachen * als ich auf = fem Zimmer war."

Hier folgte ein Kohärenzbruch mit folgenden Äußerungen, **„plötzlich wars (…) Blut und Tränen vor mir runtergelaufen, ich bin raus aus= sem Haus, in die Verbindung gelaufen,** [lacht] **und hab gesagt: Helfst du mir, ich kann nicht mehr, ich muss so lachen* war alles so komisch und dann bin eine Nacht in die Poliklinik gekommen, ham=se mich dann verarztet, und es war (auch echt) schön in der Poliklinik, war nicht so wie hier."**

Zwischen diesen Äußerungen ist kein Sinnzusammenhang erkennbar. Die Referentin wiederholte den Prädikationsteil **„war nicht so wie hier."** Darauf der Patient: **„So auf Dauer, * und so hoffnungslos (…) man hat immer den Schleier des Wahnsinns im Kopf, also ich weiß nich * Ich weiß nicht wie ich es machen soll, ich bin also, ich bin … kurz vorm Wahnsinn."**

Es folgte anschließend eine Zustandsschilderung, dass er *sich umnachtet, und deprimiert fühlte,* und *dass alles dunkel sei ohne Licht.*

Daraufhin wechselte er dann das Thema. So berichtete er, dass er *überall ohne Ruhepause geschafft hätte. Was bei den Schwaben so die Veranlagung sei.* Die Gesprächsführung geschah vorwiegend durchs Wiederholen von Referenzteilen.

Er wechselte schließlich wieder das Thema und nahm den Erzählfaden auf. **„Ja letzten Freitag war ich zu Hause, bei meiner, bei meinen Arbeitern * ich war ja früher Chef, und da wir ham zusammen gesessen und ham gevespert, gegessen, zu Nacht gegessen, das sind Mechaniker (...) Chauffeure, äh, Stricker."**

Die Referentin stellte diese Äußerungen nicht in Frage, sondern führte das Gespräch wieder weiter mit **„Stricker auch?"**

Dadurch wohl aufgemuntert erzählte *der Patient, dass auch Mechaniker, Autoschlosser und Dampfmaschinenmechaniker dabei gewesen wären. Ein tüchtiger Mechaniker hätte einen Ring für seine Brauerei zu Hause geschmiedet. Dieser hatte auch die Dampfmaschine repariert, die im Geschäft zu Vaters und Großvaters Zeiten gestanden hatte.*

Auch hier erzählte er wieder ausführlich und nach seiner Lebenserfahrung kohärent über den *Großvater, der mit eigener Stromerzeugung autark gewesen war.* Dieser hatte *Damen- und Herrenmode hergestellt. Es gab Bewegung mit Strickstühlen, Rundstrickmaschinen, Flachstrickmaschinen und* mit *großen Fully-Festonmaschinen.* Seufzend stellte der Patient dann fest, dass alles tempi passati sei, worüber sein Onkel jetzt im Alter von 80 schreiben würde.

Dieser sei nicht nur *ein Jäger und Weidmann, sondern auch ein Landwirt.* Hier wiederholte die Referentin den Referenzteil *Landwirt.* Daraufhin erzählte der Patient wieder ausführlich und kohärent über *die Landwirtschaft und den Bauernhof mit Fischweiher und Forellenzucht.* Auch *Brotbacken* und *Traktoren* gehörten dazu.

Auch sonst war er auf *verschiedenen Bauernhöfen, bis er dann nach Hause nach Tegernsee ging,* **„nachdem ich dort entlassen war, äh fertig war, Landwirt studiert hatte, war fertig die Ausbildung dann bin ich nach Hause und wollte zuhause weitermachen. Da ist mein Vater gestorben dann bin ich krank geworden und dann gings nicht mehr."**

Wie auch schon in den vorigen Gesprächen erzählte er über den *Tod des Vaters als Aufwacherlebnis. Der Vater sei aufgewacht ins ewige Leben.* Er hatte das Gefühl, dass *der Vater in ihm weiter wirkte als guter, geistiger Freund.*

Als es um diese Inhalte ging, führte die Referentin das Gespräch durch das Wiederholen von Referenzteilen weiter. Anschließend folgten lange Passagen über seine Lebensangst. Er fügte immer wieder hinzu, dass das Leben *geistlos, hart, rücksichtslos* und *traurig* sei.

Hier wechselte er zu den Anfangsthemen über Parzival und Siegfried. Er stellte die Frage, *wie Wagner zu diesen Gedankengängen gekommen war. Dadurch hätte er sich die Unsterblichkeit errungen.* Im Gegensatz dazu wäre *sein eigenes Leben belanglos. Niemand würde an ihn nach seinem Tod mehr denken.*

Außerdem stellte er verzweifelt fest, dass *auch er ständig beim Schaffen wäre; – nur bleibt* **„nichts übrig, es bleibt nichts da (…).“** Die Referentin widersprach ihm hier vehement und versuchte ihn umzustimmen, dass *auch wenn Menschen miteinander sprechen, bleibt davon etwas haften in dem Menschen.* Anschließend sagte die Referentin dann auch, dass der Patient *immer über sehr interessante Dinge sprechen würde.* Davon würde in der Referentin auch etwas bleiben.

Daraufhin wurde das Gespräch recht humorvoll in entspannter Stimmung weitergeführt. Danach sagte der Patient, dass er *Bauer werden würde. Er würde am Erdreich bauen, pflügen, säen, ernten, alles von der Zeit.* (Hier ist mit von der Zeit wohl jahreszeitlich bedingt gemeint).

Im weiteren Gesprächsverlauf erwähnte der Patient einige Vorteile der Arbeitstherapie in der Bibliothek, (über die er sich bisher eher negativ geäußert hatte). Er konnte ein *Buch über Germanentum leihen und Gedankengänge anderer z.B. Wagner, forschen.* Im Anschluss daran sprach er über *sterben,* und dass Künstler wie Wagner es auch wohl schwer hatten. (Hier stellte er m.E. einen direkten Bezug zu sich her).

Das Gespräch endete mit Inhalten aus der biologisch-dynamischen Landwirtschaft. Er schilderte die Schwierigkeit den nicht darin Bewanderten (!) darüber zu erzählen; z.B. über Präparate und bestimmte Prinzipien. Auch hier waren seine Äußerungen kohärent.

Beide Gesprächspartner verabschiedeten sich heiter voneinander. Der Patient stimmte auch freudig dem Vorschlag der Referentin zu, für das nächste Gespräch sich Themen auszudenken: **„Ja ich habe mich schon etwas innerlich darauf vorbereitet und ich bin immer gern also äh bin immer gut ansprechbar“.**

(Referentin: **„Ja, des is auch ganz toll“**).

Patient: **„Ja ich hab immer was, immer was zu denken, immer was auf Lager“.**

Zusammenfassung der wichtigsten Themen:

- Der Patient erzählte über Vor- und Nachteile seiner Arbeit in der Bibliothek.
- Ebenfalls fasste er selbst viele Stationen seines Lebens zusammen. Er sprach hier auch über seine Krankheit und über den Tod des Vaters.

- Ein wichtiges Thema war außerdem die Unsterblichkeit im Zusammenhang mit z.B. Richard Wagner, der im Gegensatz zu ihm unsterblich war.

Die Gesprächsführung verlief durch das Wiederholen von (hauptsächlich) Referenzteilen und ab- und zustimmenden Zusammenfassungen der Ausführungen des Patienten durch die Referentin.

Auch in diesem Gespräch gab es **keine wesentlichen Kohärenzbrüche** (laut der Definition im Kapitel 3).

4.1.10 Gespräch am 9.2.1993 (vormittags)

Themen: Das Gespräch fing damit an, dass der Patient sagte, dass er sich im ständigen Widerspruch mit sich selber befinde; – *einerseits wollte er nach Hause, andererseits ging es ihm nicht gut, er musste da* (in der Klinik) *bleiben.*

Er nannte diese zwei widersprüchlichen Inhalte[30], ohne sie miteinander, z.B. mit einer unterordnenden Konjunktion zu verbinden. (vgl. über das Defizit zu kombinieren Ciompi 2015).

Dann ging das Gespräch etwas zähflüssig weiter. Auf Versuche der Referentin, mit Wiederholen von Referenzteilen das Gespräch weiterzuführen, antwortete er nur mit ja oder mhm. Die Referentin betonte, dass sie jetzt das letzte Mal da wäre, und ob ihm doch ein Thema einfallen würde. Auf dieses transparente Bestimmen des Gesprächsrahmens im Sinne der Affektlogik antwortete der Patient zunächst, dass ihm nichts einfallen würde.

Die Referentin widersprach diesem aber lachend in lockerer Stimmung und sagte, dass *ihm sicher was einfallen würde.* Sie wiederholte einige Inhalte der vorigen Gespräche. *Ebenfalls sprach sie im Sinne des Abstimmens* seine Schwierigkeit an, zwischen den verschiedenen Religionen und der Anthroposophie einen eigenen Standpunkt zu finden. Darauf antwortete er prompt: **„Christ, ja also äh... ist man Christ, ist man äh Wagnerianer oder Tolstoianer oder Steinerianer, da gibt es so viele Möglichkeiten, * äh, die man begehen kann, gell? und äh also ich sage mir heute, ich bin Anthroposoph, ganz einfach."**

30 Er sagte nicht, ich will nach Hause, bleib aber in der Klinik, weil es mir schlecht geht. Die Inhalte werden aneinandergereiht, ohne verbindende Elemente.

Dies begründete er dann anschließend damit, dass er *sich darüber Gedanken gemacht hatte, dass man nur durch die anthroposophische Erziehung die Katastrophen überwinden kann.*

Daraufhin beschrieb er wieder seinen schlechten Zustand, und zwar dass *er ganz zerstört war.* Er stellte auch wieder die Arbeitstherapie in Frage und sagte, dass er *Stille* und *Ruhe* brauchte. Anschließend erzählte er über seine Träume; z.B. *über Urwald, Russland mit eigenartigen Bräuchen,* über einen *lustigen Teufel* und *über die Friedrich-Husemann-Klinik.* Seine Träume seien auch *Wahrträume, aber* **„des äh ist überhaupt nichts mehr Sexuelles oder sowas gell."** Daraufhin wechselte er plötzlich das Thema, und zwar dass er *leider nie über Gott träumen würde.* Hier liegt m.E. ein Kohärenzbruch vor, weil die Verständnisbrücke zwischen Sexuellem und Gott fehlt. Dieser Kohärenzbruch wurde nicht durch die Gesprächsführung, sondern durch das Problem ‚Sexualität' hervorgerufen.

Er schilderte dann noch weitere Träume mit etwas tumultuarischen Inhalten: **„P: Als ich wach war da bin ich in Garten gelaufen, hat es geschneit, sehn Sie und ich habe ich war in der Küche, zu Hause, und es hat geschneit und ich stand da mit einem Spaten und habe Kräfte ab abgelenkt, gell? (Also das war) so wie wie äh Stecknadeln kam es auf mich zu, ein heißer Wind."** Er *stand mit einem Spaten* und *habe Kräfte abgelenkt* und ... *äh Stecknadeln kam es auf mich zu, ein heißer Wind.* Hier gibt es einen deutlichen Kohärenzbruch, weil zwischen Vorstellungen von Spaten, Stecknadeln und Wind kein Sinnzusammenhang besteht. (Hier könnte es sein, dass er im Traum mit seinem Spaten den heißen Wind von Stecknadeln erdet, d.h. ablenkt).

Durchs Wiederholen von Heißer Wind durch die Referentin ging das Gespräch weiter.

16,0

P: **Aus einem Teller, aus einem Zinnteller * mit unserem Wappen drauf, gell.**
R: **Aus Ihrem Wappen.**
P: **Familienwappen, ja. Und dann hab ich mich hingestellt und hab diesen heißen Schauer über mich ergehen lassen es war wie ein heißer Wind aus Pfeffer oder aus Stecknadeln, irgendsowas * Eigenartiges und dann plötzlich hat es einen Knall gegeben und über unserem Haus hats geblitzt. ** über der Küche. ****

Auch hier gibt es Kohärenzbrüche. Zwischen den Äußerungen mit Familienwappen, Heißer Schauer, Wind aus Pfeffer oder Stecknadeln und Knall gibt es keinen direkten Sinnzusammenhang für uns; – (außer dass es auch in Träumen generell keinen Sinnzusammenhang gibt).

Die Referentin führte das Gespräch weiter mit **„über der Küche?"**

P: **Und dann hats geschneit, ja**
R: **und dann hats geschneit?**
P: **(Es) war aber alles wach, das war am Fasching Neunzehnhunderteinundneunzig.**
R: **Vor zwei Jahren.**
P: **Vor zwei Jahren, ja, jetzt bin ich zwei Jahre hier.**

Auch hier liegen Kohärenzbrüche vor, weil der Sinnzusammenhang fehlt. Die Kohärenzbrüche wurden wohl durch sein Problem, ‚wie er in der Klinik landete' provoziert.

In dem weiteren Gesprächsverlauf sagte er, *dass er jetzt raus wollte, wusste aber nicht wohin.* Er stellte fest, *dass man krank ist, wird als krank bezeichnet und man muss leiden.* Weiterhin sagte er, dass er *nichts Sexuelles mehr empfinden würde.* Auch würde er gerne was machen, was ihm Spaß machen würde. Daraufhin erzählte er länger über *Parzival, Amfortas und Gralsritter. Diese Inhalte hätten ihn schon in der Schulzeit beschäftigt.* Er wollte einen Aufsatz über Parzival schreiben, wurde aber nicht danach gefragt. Darüber war er traurig. Hier endete das Vormittagsgespräch.

Zusammenfassung der Themen: Widersprüchlichkeit, Träume. Wollte raus aus der Klinik. Beschäftigung mit Parzival.

Kohärenzbrüche fanden im Zusammenhang mit der Krankheit und den Träumen statt.

Die **Gesprächsführung** geschah durch Wiederholen von Referenzteilen.

4.1.11 Gespräch am 9.2.1993 (nachmittags)

Themen: In diesem Abschlussgespräch erzählte er die weiteren Hauptereignisse in der Parzivalsage. Diese entsprangen zum Teil aus den anthroposophischen Interpretationen. Der Referentin waren sie bekannt und somit kohärent; – einem Nicht-Kenner eher inkohärent.

Im weiteren Verlauf des Gesprächs erzählte er über das zweite Buch, das er geliehen hatte; und zwar über Ludwig II: **„... König Ludwig nennen manchmal * der Ludwig der Zweite (wenn ich mal Bart trage hier) und so * also * es ist * ich identifiziere mich (ein) bisschen mit ihm.“** Anschließend stellte die Referentin eine direkte Frage, *warum? mit dem Ludwig?* Daraufhin antwortete er: **„weil er mir sehr interessant ist/erscheint.“**

Auf die Bitte der Referentin über den Ludwig bisschen zu erzählen, folgte zunächst eine genaue, kohärente Schilderung über den Lebenslauf von Ludwig. Im Laufe seiner Schilderung stellte er fest, *dass Ludwig genial war, und er wurde ja auch dann krank * ist mit dieser Welt * nicht mehr zurechtgekommen.*

Mit auch stellte der Patient wohl den Bezug zwischen Ludwig und ihm selbst dar. Nach der Stelle seiner Schilderung, an der er sagte, dass der König wie sein Leibarzt wohl im See ertranken, folgte ein Kohärenzbruch: **„Das ist so grässlich hier, dass ich oft davon rennen möchte.“**

Daraufhin stellte die Referentin die Ähnlichkeit des Patienten mit Ludwig nicht in Frage, sondern wiederholte den Referenzteil *Schnurrbart* (als Ähnlichkeitsmerkmal, so wie der Patient in den vorigen Ausführungen).

Anschließend machte der Patient sich Gedanken über die Beziehung zwischen *Wagner* und *Ludwig*, kam aber wieder zum *Parzival* zurück. Im weiteren Gesprächsverlauf erzählte er wieder *über Ludwig und über den Ausbruch seiner eigenen Psychose.* Weiterhin stellte er fest, dass *genauso wie Ludwig wurde er auch entmündigt.*

Zum Schluss erzählte er wieder über seine Träume, die nach seinem Weltwissen und seiner Welterfahrung kohärent waren.

Zusammenfassung der Themen: Ausführliches, kohärentes Erzählen von Parzival und König Ludwig dem zweiten.

Nach seinem Weltwissen Wiedergabe seiner Träume **ohne größere Kohärenzbrüche.**

Die Gesprächsführung geschah durch das Wiederholen von hauptsächlich Referenzteilen.

Nach der Aufnahme verabschiedete die Referentin sich von dem Patienten.

4.1.12 Zusammenfassung von Themen

Gesprächsführung und Kohärenzbrüche

Die hauptsächlichen Themen waren sein Widerspruch zwischen

- der Religion und der Anthroposophie
- zwischen der Klinik und zu Hause.
- er wollte entlassen werden, wusste aber nicht wohin. Er schilderte auch seine diesbezüglichen Ängste.

Seine Krankheit und der Krankheitsausbruch beschäftigten ihn sehr. Er berichtete ausführlich über seine Biographie und seine Interessen vor dem Ausbruch der Krankheit.

Ebenfalls erzählte er mit großer Freude über Wagner, Parzival, Anthroposophie und über Ludwig.

Es folgten auch lange Schilderungen über seine Träume, auch im Zusammenhang mit dem Krankheitsausbruch.

Die Gesprächsführung geschah hauptsächlich

- durchs Wiederholen von Referenz (gelegentlich durch Prädikations)-teilen.
- Abstimmen durch Zusammenfassung von Ausführungen des Patienten.
- Gelegentlich durch direkte Fragen.
- Kohärenzbrüche fanden sich im Zusammenhang
- mit invasiver Gesprächsführung
- nach Schilderung von Widersprüchen (Widerspruch und Zerrissenheit waren seine Lebensprobleme)
- bei Träumen (in der Psychose)
- Abschließend: – Der Patient sagte, dass er sich auf die Gespräche freute.
- Finden des eigenen Standpunktes: Bin Anthroposoph
- großer Gesprächsbedarf

Im Kapitel 5 wird gezeigt, ob und wie Kohärenz, der Sinngehalt, durch unsere Gesprächsführung erzielt wurde.

4.2 Gespräche mit dem Patienten L.

4.2.1 Gespräch am 17.11.1992

Themen: In dem ersten Gespräch, noch vor der Aufnahme, erzählte der Patient über Gott und über seinen Auftrag, ihn herunter zu holen, über ein Bild und über seine vielen Namen. Zunächst waren diese Äußerungen für die Referentin unverständlich, also inkohärent, weil es zwischen ihnen keinen sichtbaren Sinnzusammenhang gab.

Hier ist noch anzumerken, dass der Patient sehr stark Dialekt sprach. Auch die Therapeuten konnten ihn schlecht verstehen. (Außerdem war seine Sprache auch artikulatorisch äußerst undeutlich).

In dem ersten aufgenommenen Gespräch verglich er *seinen Wert mit einem Juden;* und zwar, dass *er mehr Wert sei.* Auf die Frage der Referentin, **„warum"** antwortete er, dass *der Gott ihn so geschaffen hätte.* Hier nahm die Referentin dann Bezug auf das mündliche Gespräch vor der Aufnahme, dass der Patient *den Auftrag hätte, den Gott runter zu bringen.* Darauf dann die Antwort des Patienten, dass *er ihn nicht holen kann* * **„ich kann höchstens so tun ich kann höchstens so tun."**

Die Referentin wiederholte hier den Prädikationsteil *höchstens so tun,* worauf der Patient den Prädikationsteil **„höchstens so tun"** aufgriff. Er stellte dann fest, *dass er es nicht könnte, es wäre unmöglich ihn zu holen.* Nach ca. 6 Sekunden Pause sagte er plötzlich **„seinen Gott und der Jude".**

Die Referentin wiederholte dann den Referenzteil **„der Jude".** Hier folgte ein Kohärenzbruch, weil **„der Jude"** und **„und der und die Menschen von früher (...) an Gott"** keinen Sinnzusammenhang untereinander aufweisen. (Auch syntaktisch ist seine Äußerung unvollständig).

Die Referentin knüpfte dann wieder an seine Äußerungen vor der Aufnahme an, und zwar, was er mit *Sarajewo* meinte.[31] Hier antwortete der Patient mit einer Gegenfrage, **„Heißt der Ort, wo wir sind, Sarajewo?".**

Im weiteren Gesprächsverlauf zeigte sich durch kurze Wiederholungen von meist Referenzteilen durch die Referentin, dass der Patient glaubte, dass *sie in Sarajewo waren,* weil *Sarajewo ständig im Radio* kam. (Es handelt sich hier wohl um einen Konkretismus, der typisch ist für Patienten mit der Diagnose Schizophrenie). (Blankenburg 1984, S. 105).[32]

31 Zu dem Zeitpunkt fand der Jugoslawienkrieg statt.

32 Vgl. dazu Authaler 2015, S. 38 f.

Anschließend versuchte die Referentin dann das Thema zu wechseln und meinte, dass der Ort G...[33] *, wo sich die Klinik befand, *aber schön sei.* *

Der Patient antwortete wieder mit einer Gegenfrage, **„was heißt schön?"**

Als die Referentin meinte, dass *die Natur da schön sei,* antwortete der Patient wieder im Sinne des Konkretismus **„Haja * zwö/zwei Flüsse * zwei Flüsse und eine (Drogerie)** „ohne den Bezug aber zur Natur herzustellen.

Daraufhin wechselte jetzt der Patient selbst das Thema zu *seiner Sprache, die dumm sei. Er könnte aber nicht mehr seine Muttersprache lernen.* Als Begründung dazu sagte er, **„wenn=i wieder zum Gott muss ..."** Hier widersprach ihm die Referentin, dass *seine Sprache gar nicht dumm sei, sondern interessant. Sie selbst würde auch eine andere Muttersprache haben.* Dadurch stellte sie eine Gemeinsamkeit zwischen sich und dem Patienten her.

In den nächsten Passagen antwortete der Patient nur mit hmh auf die Versuche der Referentin das Gespräch weiterzuführen durch die positive Charakterisierung seiner Sprache. Daraufhin versuchte die Referentin durch das Wiederholen der ganzen Inhalte seiner Äußerungen vor der Aufnahme erneut das Gespräch in Gang zu bekommen: **„oder wie erinnern Sie sich daran, wo wir über das Bild gesprochen haben"** und **„Des des da sagten Sie doch auch, dass man Gott da sehen kann –"**

Hier korrigierte der Patient, dass *es Gott darstellen sollte ...* **„ist aber nicht Gott, ne."**

Die Referentin versuchte aber den vorigen Inhalt der Äußerung des Patienten, dass *der Gott im Bild zu sehen war* mit der tiefen Empfindung des Malers zu erklären: **„irgendein Maler hat halt Empfindung gehabt und hat versucht dann seine Empfindung zu malen, so versteh ich das * aber es ist nicht der Gott."**

Darauf antwortete der Patient zunächst mit **„mhm"**, fuhr aber sofort weiter mit **„Aber ä:h *4* mit dem Namen. Ja, wie ich heiße."**

Hier geht es nicht nur um einen Themenwechsel seitens des Patienten, sondern um einen erwartbaren Kohärenzbruch, erzeugt durch das Gesprächsverhalten der Referentin die meinte, dass das ein Bild und nicht der Gott war. (s. Kap. 3)

Die folgende Gesprächsführung geschah meist durch Wiederholungen von Referenzteilen. Durch diese veranlasst, erzählte er seine verschiedenen Namen. Auf welchen Namen er getauft war, wusste er nicht. Er nannte andere

33 Namen anonymisiert.

Namen, u.a. ‚Guantamera' und ‚Napoleon', gefolgt von Charakterisierungen von Napoleon als einen starken, großen Mann.

Anschließend folgte ein unerwarteter Bruch. U.E. war das nicht auf das Gesprächsverhalten der Referentin zurückzuführen: **„Ja, des ist alles wegen=m Geist, alles we/ ich ich ha/ (es ist) Gott, Gott redet für mich * Gott redet für mich."** (Hier geht es nämlich wieder um die Problematik des Patienten, um ‚Geist' und ‚Gott').

Weiterhin erzählte der Patient, dass *der Gott für ihn* und *aus ihm heraus redete.* (Die Referentin führte das Gespräch durch Wiederholen von Prädikationsteilen weiter).

Dann folgte plötzlich ein unerwarteter Bruch. Der Patient stellte fest, dass **„der redet in/und gibt kein Recht in mir gibt kein Recht … höchstens wenn ich (…) Uhr hab * wenn ich eine Uhr hab * dann kann er nicht mehr so viel. *5*"**

Anschließend wiederholte die Referentin ‚*wenn sie Uhr haben*' und ‚*dann kann er nicht so viel*' … *Daraufhin unterbrach der Patient die Referentin mit, dass der Geist sich an die Uhrzeit halten müsste.* Hier liegt u.E. ein unerwarteter Kohärenzbruch vor, weil ‚an die Uhrzeit halten' und ‚Geist' keinen Sinnzusammenhang aufweisen.

In dem Gesprächsabschnitt unten fing ein voraussagbarer Bruch an, provoziert durch eine plötzliche (unfreundliche) Bezugnahme der Referentin zur ‚Uhrzeit'. (Sie ließ an dieser Stelle außer Acht, dass nicht Uhrzeit, sondern Urzeit bzw. ferne Zeit gemeint war, was unten sichtbar wird). Die Referentin wollte das Gespräch hier beenden und gebrauchte zu diesem Zweck, (als Signal zum Aufhören), Uhrzeit:

P: **Der Geist in mir**
R: **Der Geist * ach/der Geist von Ihnen**
P: **Ja**
R: **Muß sich an die * Uhrzeit halten**
P: **Ja**
R: **Meinen Sie jetzt auch mit dem Essen?**

‚Der Geist', im Sinne der Gottessuche, (s. vorige Gespräche), gehörte hier aber zur Problemthematik des Patienten. In diesem empfindlichen Bereich werden die geringsten Signale aufgenommen und überempfindlich weiterverarbeitet.

Deshalb liegt hier ein erwartbarer Kohärenzbruch vor, als Folge des Gesprächsverhaltens der Referentin:

P: **(Jetzt grad) Sprudel * muß nachher noch Sprudel holen**
R: **jaja genau**
9,0
P: **mhm**
R: **Aber *äh* *3* die Zeit, weil sie sagten auch * das ist eine ganz *ferne Zeit* eine ganz äh**

Hier liegt ein Kohärenzbruch vor, verursacht wieder durch das Gesprächsverhalten der Referentin.

P: **Also äh Zeiitta/ ein Tanz durch die Zeit (des ist) (recht für gut) * Tanzen durch die Zeit * des / (es ist) recht * (nur) gut *3* (und heut ist so=n Tag, wie wenn ich ins ... mit den ... hab ich hab ich ihn ** hab ich ihn ****
R: **mhm ****

Anschließend wollte dann der Patient das Gespräch beenden, weil er am Anfang des Gesprächs keine Gesprächsbereitschaft bei der Referentin erkannte. Dementsprechend werden die Äußerungen des Patienten immer unverständlicher, (wie oben sichtbar).

<u>Themen:</u> Gott und der Auftrag des Patienten Gott herunter zu holen. Er beschäftigte sich damit, ob das Bild Gott war oder den Gott nur darstellte. Seine verschiedenen Namen.

<u>Gesprächsführung</u> geschah vorwiegend durch Referenzteile.

Es lagen **<u>Kohärenzbrüche</u>** insbesondere da vor, als es um Inhalte mit ‚Gott' und Darstellung von ‚Gott im Bild' ging.

4.2.2 Gespräch am 24.11.1992

<u>Themen:</u> Vor der Aufnahme hatte die Referentin mit dem Patienten sich wieder kurz zur Einstimmung unterhalten. Dabei ging es um ‚Gott', ‚Korpuskel' und um ‚mehrere Menschheiten!'

Während der Aufnahme versuchte die Referentin dann das Gespräch, auch in Bezug auf diese Inhalte, weiterzuführen. Dies geschah vorwiegend durch das Wiederholen von Referenzteilen, weil die Referentin interessiert war über diese Inhalte (bzw. Themen) mehr zu erfahren. Durch das Wiederholen von

Referenzteilen wird der Patient ja darin unterstützt den Bezugsrahmen zu behalten (s. Kap. 2).

Zunächst sagte der Patient, dass *der Gott die Welt geschaffen hatte, nicht erfunden. Glühlampen und Ottomotoren könnte man erfinden.*

Er nannte hier diese Inhalte ohne verbindungsschaffende Elemente (oder s. Frommer 1993 ohne Verständnissicherungszüge). Aus seinen direkt aneinander folgenden Äußerungen ergab sich wohl inhaltlich, dass der Mensch Glühlampen und Ottomotoren erfinden kann, nicht aber die Welt schaffen.

Daraufhin wiederholte die Referentin *mehrere Menschheiten* und *Korpuskel*[34] (die der Patient schon vor der Aufnahme erwähnt hatte). Auf *Korpuskel* stellte der Patient fest: **„Ja, Korpuskel (...) ja, es geht nur um (...) es geht nur um ...“.** Hier unterbrach die Referentin den Patienten mit *Korpuskel.* Daraufhin meinte der Patient, dass *er so heißt.* Anschließend folgte eine Äußerung, die als eine Fortsetzung der unterbrochenen Äußerung **„ja, Korpuskel (...) ja es geht nur um (...), es geht nur um ...“** gesehen werden kann. **„... ah ah, aber sie sind Scheinwe/ sie sind Scheinwesen“.**

Hier liegt die Vermutung nahe, dass für ihn ‚Korpuskel‘ ‚Scheinwesen‘ sind, zu denen er auch gehört. In dem Fall bestünde m.E. ein Sinnzusammenhang zwischen ‚Korpuskel‘ und ‚Scheinwesen‘. Demnach würde hier kein Kohärenzbruch vorliegen.

‚Korpuskel‘ kann aber auch als eine Art Wortneuschöpfung zum ‚Körper‘ aufgefasst werden, weil der Patient der und nicht das ‚Korpuskel‘ sagt.

Nach mehreren Tonstörungen stellte der Patient fest, dass *der Korpuskel nur für ihn selber existiert:* **„Nur für mich, ja, hm * (...) eine Scheinwelt, um mich rum, eine Scheinwelt, um mich rum, eine Scheinwelt, um mich rum, eine Scheinwelt (...) jemand (...)“.**

Hier wiederholte die Referentin **„jemand“.**/ Worauf der Patient, *wo jemand malt,* antwortete. Dann die abstimmende Äußerung der Referentin **„ach * so wie im Bild“.**

An dieser Stelle kam ein Zweifel bei dem Patienten auf: **„So wie im Bild malt und mir des vor meinem Auge erscheinen lässt“.**

Die Referentin wiederholte hier nicht seinen geäußerten Zweifel, sondern wiederholte den Referenzteil *Scheinwelt.* Sie hatte den Eindruck, dass die Scheinwelt ein Teil seiner eigentlichen Lebensproblematik war. (Das Problem zwischen ‚Schein‘ und ‚Sein‘).

34 Laut Duden ist ‚Korpuskel‘ das kleinste atomare Teilchen. (In der Physik das kleinste Masseteilchen).

In dem weiteren Gesprächsverlauf wiederholte die Referentin meistens die Referenzteile, vereinzelt auch Prädikationsteile. An den Stellen wollte die Referentin dann eher wissen, was geschah, als worüber der Patient sprach. Anders als in den Gesprächen mit dem Patienten H., waren die Äußerungen dieses Patienten über längere Passagen kurz.

In den folgenden Äußerungen beschäftigte er sich nach seinem Weltwissen kohärent mit dem konkret Wahrnehmbaren, was dann ‚Tatsache' sei: **„... also wie die Welt aussieht, das kann man nicht wissen, (...) kann man nur beobachten *4* (...) ...", „mit Fernrohr kann man die Welt beobachten (...)", „so weit man sieht".**

Schließlich stellte er dann fest: **„des ist dann wahr, des ist denn Tatsache, ja des isch Tatsache, ja des isch Tatsache, ja des isch Tatsache".**

Die Referentin wiederholte dann hier den Referenzteil ‚Tatsache'. Im Sinne des Abstimmens sagte sie **„ja * meinen Sie / * meinen Sie dass so wenn ich zum Beispiel * öh, hier her komme und dann die Welt, Ihres Erachtens wirklich, oder sehe ich auch nur den Schein?"**

Daraufhin folgte interessanterweise die folgende abstimmende Feststellung des Patienten: **„Sie sehen bestimmt mich / sie sehen bestimmt mich."** Die Referentin bejahte es, worauf der Patient dann mit einer Aufforderung, *sie müsse ihm sagen, was sie sehen würde,* antwortete. Dann beschrieb die Referentin, *was der Patient z.B. anhatte und wie er auf sie wirkte.* Ebenfalls meinte sie, dass *der Patient empfinden würde wie sie.* Daraufhin antwortete der Patient nur mit *wahrscheinlich.* Durch *wahrscheinlich* äußerte er wohl seinen Zweifel daran.

Außerdem folgte hier dann seitens des Patienten eine Art Zusammenfassung, was er unter ‚dem Schein' verstand: **„... was der Mensch war ** was der Korpuskel hört und sieht * der Mensch (...) der Korpuskel hört und sieht 3 ** _"**

Auch dass es *Licht * Feuer * Wasser und Luft und Erde gibt's* und *Panzer* und *Autos.* Dann stellte er wieder fest: **„Also Gott hat den Mensch erfunden, Gott hat den Mensch erfunden".** Daraufhin wiederholte die Referentin den Referenzteil Gott, worauf der Patient betonte: **„Ja kein Mensch kann sich selber erfinden".**

Anschließend stellte der Patient noch fest: **„ja höchste Wissenschaft, ja * ja * ja * ja ja ** Sie haben sich damit, ja auch sehr innerlich äh befunden".** Hier sprach er nicht nur Anerkennung der Referentin gegenüber aus, sondern stellte eine Gemeinsamkeit her mit auch. Die obigen Äußerungen sind nicht ganz verständlich. Er versuchte hier den ‚Schein' zu definieren und erweckte eher den Eindruck, dass der Schein die Realität ist.

Abschließend beschäftigte ihn wieder *der Krieg* und *ob die Atombombe gefallen sei* und *ob* der Krieg in Jugoslawien der dritte Weltkrieg *sei,* was die Referentin verneinte.

Themen: Der Patient beschäftigte sich in diesem Gespräch mit Gott sowie mit der Wirklichkeit und mit dem Schein.

Die **Gesprächsführung** verlief hauptsächlich durch das Wiederholen von Referenzteilen durch die Referentin.

Kohärenzbrüche lagen vereinzelt vor. **Erwartbare Brüche** wurden durch das invasive Gesprächsverhalten der Referentin hervorgerufen. **Unerwartbare Brüche** lagen vor, als es um das Thema ‚Gott' ging und ob das Bild ‚Gott' darstellte oder ob ‚Gott' selbst erschien.

4.2.3 Gespräch am 12.1.1993

Themen: Als Einstimmung erfolgte eine abstimmende Feststellung der Referentin, dass *der Patient wohl Silvester in der Klinik gefeiert hätte.* Darauf antwortete er: **„Ich habe diesmal (das) Jahr nicht so richtig angefangen wie s /äh: * (diesmal) war das Neujahr kein Festtag für mich".** Die Referentin wiederholte hier den Referenzteil *kein Festtag.* Dann knüpfte sie an die Gottthematik des Patienten an und fragte, ob er sich über *Weihnachten mit dem* Gott *beschäftigt hätte.* Daraufhin antwortete der Patient, *dass er nicht wüsste, wer Gott sei.* Anschließend gab die Referentin dann eine zustimmende Antwort, dass *sie es genauso wenig wüsste.* Durch ‚genau so wenig' stellte sie wieder eine Gemeinsamkeit zwischen sich und dem Patienten her.

Nach dieser zustimmenden Antwort der Referentin führte der Patient das Gespräch weiter: **„... Ja * (..) des gar nicht wahr (war) * des mit Gott * (der ist ja) Schöpfer der Welt (da) unerreichbar für jeden Menschen".** Die Referentin führte das Gespräch beginnend mit **„unerreichbar"** weiter.

Der Patient nahm anschließend den Faden auf und setzte das Gespräch mit **„unerreichbar"** fort. Dann wechselte er das Thema plötzlich zum ‚Bild an Fronleichnam': **„(... Fronleichnam ... oder des Bild an Fronleichnam ...). Aber des kann ich nicht beweisen (...) bin ja vom Gott wegkommen ** bin ja vom Gott wegkommen."**

Hier liegt ein unerwarteter Kohärenzbruch vor. Der Referentin ist hier nicht der Zusammenhang zwischen ‚Bild an Fronleichnam', ‚beweisen' und ‚von Gott wegkommen' verständlich. (Weil es sich um Thema ‚Gott' handelt, geht es um einen unerwarteten Bruch). nicht verursacht durch das Gesprächsverhalten der Referentin).

Der Patient sagte anschließend, dass er **„vom Gott wegkommen"** sei. Daraufhin wiederholte die Referentin **„vom Gott wegkommen?"**

Die Referentin wiederholte hier die Prädikation, vom Gott wegkommen, nicht den Referenzteil Gott. Sie wollte den Patienten nämlich dazu aufmuntern, nicht über den Gott zu erzählen, sondern was er mit vom Gott wegkommen meinte. Im Sinne unserer Gesprächsstrategie (s. Kap. 2) geschah es durch das Wiederholen des Prädikationsteiles und nicht durch eine direkte Fragehandlung (s. Kap. 1). Darauf behauptete der Patient überraschend das Gegenteil vom Gott wegkommen: **„Ha ** ä:h (des ist) in mir * Gott ist in mir."** Die Referentin wiederholte dann **„(ist) in ihnen."**

Daraufhin die gegenteilige Antwort des Patienten **„Ha nein äh nein."** Es folgte ein Bruchstück der Antwort der Referentin ohne einen ersichtlichen Zusammenhang **„Ham Sie".** Sie meinte wohl, ob *der Gott in ihm sei,* hat aber unabsichtlich einen Kohärenzbruch erzeugt. (Hier ist wichtig anzumerken, dass Menschen mit der Diagnose ‚Schizophrenie' sich nicht Korrekturen vornehmen können, wie ihre gesunden Gesprächspartner. (S. auch Frommer, 1993). Anschließend antwortete der Patient mit **„Genauso wie in in Ihnen".** Dies fand dann wiederholt Bestätigung bei der Referentin, die dann über das Thema ‚Gott' eine Art Zusammenfassung gab.

Dessen ungeachtet begann der Patient seine eigene Zusammenfassung über Gott und seine Identität: **„Also ich weiß nicht, wer Gott ist * ich weiß / ich hab / ich hab (…) in der Urzeit (… 5 sec) er könnte aber auch in anderen Zeiten gelebt haben (…) könnte (…) nochmal gekommen sein * und es könnte auch gar nicht wahr sein * > das kann auch sein < ** aber X geb ich jetzt (…) an (…) * der Y war dem X sein Gott, der Y war dem X **".** (Hier unterbrach die Referentin ratlos mit **„we/ ** wer ist das ä:h"?.**

In dieser Zusammenfassung über den Gott und seine Identität zweifelte der Patient an seinen eigenen Worten mit und es könnte gar nicht wahr sein:

Varianten:

a) es kann auch sein, dass es gar nicht wahr ist

b) es kann sein, dass es wahr ist

Wenn die letztgenannte Variante b) stimmt, steht sie im Gegensatz zu es könnte auch gar nicht wahr sein (d.h. es könnte auch gar nicht wahr sein, dass Gott je auf der Erde erschienen ist). In der letzten Zeile erfolgte in seiner Zusammenfassung nicht nur ein unerwarteter Bruch, sondern eine unverständliche Passage: **„... aber X geb ich jetzt (...) an (...) der Y war dem X sein Gott, der Y war dem X * *“.**

Im Gegensatz zu der eigentlichen Gesprächsstrategie stellte die Referentin eine direkte Frage **„we / ** wer ist das ä:h?“** (s. oben). Zunächst war die Antwort des Patienten darauf unverständlich **„(...) Fronleichnam (...) Fronleichnam und fünfundzwanzig aber * von dem hab ich nämlich ein Bild ...“**

Die Antwort wurde aber in derselben Äußerung immer verständlicher, ohne Kohärenzbrüche im weiteren Gesprächsverlauf: **„... das kann aber auch bloß das Bild von einem Menschen gewe / des kann (aber) auch nur ein Mensch gewesen sein, (und der war in Herr X damals) * es kann auch nur ein Mensch gewesen sein ** also ich bin nicht so ganz auf = m Damm * nicht ** so ganz auf = m Damm.“**

In der vorherigen Äußerung des Patienten griff die Referentin nicht in **„nicht so ganz“** auf. In seiner Antwort ließ der Patient ‚nicht‘ weg. Somit beantwortete er seine vorige Äußerung mittels eines Gegensatzes.

Kurz daraufhin folgte eine interessante Passage über ‚Gott‘, das Hauptthema des Patienten. Dies geschah in der Art, ob er ‚Gott‘ nur als *Bild oder als eine Erscheinung gesehen hätte.* Der Patient stellte hier wohl seine affektiv stärker gefühlten Ideen zur Diskussion (vgl. Küchenhoff in „Schizophrenie und Sprache“. Die Autoren sind der Ansicht, dass man mit einem Schizophrenen über alles reden kann, nur nicht über seine Wahnideen).

Die Referentin unterbrach die Zustandsschilderung des Patienten und versuchte zum Thema ‚Gott‘ wieder zurückzukehren: **„mhm * aber sie haben sich sehr * äh * also auch mit Gott beschäftigt, ich weiß (...) ...“**. Der Patient unterbrach hier die Referentin und sagte, dass *er sich nicht mit dem Gott beschäftigt, sondern ihn gesucht hätte:* **„Nei:n i / ich hab ihn doch gesucht, ich hab ihn doch ...“**. Darauf ergänzte die Referentin die Äußerung des Patienten mit dem Prädikationsteil gesucht.

Anschließend verdeutlichte der Patient, wie er ihn gesucht hätte und erläuterte seine Gedanken über ‚die zwei Menschheiten.‘: **„Wir haben doch auch einmal über die zwei Menschheiten gesprochen (...).“** Dies bejahte die Referentin mit **„ja * ja *“**, worauf der Patient eine Frage im Sinne des Abstimmens machte: **„Des ham wir auch schon mal gemacht?“** Er fuhr fort, dass es ein *totes* und *ein lebendiges Leben* gibt. Er kehrte dann anschließend wieder zu der Problematik *beweisen können / nicht beweisen können* zurück.

Für uns liegt hier ein Kohärenzbruch vor, einerseits weil zwischen ‚suchen', ‚zwei Menschheiten' und ‚totem und lebendigem Leben' die Verständnisbrücken fehlen. Andererseits neigen wir hier aber doch dazu zu sagen, dass wir verstehen können, dass die Inhalte nach seinem Weltwissen zusammengehören. Also geht es hier weder um einen erwartbaren, noch um einen nicht erwartbaren Kohärenzbruch, sondern um eine affektlogische Kohärenz, (so wie es im Kapitel 3.3 definiert wurde). Diese Ansicht wird auch dadurch gestützt, dass hier keine „wilden Assoziationen" vorkommen.

Der Patient sprach in fast allen Gesprächen über ‚Gott' und über die ‚Gottesidentität' sowie über ‚seine eigene Identität' und über ‚seine Gottessuche'. Seine Welt scheint sich auch in ‚das Tote' und in ‚das Lebendige' zu teilen.

Je länger die Gespräche geführt wurden, desto öfter tauchte dann sein Zweifel darüber auf, ob *das Gesehene nur eine Bilderwelt sei.* (Durch die ‚Bilderwelt' könnte hier auch ein Bezug zum ‚Toten' bestehen.

Schließlich mischte sich in diese Überlegungen auch der Gedanke ein, ob *jemand anders ihm alles nur vorgaukelt.* **„* weil (ich) nicht sicher weiß, wer Gott ist (des fehlt mir) weil (ich) nicht weiß wer des des ist * ob der / i = hab (doch) Bilder gesehen und über Bilder ham = ma auch gesprochen *."**

Auf die direkte Frage der Referentin, *wer die Bilder vorgaukeln würde,* antwortete der Patient nicht, sondern räsonierte darüber, *wie der Mensch sich nur in der Not an Gott wendet.* Die Referentin knüpfte wieder daran an, dass der Patient in vorigen Gesprächen gesagt hätte, *dass er einen Auftrag hätte.* An der Stelle unterbrach der Patient die Referentin und sagte, *dass er einen Auftrag habe nach Gott zu fragen.*

Der Patient antwortete nicht, wo man ihn suchen kann, sondern *dass er ihn gesehen habe.* Er sagte dann weiter, dass *es wohl ein Bild war, nicht Gott.* Weiterhin griff er seine Äußerungen von vorigen Gesprächen auf: **„Ich hab doch schon mal gesagt, ich hab Gott (…) vom Himmel runtergeholt und des war ein Bild".** (Daraufhin antwortete die Referentin nur mit **„mhm"**). Der Patient stellte dann noch fest: **„(und es war alles) da hab ich ein Bild im Himmel oben gesehen u:nd runterholen (kann sies) ja nicht * (des könnte = s) höchstens (nur) mit Leiter aber des kann = sie nicht".**

‚Leiter' ist hier wohl als Konkretismus zu verstehen. Weiterhin ist unklar, ob der Patient wirklich Bezug auf eine andere Person nimmt. M.E. geht es hier um einen unerwarteten Kohärenzbruch, verursacht durch die Hauptthematik des Patienten.

Schließlich war er *nicht sicher, ob er wirklich den Gott gesehen hätte oder nicht.* Je mehr er sich aber darüber Gedanken machte, desto unverständlicher waren seine Äußerungen. Hier lagen dann mehrere unerwartete Kohärenzbrüche vor: **„... Hab ich (ihr) auch schonmal gesagt ** es äh / hab ich ihr auch gesagt * (ihr auch) *6*“.** Auf die Versuche der Referentin, das Gespräch weiterzuführen durch abstimmende Wiederholungen seiner Äußerungen, gab es einen deutlichen Kohärenzbruch: **„> nene < Gott lässt sich nicht spotten * * ...“** Hier liegt wegen der ‚Gott-Thematik‘ m.E. wieder ein unerwarteter Bruch vor; – also nicht verursacht durch das Gesprächsverhalten der Referentin. Nach mehreren unverständlichen, also inkohärenten Äußerungen, sagte er dann abrupt, *dass er in der Todessünde sei, weil er über Gott redete.* Er wechselte hier dann das Gesprächsthema und fragte die Referentin, ohne jegliche Kohärenzbrüche, woher sie käme. Daraufhin erzählte er, woher er selbst kam, und dass seine Mutter nicht seine leibliche Mutter war.

Das Gespräch endete dann in einer recht heiteren Stimmung. Außerdem sagte er, dass es ihm ganz gut gefallen würde im Krankenhaus. (... anders als der Patient in 4.1.). Er gab hier auch positive Wahrnehmungen weiter.

Die Referentin sagte dann, dass sie noch zum Abschlussgespräch käme.

4.2.4 Zusammenfassung der Gespräche

Themen: Dieser Patient beschäftigte sich hauptsächlich mit Gott – vor allen Dingen in Bezug auf sich selbst. Er meinte, dass er

- den Auftrag hatte, Gott zu holen
- er meinte, dass er Gott gesehen hätte
- war aber gleichzeitig unsicher, ob es doch nur ein Bild war
- weiterhin meinte er, dass ihm jemand Gott vorgaukeln würde

Gesprächsführung geschah hauptsächlich durch Wiederholung von Referenzteilen. (Als es mehr um die Vorgänge ging, wiederholte die Referentin die Prädikationsteile).

Kohärenzbrüche gab es da, wo der Patient sich thematisch sehr intensiv mit Gott beschäftigte. Da handelte es sich auch hauptsächlich um **unerwartete Kohärenzbrüche**. Außerdem gab es einige **erwartbare Konferenzbrüche**, provoziert durch die Gesprächsführung der Referentin.

4.3 Gespräch mit dem Patienten B.

4.3.1 Gespräch am 24.11.1992

Vor der Aufnahme hatte der Patient der Referentin erzählt, dass er eine Erfindung gemacht hätte. (Die Kennenlernphase dauerte bei ihm länger als bei den anderen Patienten, so dass das erste und das einzige aufgenommene Gespräch bei ihm ausschließlich am 24.11.92 stattfand).

Während der Aufnahme berichtete er (s. Kap. 3.2.), dass *seine Erfindung schon in Produktion sei, obwohl es* (das Patent) *nicht am Patentamt angekommen wäre.* Durch seine weiteren Äußerungen wurde klar, dass er trotzdem sicher war, dass er *das Geld bekäme und nicht der, der das Produkt in Produktion gebracht hätte.* Das obige Beispiel weist eine affektlogische Kohärenz auf. Durch die Referenzteile und Pronomina sind seine Aussagen verständlich.

Anschließend folgten hier einige nun mehr unverständliche Passagen über eine ‚Gehirnoperation' und ‚seine Unfähigkeit zu handeln'. (Dieses wurde aber im späteren Gesprächsverlauf etwas nachvollziehbarer; – gerade durch die Rücksichtnahme auf sein Weltwissen s. 3.3.).

Es folgten hier dann längere Passagen, in denen er voller Überzeugung räsonierte: **„... bei denen kommt nicht einmal an, ne, krieg quasi nit einmal zurück ...“**. (Mit **„kommt nicht einmal an“**, meinte er wohl das Patent).

Die Referentin führte das Gespräch durch **„kommt nicht immer an“** weiter, worauf der Patient jetzt aber im Gegensatz zu seiner vorigen Äußerung meinte, *dass es schon angekommen sei, nur er hätte es nicht zurückgekriegt.* Die Referentin wiederholte den ersten Teil seiner Äußerung. Hier antwortete der Patient ohne Begründung warum: **„Haja muss es auch ankomme sein (...) nit * ... Das ist der Beweis dafür, dass es durch gegangen ist“**. Worauf sich hier das bezieht ist aber unklar.

Seine folgenden Äußerungen waren im einzelnen unverständlich, weil in ihnen der Sinnzusammenhang zwischen den Teilen fehlte. Das Hauptthema war aber im Großen und Ganzen klar: Er hat seine Erfindung gemacht, die ein Patent sei. Die hätte er ans Patentamt geschickt. Dort wäre es angekommen, nur er hätte es nicht gekriegt. Er wüsste nicht wo ‚das' hängen geblieben wäre, obwohl er es per ‚Einschreibebrief' geschickt hätte und ‚Suchmeldungen' abgegeben hätte. **„I hans jetzt nachg'prüft soweit (...) war mein eigenes / non et, wo i do da ham wir (...) kriegt nedt, und hab i mi g'wehrt natürlich, ich bin in d'Post (...) gange und hab den Post (...) fragt was ist hier los nit, hier ist ein Einschreibebrief (...) oder mehrere (...) nit, und han nix z'rück kriegt nit (...)“**.

Im weiteren Gesprächsverlauf redete er schnell und aufgeregt ohne Pause.

Er meinte, dass ‚gemogelt' wurde. Außerdem meinte er: **„... und wie g'sagt (...), und da sollen sie mir das ganze zurückgeben was reingekommen ist (...) selber geschrieben hab net, wie g'sagt, das kriegt man also schon in Griff nit * w / wenn i aus dem Haus draussen bin, wie g'sagt, im Haus liegen sie ...".**

Hier sind wohl mit **„... im Haus liegen sie"**, seine Einschreibebriefe gemeint. Ebenfalls sagte er weiterhin, dass *er alles schön in den Griff kriegt,* **„wenn i aus dem Haus draussen bin, wie g'sagt, im Haus liegen Sie ...".**

Hier wiederholte die Referentin den Prädikationsteil **„... im Haus, im Haus liegen Sie?"**

Darauf antwortete der Patient wiederholt, dass er *es nicht probieren bräuchte,* bevor *er aus dem Haus wäre.* Weiterhin sagte er, *er sei der Meinung, dass er sein Geld hat, nit ...**

(Mit ‚er' ist wohl nicht der Patient, sondern derjenige gemeint, der das Geld hätte. Das Geld würde eigentlich ihm gehören, ohne dass er es explizit so ausdrückt. Hier sei außerdem gemerkt, dass ‚nit' und ‚net' von ihm wohl so benutzt werden wie ‚gell' oder ‚nicht wahr').

Weiterhin stellte er erneut fest, dass er eine *Suchmeldung beim Postamt aufgegeben hätte* und hätte *trotzdem nichts zurückgekriegt.*

Daraufhin wiederholte die Referentin den Referenzteil Suchmeldung, worauf der Patient mit **„... und hen trotzdem nichts zurückgekriegt net"** antwortete. Auf das Wiederholen des Prädikationsteils **„... nichts zurückgekriegt"**, durch die Referentin äußerte sich der Patient wieder mit den ähnlichen Inhalten: **„Der Einschreibebrief ist am Patentamt angekommen, das nur Beweis, weil man des Zeug (...) da können sie ja vom Patentamt kriegen net * bloss i hen nix z'rück 'kriegt net * i/gig / kann also (...) des brauch ich gar nicht probieren von innen aus, da hört man nix (...) also dr verdient dabei, nit ..."**

Der Patient wiederholte hier wieder denselben Inhalt: Der Einschreibebrief sei am Patentamt angekommen. Sie (also jemand anders als der Patient) könnten ‚es' vom Patentamt kriegen. Nur der Patient selbst hätte es nicht zurückgekriegt. Außerdem bräuchte er es gar nicht probieren, so lange wie er noch in der Klinik wäre. Auch würde dr (=jemand anders) das Geld kriegen.

Die Referentin versuchte hier zunächst durch eine abstimmende Zusammenfassung von Äußerungen des Patienten zu überprüfen, ob sie ihn richtig verstanden hätte. Darauf antwortete der Patient nur mit **„hmh hmh"**. Dann fragte sie den Patienten, wie dieser es wüsste, dass **„das da in dem Mazda äh**

Produktion ist äh äh". Der Patient stellte daraufhin nur fest, dass **„die Motoren bei Mercedes drin und bei (…) und bei Porsche drin, im VW ist er auch schon drin mit * die verkaufen … also den Motor da unten net *"**.

Die Frage der Referentin, ob *ein anderer Motor in Mazda sei*, verneinte er. (Außerdem zeigte er der Referentin eine kleine Skizze, die er von dem Motor gemalt hatte).

Weiterhin verneinte er die Frage der Referentin, *ob es mit IBM zu tun hätte* und sagte, *dass er es sich schon im Alter von sechzehn Jahren alles ausgedacht hätte.* (Hier bezieht sich es wohl auf sein Patent). Dann hätte man sein Gehirn operiert: **„aber dann hab ich jeden Tag so'n Kopf kriegt, jeden Tag in dem Gehirn drin, ich sag , ich war / ich bin der Chef (…)"**.

Im weiteren Gesprächsverlauf sagte er noch, dass er schon, *bevor er in das Haus gekommen sei, den Schädel aufgehabt hätte* und *dass er sich nicht hätte wehren können und da hätte er einstweilen einen Vogel gehabt. Wenn man einen Vogel hätte, müsste man in der Klinik bleiben.*

Im Gegensatz zu den Patienten H. und L. hat er kein einziges Mal während des Gesprächs, daran gezweifelt, dass er ein Erfinder mit Patent wäre. Sein Patent hätte jemand geklaut und an die Firma, (wohl Mazda), weitergegeben.

Anders als bei den anderen Patienten, gelang es der Referentin nicht, durch ihre Gesprächsstrategie den Patienten dazu zu bringen, seine „Ideen" zu überdenken.

Im Gegenteil sagte er, dass *Mord gemacht wird, wenn er sein Geld für seine Erfindung nicht bekäme.*

Im Gegensatz zu den anderen Patienten, hatte er außerdem nur ein Thema: Seine Erfindung wäre ein Patent. Diese würde in den Mazda Motoren laufen. Jemand anders würde aber dafür Geld bekommen. Abschließend sagte er, dass *auch der Papst seine Finger im Spiel hätte und deshalb er erst dann was regeln könnte, wenn er aus dem Haus draußen wäre.*

Die **Gesprächsführung** lief wiederum oft durch das Wiederholen von Prädikationsteilen durch die Referentin. Das ist wohl darauf zurückzuführen, weil es hier mehr um die Vorgänge als um einen bestimmten Inhalt oder um ein bestimmtes Thema gegangen wäre, (wie bei den anderen Patienten).

Die **Inkohärenzen** lagen in den Details, nicht im Gesamtinhalt. Der Gesamtinhalt war in dem ganzen Gespräch, dass er um sein Patent betrogen wurde. Im Kapitel 5 wird auf den Patienten noch genauer eingegangen.

4.4 Gespräche mit dem Patienten T.

4.4.1 Gespräch am 17.11.1992

Vor der Aufnahme gab es, wie auch mit den anderen Patienten, zunächst ein Gespräch zum Kennenlernen. Schon in diesem Gespräch erzählte er von verschiedenen Stimmen, die er hören würde.

Im ersten Gespräch wurde ihm vor der Aufnahme zur Einstimmung erklärt, welche Geräte die Referentin benutzen würde. Wichtig dabei war eine entspannte Atmosphäre (s. Kap. 1).

Ebenfalls wurde er, wie auch die anderen Patienten, darüber informiert, dass die Referentin die aufgenommenen Gespräche auf seinen Wunsch umgehend löschen würde.

Themen: In diesem ersten aufgenommenen Gespräch erzählte er gleich, dass er *bei einem Augenarztbesuch seine Diagnose, ‚paranoide Schizophrenie' auf dem Zettel der Ärztin gelesen hätte.* Darüber machte er sich Gedanken, dass diese Diagnose wohl ‚Verfolgungswahn', ‚Bewusstseinsspaltung' und ‚Stimmen hören' bedeute. Außerdem hätte er sich *darüber zu Hause durch Meyers Konversationslexikon informiert.*

Die Referentin wiederholte hier den Referenzteil ‚Stimmen'. Darauf beschrieb der Patient sein Gefühl, als ‚Scheißgefühl'. Er schilderte dann weiterhin seine Reaktion darauf, und zwar, dass er gar nicht mehr leben wollte: **„Ich meine Schizophrenie und da ist aus."**

Dann forderte die Referentin ihn im Sinne des Abstimmens auf, noch zu erzählen, wie er im Krankenhaus landete. Hier folgte eine lange Schilderung des Patienten. Er erzählte, wie *er zu Hause mutterseelenalleine war und draußen Handwerker waren. Da kam ihm der Gedanke, dass er Schizophrenie haben könnte. Er schaute raus und sah Mädchen und Jungen mit ihrer Kindergärtnerin. Die waren laut.* **„... und dann habe ich die Stimmen so unwirklicher gehört irgendwie und dann habe ich gedacht ja ja wie kannst du Stimmen hören, da sind/ die sind ja tatsächlich da und da drüben sind die Leute an meinem / an meinem / an meinem, Zimmer vorbei liefen, da drüben im/ im Gebäude / äh / im / im / im / im * auf der Station, wenn die an meinem Zimmer vorb/ ah Zimmer vorbei lief / zuerst war ich / lag ich unten, und dann oben, dann hab ich * ja hab ich ge/ hab ich rausgeschaut, und dann sind die von der 34 zum Beispiel / sind da vorbeigelaufen und haben geredet" „... und ich hab gedacht klingt so unwirklich."**

Hier mischen sich zwei zeitlich unterschiedliche Ereignisse (– zu Hause und in der Klinik –) in ein Ereignis zusammen, – für ihn voll, für uns schwerer verständlich. Anschließend berichtete er dann von *Gestalten, die er in Umrissen gesehen hatte. Weiterhin erzählte er von einer inneren Stimme.* Als die Referentin **„Innere Stimme"** wiederholte, negierte er sie gehört zu haben: **„Innere Stimme habe ich keine …"** Weiterhin berichtete er, dass er *Angst hätte* und **„… das ist keine Stimme die Angst, (das) ist, weiß auch nicht *5* die sind vorbeigelaufen …"** Das ist ein deutlicher unerwarteter Kohärenzbruch. (Zwischen Angst und … sind vorbeigelaufen besteht hier kein Zusammenhang). Der unerwartete Kohärenzbruch wurde von seinem Hauptthema ‚Stimmen hören' verursacht. Interessanterweise trennte er aber kurz Angst als Gefühl von Stimmen hören.

Abschließend folgte eine lange Schilderung über Stimmen, *die wohl keine waren oder doch waren. Die jungen Mädchen meinten er sei Armin Hary, der Olympiasieger.* Das korrigierte er durch **„nur elf neun gelaufen und der zweimal zehn null"**. Dies ist wohl als eine Art Realitätskontrolle zu verstehen.

Die Referentin wiederholte dann im weiteren Gesprächsverlauf verschiedene Referenzteile, worauf er dann, für ihn kohärente und hier auch für uns verständliche Äußerungen über seine Sportaktivitäten in der Schulzeit erzählte.

In dem Gespräch nach der Mittagspause wiederholte die Referentin im Sinne des Abstimmens die Äußerungen des Patienten: **„… Sie sagten dass sie eines Tages den Ärzten dankbar sind vielleicht …"**.

Darauf wiederholte er selbst diese Äußerung und fügte noch hinzu, dass *wenn er rauskommt und* **„das ganze Zeug / das ganze Dings und gequält ham se … wenn sie mich überhaupt gequält haben."** Hier polarisierte er wieder zwei Inhalte **„gequält ham se"** und **„wenn sie mich überhaupt gequält haben"** gegeneinander.

Dann knüpfte die Referentin an einen Teil seiner Äußerung vor der Aufnahme an, und zwar, dass er gerne mit der Referentin sprach. Hier unterbrach sie der Patient mit **„Das Gespräch (…) erlöst ein bisschen"** und fügte noch hinzu **„(was heißt erlöst), ich kann schon sagen erlöst, doch v/von dem / von dem, Zwang innen, von dem Zwang * da / da wird man gelockert."**

Der Patient drückte hier selbst aus, was in der Affektlogik über die Wichtigkeit der Kommunikationsbedingungen im Kapitel 1 und 2 referiert wurde und dass das Gespräch zur Spannungsreduktion beitrug.

Anschließend, nachdem das Gespräch etwas ins Stocken geriet, griff er ‚Schizophrenie' als Thema auf und nannte sich als *eine gescheiterte Existenz.*

Weiterhin beschrieb er sehr ausführlich und kohärent, dass er im Gegensatz zu seinen Schulkameraden und zu seinen Brüdern *kein Geld, keinen Beruf, kein Auto, keine Wohnung, keine Frau, keinen Urlaub hätte und seine ganze Schulbildung für die Katz sei. Hier würde er nur Schräubchen drehen.*

Nach einer Tonstörung wechselte die Referentin zum vorigen Thema, ‚Stimmen' (vor der Aufnahme). Es ging um *Melina Mercouri, um Marilyn Monroe um B.B;* **„alles Frauen, die man nicht haben kann."**

Damit endete das Gespräch am 17.11.

Themen: Er beschäftigte sich mit seiner Diagnose Schizophrenie und mit der Frage, ob die Stimmen wirklich oder unwirklich waren.

Gesprächsführung lief hauptsächlich durch das Wiederholen der Referenz- (seltener der Prädikations)teile.

Kohärenzbrüche (unerwartete) gab es im Zusammenhang mit dem Stimmenhören wie oben angeführt.

4.4.2 Gespräch am 24.11.1992

Zur Einstimmung fragte die Referentin den Patienten, wie es ihm ginge. Es entstand ein kleiner Austausch über sein Befinden, das recht gut sei. Das Gespräch verlief durch kurze Wiederholungen von Prädikationsteilen. (Hier ging es nicht um ein Thema, worüber was gesagt wurde, sondern um eine Zustandsschilderung, was gesagt wurde).

Themen: Anschließend wiederholte die Referentin wieder seine zentrale Problematik ‚Stimmen hören' und ob sie wahr oder nicht wahr sind, was der Patient aufgriff.

In den nächsten Passagen ging es dann um die Stimmen und das Stimmenhören. Der Patient meinte hier, **„Einmal kommts, einmal kommts nicht,"** worauf die Referentin mit einem zustimmenden ja antwortete. Der Patient ergänzte weiter mit **„einmal hör ich was, einmal nichts".** Dabei bezog sich was auf die Stimmen. Wir verstanden seine Äußerung, wie es sich aus seinem Weltwissen ergab.

Im weiteren Gesprächsverlauf beschrieb er dann noch genauer das Auftreten der Stimmen, und zwar **„wenn jetzt / wenn Weihnachten kommt und so, ich *3* ich glaub nicht dass die Stimme wieder einsetzt **."**

Hier wiederholte die Referentin den Referenzteil Weihnachten, um den Bezug zwischen der Stimme und Weihnachten zu erfahren. Darauf antwortete der Patient, dass **„Weihnachten ist Ruhe da ist Stille * und des ist gut für mich, des ist gut für mich."**

Die Referentin fügte im Sinne des Abstimmens hinzu: **„Ach Weihnachten ist immer still?"** Der Patient ergänzte, *dass drin und draußen still sei,* worauf die Referentin mit **„ja"** antwortete.

Überraschend stellte hier der Patient die Frage, was eigentlich **„Stille"** heißt und sagte, dass *aber Ruhe war.* Dann beschrieb er kohärent, wie ihm der geordnete Tagesablauf gut tat – eigentlich im Sinne der Krankheit nach der Affektlogik (s. Kap. 1), und zwar dass u.a. eine ruhige Atmosphäre eine der wichtigen Voraussetzungen wäre für eine gelungene Kommunikation. Er wechselte dann das Thema dazu, dass das Arbeiten (wohl die Arbeitstherapie) für *einen Kranken nicht normal sei.* (Offenbar erlebte er das Arbeiten als Druck. Vgl. Kap. 1).

Abweichend von der Gesprächsstrategie stellte die Referentin keine abstimmende, sondern eine direkte Frage, **„warum nicht?"** Die darauf folgende Äußerung des Patienten **„Ruhig ists an Weihnachten des ist zu viel Ruh"** ist eher als ein erwartbarer Kohärenzbruch als ein Themawechsel zu verstehen, weil der Patient dann *über* ‚sie' redete. (Hier ist wohl mit sie ‚Melina Mercouri' gemeint). Es gab aber keinen direkten Bezug zwischen den darauffolgenden Äußerungen: **„des tut mir gut, und dann hör ich nichts praktisch ..."**. **„wenn sie dahin sitzt, dann kann ich auch nichts machen"** und **„Ich kann das nicht steuern, ich kann das nicht * ich kann das nicht steuern."**

Auf das Wiederholen **„ich kann das nicht steuern"** durch die Referentin stimmte der Patient dem wieder zu, die Äußerung wiederholend.

Daraufhin sagte er, *dass da jemand war, was die Ärzte nur leicht genommen und behauptet hätten, dass es nur eine Stimme war.* Er beschrieb dann weiter, dass es *eine Frauenstimme* war, wusste aber *nicht von wem.*

Er fühlte sich wohl von der Referentin verstanden, so dass er dann weiter erzählte, was die Stimme ihm sagte: **„... weiß auch nicht und und und * Bett und so Zeugs, ne Frau, zu mir, vom Bett und ..."**

Auf das dreifach zustimmende **„ja"** der Referentin sagte er ihr, dass er mit **„Du Drecksau sei ruhig und lass mich in Ruhe"** geantwortet hätte.

Ohne dass der Patient sagte, wem er geantwortet hätte, ließ sich aus dem Zusammenhang verstehen, dass er **„jemand"** (wohl Melina Mercouri) geantwortet hätte. (Er glaubte vermutlich, dass Melina Mercouri da war). Er sagte weiterhin, dass seine Antwort **„Drecksau"** seine spontane Reaktion gewesen wäre. Es folgten etwas unverständliche Passagen, bis er sagte, dass *wenn er seine Ruhe nicht hätte, würde er sie umlegen.*

Daraufhin polarisierte er seine Aussagen (wie auch der Patient L. in 4.2.):

a) … **da war * jemand** und

b) … **des ist eine Stimme**

Anschließend räsonierte er **„und ich hab gesagt des ist jemand nee nachdem was die sagt"**. Auf die abstimmende Antwort **„mhm"** der Referentin führte er weiter: **„(die) hat genau gewusst was ich denke * was die (…), das sind Feiglinge da drinnen …"** und **„Du hast noch nie eine im Bett gehabt und so Zeugs …"**

Durch die ‚Stimmen' oder ‚Jemand' offenbarte er wohl hier sein zentrales Lebensproblem, demnach <u>noch nie eine Frau gehabt zu haben</u> (vgl. dazu Authaler 2015, S. 38.

<u>Das Gespräch am Vormittag endete mit vielen unerwarteten Kohärenzbrüchen</u>, verursacht durch sein <u>zentrales Problem</u>, (das er durch die ‚Stimme' offenbarte): **„… du hast noch nie eine im Bett gehabt * du sollst die jungen Mädchen, die / die haben alle noch nicht *und hier drinnen drehts sichs um Mädchen und ich hab gesagt, hier drinnen seien = s nur junge Kerle, und um die Kerle drehts sichs hier drin und nicht um Mädchen, und so Zeugs * U / und d/ d/ dann wurde ich (…) praktisch, und dann hat <u>sie</u> wieder gesagt, ja ich mach dich narret und die da drin machen dich narret * und so und so und so …"**

Zwischen den Teiläußerungen ‚Du hast noch nie eine im Bett gehabt', ‚die jungen Mädchen, die/ die haben alle noch nicht' … und den weiteren Teiläußerungen besteht kein Sinnzusammenhang. Am Ende dieser Äußerungen meinte er wohl wieder Melina Mercouri mit ‚ihr'. Hier ist noch darauf hinzuweisen, dass sein Lebensproblem ‚du hast noch nie eine im Bett gehabt' oft im Zusammenhang mit Melina Mercouri auftritt.

In den Äußerungen liegen oft <u>unerwartete Kohärenzbrüche</u> vor.

Am Gespräch am Nachmittag ging es zunächst darum, dass er in die Arbeitstherapie musste. Auch meinte er, dass *wenn die Ärzte ihm helfen würden*, würde sich der Klinikaufenthalt lohnen. Hier erzählte er <u>voll verständlich</u> über die Einnahme von verschiedenen Medikamenten.

Nach vielen abstimmenden und zustimmenden Wiederholungen der Äußerungen des Patienten fühlte er sich wohl verstanden durch die Referentin (s. Kap. 1 und 2). Das Gespräch am 24.11. endete damit, dass er sein Problem aussprach, dass er eigentlich nicht alleine sein wollte und eine Freundin bräuchte.

Wichtig ist aber hier festzustellen, dass er sein Lebensproblem zwar ausdrückte, sagte aber nicht direkt, dass er Stimmen krankheitsbedingt hörte.

Im Sinne der Krankheitsbeschreibung nach der Affektlogik gab es durch das Gespräch eine Spannungsreduzierung.

4.4.3 Gespräch am 1.12.1992

Zur Einstimmung sagte die Referentin dass sie Batterien besorgen müsste. Anschließend fing sie kurz damit an, ob der Patient sich an das vorige Gespräch erinnern würde. Der Patient unterbrach sie aber und erzählte wieder über sein Problem ‚Stimmenhören'.

Themen: Der Patient sagte, dass es zwar *keine Grundstille gäbe, er würde aber jetzt während des Gesprächs mit der Referentin keine Stimme hören* **„… wenn ich mit Ihnen rede ist keine Stimme und nichts ** jetzt ist sie weg …"** Überraschend sagte er aber dann doch, dass er eine *Stimme wie* **„wenn Wasser läuft"** noch durchdringender hören würde. Die Referentin wiederholte dann *durchdringender.* Anschließend erzählte der Patient, wie er in der Klinik in *den Bach gesprungen wäre und die Pfleger ihn rausgeholt hätten.*

Hier waren es wohl wieder zwei Ereignisse, die sich in ein Ereignis zusammenmischten, wie im ersten Gespräch, (– Wasserhahn und in den Bach springen). Die Äußerungen des Patienten waren verständlich, bis er wieder über ‚die Stimmen' erzählte. Diese brachten ihn dazu über das Essen mit **„pfui Teufel"** zu schimpfen. Ebenfalls sagten die Stimmen, dass *er sich wohl umbringen wollte wie Alain Delon.* Hier waren dann die weiteren Äußerungen unverständlich, als er an den Stimmen doch zweifelte: **„… das sind doch keine Stimmen, das ist … / ist (…) * von jenseits von Gott von Jesus von Teu / vom Teufel von * von Pharisäerin …"** Hier handelt es sich um unerwartete Kohärenzbrüche, verursacht von seinem Lebensproblem ‚Stimmen hören'.

Da ging es dann wieder um *die Stimme, die ihm sagte, ob er nie eine gehabt hätte.* Das bezog sich wohl auf eine Frau, (d.h. ob er mit einer Frau nie zusammen gewesen wäre).

Daraufhin stellte die Referentin eine direkte Frage, ob er nie an den Stimmen gezweifelt hätte. Darauf antwortete der Patient mit der Zustimmung, *dass er daran gezweifelt hätte.* Es folgte dann ein erwartbarer Kohärenzbruch, verursacht durch das vorige invasive Gesprächsverhalten der Referentin: **„Immer jetzt zweifle …", „Glauben, an mich selber und sowas, aber ich weiß au …"** Hier unterbrach die Referentin den Patienten mit *glauben sie,* was der Patient mit **„an mich selber"** ergänzte und weiterhin feststellte **„ob ich an mich selber glaube, das / das ist * dass ich keine Stimmen höre und dass ich * nicht Schizophren bin."**

Jetzt entschied der Patient selbst, dass er keine Stimmen hörte, was er dann im folgenden aber wieder bezweifelte mit **„Dass ich stimmen höre, das könnt sein"**. Daraufhin polarisierte er dann wieder, *dass er das nicht glaubte.*

Die Referentin stimmte einfach dem zu, *ob der Begriff Schizophrenie einfach so schlimm wäre …* Dies unterbrach der Patient anschließend mit der Zustimmung, dass er das dann wegschieben würde, **„schieb ichs wieder weg."**

Durch die eingehende, zustimmende Gesprächsführung mit abstimmenden Passagen konnte der Patient über sein Lebensproblem ‚Stimmenhören' realitätsnahe Äußerungen machen. (vgl. Kap. 1 und 2). Diese bezweifelte er dann zwar im weiteren Gesprächsverlauf.

Hier kommen wir zu der Schlussfolgerung, dass der Patient durch die nicht invasive Gesprächsführung die Möglichkeit hatte seine übersteigerten Gedanken in Frage zu stellen.

Die Gesprächsführung lief durchs Wiederholen von hauptsächlich Referenzteilen. Auf direkte Fragen folgten erwartbare Kohärenzbrüche, provoziert durch die invasive Gesprächsführung.

4.4.4 Gespräch am 8.12.1992

Themen: Gleich am Anfang erzählte der Patient, dass es ihm gut ginge und dass er ein gutes Gespräch mit seiner Ärztin gehabt hatte. Außerdem erzählte er dann noch, dass sein Vater, der ihn in die Klinik gesteckt hätte, jetzt tot war. *Außerdem musste er in der Klinik bleiben, weil seine Eltern ihn nicht mehr versorgen konnten.* Anschließend fasste er vieles zusammen von seinen Stimmen. Dabei räsonierte er, dass er wohl *kein zweiter Alain Delon sei oder Armin Hary* und näherte sich so der Realität.

Hier gab es keine Kohärenzbrüche.

Die Gesprächsführung geschah vorwiegend durch Referenzteile.

Das Gespräch endete damit, dass er *den Ärzten dankbar wäre, wenn er eines Tages gesund wäre.* Andererseits *würde er ihnen auch keine Schuld geben, wenn er unheilbar krank wäre.*

Auf die Frage der Referentin, ob *er mit ihr weiterreden würde nach Weihnachten, sagte er* **„... wir haben bis jetzt geredet, da red ich auch weiter."**

Zusammenfassend kann festgestellt werden, dass der Patient immer wieder seine übersteigerten Ideen in Frage stellte und über sein Lebensproblem mit der Referentin sprach.

4.4.5 Gespräch am 12.1.1993

Themen: Die Aufnahme begann mitten drin im Gespräch über sein Thema ‚Stimmen hören' und dass *dann doch jemand da ist, oder nicht* und *was soll er machen.* Weiterhin sagte der Patient, **„dass wenn sie jetzt nicht aufhören leg ich sie um leg ich sie um oder / oder sie/ oder ich lasse sie verrecken wie die Monroe * wenn sie jetzt nicht aufhören mit dem Scheißdreck so hat mich das genervt, entnervt verstehen Sie."**

Hier sagte er nicht auf wen sie sich bezog. Aus den vorigen Gesprächen ergab sich, dass er wohl *Melina Mercouri* meinte. Weiterhin sagte er, dass sie ihn *genervt* hatte. Dann sagte er den gegenteiligen Inhalt *entnervt.*

In den weiteren Äußerungen überlegte er, wie es möglich wäre, dass ‚sie' (wohl Mercouri) *da gewesen wäre.* Dann erwähnte er wieder sein * Lebensproblem, **„und ich hätt noch nie eine gehabt und da denk / da hab ich gedacht, na * da drüben hab ich gesagt, lass m ich in Ruh was willst du bei mir (...) du hast doch genug andre, du hast doch / alle * du hast doch ganz Europa und Amerika * so=n Filmstar wie die Mercouri, oder so=n Gesangstar * ein Filmstar * (...) ..." „was will die von mir ..."**

Hier lag kein Kohärenzbruch vor, weil zwischen den einzelnen Äußerungen nach seinem Weltwissen ein Sinnzusammenhang bestand: Er wunderte sich darüber, was so ein Weltstar, Filmstar, Gesangstar, der ganz Europa und Amerika haben könnte, von ihm wollte.

Anschließend folgten aber unverständliche Passagen, in denen er über *FBI* und *Feiglinge* sprach, *die ihn bedrohten* und *zusammenschlagen wollten.* Zwischen diesen Passagen gab es keinen Sinnzusammenhang. Also ging es hier um unerwartete Kohärenzbrüche, verursacht durch sein Lebensproblem ‚Stimmen hören'.

Die Gesprächsführung geschah ausnahmsweise hauptsächlich durch das Wiederholen von Prädikationsteilen, (weil es hier eher darum ging, was gesprochen wurde, als worüber, im Sinne eines Themas).

Nach der Mittagspause erfolgte dann noch ein kurzes Gespräch, in dem der Patient über seine Krankheit, ‚Schizophrenie' im Zusammenhang mit dem ‚Stimmenhören' mit der Referentin sprach.

Hier stellte die Referentin eine abstimmende Frage **„Könnte es eventuell sein, dass Sie * äh s ** (...) ...“ „Aber des dass Sie meinen das kann nicht sein, das muss jemand sein.“** Der Patient unterbrach sie mit **„Dass ich Schizophrenie habe“**, was die Referentin mit **„nee“** verneinte. Darauf antwortete der Patient mit **„Dass / dass / dass / dass die Stimmen da/ das mein ich, das muss jemand sein“.** Darauf entgegnete die Referentin nur mit **„mhm“.** In den nächsten Äußerungen fasste er dann verschiedene Personen zusammen; – *Alain Delon, Armin Hary, seine Freundin aus Erfurt, Melina Mercouri, Rosi Mittermaier* und polarisierte zu der vorigen Äußerung *muss jemand sein* mit *da ist niemand*: **„da ist niemand und die kommt nie im Leben, des d/ d/ do/ so vermessen bin ich nicht das zu glauben verstehen sie * das ist alles Quatsch ...“** Anschließend beendete er das Gespräch mit ausführlich begründeten Äußerungen, dass es **„jemand, d/ d/ das ist keine Stimme * die Stimme vom Teufel oder vom Herrgott oder vom Jenseits oder vom oder vom Ku-Klux-Clan oder vom Islam oder das = s die Stimme für mich *3* hör ich aber nicht.“** Hier betonte er noch, dass es nicht die Stimmen der eben genannten Personen seien. Dies reichte für ihn als eine Begründung, dass es jemand sein musste.

Darauf wiederholte die Referentin die Referenzteile **„Ku-Klux-Clan oder Islam oder was oder der Teufel.“** Hier folgte dann die Antwort des Patienten: In derselben Äußerung sagte er, **„dass es die Stimme sei / hör ich aber nicht.“**

Daraufhin polarisierte er wieder, dass es *die Stimme sei, die er aber nicht hören würde* ... Er fügte dann noch hinzu, dass es *doch Stimmen sein* konnten, **„wenn einem Böses will“** ... Schließlich bezweifelte er noch, was das FBI von ihm wollte, er sei doch kein Gangster. Dann kam es noch zu einer Schlägerei.

Hier lagen wohl keine Kohärenzbrüche vor, weil es nach seinem Weltbild hier einen Zusammenhang zwischen den Äußerungen gab, die der Referentin auch verständlich waren. Also handelt es sich um eine affektlogische Kohärenz.

Anschließend sprach er über sein Lebensproblem bzw. Stimmenhören. Mittels der Polarisierung machte er sich darüber Gedanken. Somit sprach auch dieser Patient über seine übersteigerten Ideen, wohl ohne diese aber so zu benennen.

4.4.6 Gespräch am 9.2.1993

Themen: Zunächst erzählte der Patient, wie es *ihm gehe und dass die Therapien, wie die Bewegungstherapie ihm zwar gut tat, Sport aber ihn anstrengte.*

Anschließend beschäftigte er sich wieder damit, was die Stimmen ihm sagten. Er konnte es *nicht begreifen*, dass *die Stimme ihn betreffen sollte* und was diese über ‚Stars', ‚Weltmeister', ‚Sprintweltmeister', ‚Skiweltmeister' sagte. (Hier wiederholte die Referentin den Referenzteil Stars).

Daraufhin stellte der Patient fest, dass *er nicht begreifen konnte, woher die Stimme kommt oder was das fürn Hintergrund hat oder Sinn hat.* Dann meinte er, *dass es manchmal wichtig sei, was sie sagen.* (Aus dem Zusammenhang ergab sich, dass sie sich auf die Stimmen, nicht auf die Referentin bezieht). Die Referentin wiederholte hier *wichtig*, worauf der Patient antwortete, dass es ihm *wichtig sei gedanklich, was sie sagen*, weil er sonst *ins offene Messer laufen würde,* **„ich schlittre rein …"** (Das Gespräch verlief durchs Wiederholen von Prädikationsteilen, weil es eher darum ging, was geschah).

Hier betonte er, dass er *offene Messer natürlich im übertragenen Sinne meinen würde,* **„… also der der * d/ der ist hinterlistig".** Daraufhin folgten lange Passagen, in denen er ausführlich erzählte, was er mit ‚hinterlistig' meinte. Er würde sich da *in Angelegenheiten verwickeln.* Die Referentin wiederholte hier den Referenzteil **„In Angelegenheiten".** In den weiteren Ausführungen erzählte er, dass es *gefährliche Patienten, auch kriminelle Patienten, sich in der Klinik befanden.* Hier lagen keine Kohärenzbrüche vor, weil er hier nur das Klinikleben schilderte, nicht sein Thema Stimmenhören.

Anschließend erzählte er über die Stimmen, die ihm sogar sagten, dass er *Selbstmord machen sollte.* Weiterhin erzählte er, dass die Stimme ihm sagte, er *wollte mit ihr schlafen.*

(Mit „ihr" meinte er Melina Mercouri). Er konnte daran nicht glauben, *weil da niemand war.*

Es folgte dann eine etwas unverständliche Passage, dass **„… in ganz Deutschland ist niemand, und (es ist) ja so, da redet jemand mit mir (sie will Selbstmord) und ich soll ihr helfen und so Zeugs." … „ich soll ihr helfen mit Selbstmord machen".** (Diesen Inhalt wiederholte er dann in längeren Passagen).

Die Stimme sagte dann weiterhin, dass *er der Freund von Melina Mercouri sei.*

Weiterhin räsonierte er, was er davon halten sollte. **„… ja gut hab ich gefragt, sie sind aber nicht der Armin Hary, (sag ich) nein der bin ich nicht * ich bin weniger gelaufen, viel weniger gute Zeiten * wie der * der (…) der**

deutschen Jungen und Mädchen und die/ und der (...) seien Feiglinge * ich soll aufpassen (...) und ich soll nochmal aufpassen und so Zeugs ...".[35] Über diese Inhalte hatte er in vorigen Gesprächen auch schon erzählt. Hier lag ein unerwarteter Kohärenzbruch vor, weil zwischen ‚den deutschen Jungen und Mädchen', ‚Feiglinge' und ‚aufpassen' kein Sinnzusammenhang besteht. Also handelte es sich um einen unerwarteten Kohärenzbruch, verursacht durch eines seiner Hauptthemen, dass es nicht stimmen konnte, dass er Armin Hary oder Alain Delon sei.

Hier polarisierte er wieder, dass *es sein könnte* und dass es *nicht sein könnte*, dass er Armin Hary oder Alain Delon sei. Die weiteren Äußerungen bezogen sich auf ‚Melina Mercouri', *die zum kurzen Besuch da sein könnte, nicht aber als Patientin.* Außerdem sagte er, dass *die Ärzte nur abwinken würden.* (Damit meinte er wohl, dass sie alles auf ‚Schizophrenie' schieben würden). Dann folgten aber Passagen, in denen er diese Inhalte wieder bezweifelte **„Vielleicht hab ichs mir eingebildet wie die sagen"**. Anschließend widerlegte er es aber und sagte **„... ich kann das mir nicht einbilden"**.

Die Referentin wiederholte hier meist Prädikationsteile oder ganze Äußerungen des Patienten im Sinne des Abstimmens.

Daraufhin bezweifelte er die Stimmen einerseits, andererseits schenkte er denen (den Stimmen) Glauben.

Weiterhin sagte er, *dass die Ärzte sagten er hätte Schizophrenie.* Dann räsonierte er weiter, dass die *Stimme krankhaft wäre, wenn es an der Schizophrenie läge ...*

Hier folgten dann wieder Äußerungen, *dass er der Freund von der Melina Mercouri sei und der Nationalheld* und *dass die anderen Patienten dies so dachten.*

Es folgten Passagen, in denen er meinte, dass *die Stimme sagte, er dürfte nicht wissen, was mit ihm passieren würde, er dürfte es nicht begreifen.* (vgl. hier Patient L. und B.) Abschließend wiederholte die Referentin, *dass die Stimme meinte, dass er Armin Hary sei und ein Verhältnis mit Melina Mercouri hätte und außerdem wäre er wie Alain Delon.*

Anschließend sagte der Patient noch, dass *er nicht daran glaubte, weil* **„ich sonst verrückt erklärt werde."**

Am Ende des Gesprächs stellte er noch mit Nachdruck fest, *dass er nicht verrückt sei* und fügte noch hinzu, dass die *Fabrikarbeit* (Arbeitstherapie)

35 Offenes Messer: Im Redefluss wurden auch bei diesem Patienten manche grammatikalischen und syntaktischen Regeln außer Acht gelassen (s. Fußnote 1, S. 9).

quatsch sei. Allerdings wäre es besser, als nur im Zimmer sein. Trotzdem *wollte er keine Fabrikarbeit machen, sondern eine normale Arbeit. Er wäre ja* **„normal Kaufmann."**

Im Abschlussgespräch nach dem Mittagessen erklärte er außerdem, dass *‚das verrückt sein' wäre keine Krankheit* so wie Schizophrenie. Dann definierte er noch genauer, dass *‚verrückt sein' ein Zustand sei.*

Hier wiederholte die Referentin hauptsächlich die Referenzteile. Zum Schluss meinte er noch, dass die *Melina Mercouri vielleicht da zu Besuch war.* Auf die Frage der Referentin, ob er es den Ärzten gesagt hätte, antwortete er wieder mit **„nein"**, *weil die nur abwinken würden.* Dann entstand eine unverständliche Passage, in der er über *Regierung, Kulturminister! und Zeitung* sprach, allerdings ohne, dass es da einen Zusammenhang zwischen den Teilen gab.

Zum Schluss verabschiedete sich die Referentin und sagte, dass sie sich bei der Ausarbeitung der Gespräche bei Bedarf melden würde, was der Patient ihr auch zubilligte.

Themen: waren das Stimmenhören einerseits, andererseits zweifelte er daran. Das **Gespräch verlief vorwiegend durch das Wiederholen von Referenzteilen** durch die Referentin.

Es lagen einige **unerwartete Kohärenzbrüche** vor, die durch sein Thema ‚Stimmenhören' hervorgerufen wurde.

4.5 Gespräch mit dem Patienten M.

4.5.1 Gespräch am 17.11.1992 (vormittags)

Vor dem aufgenommenen Gespräch gab es auch mit diesem Patienten ein Gespräch zum Kennenlernen, in dem er gleich sein Thema, Fußball, ansprach.

Themen: Das aufgenommene Gespräch fing damit an, dass die Referentin eine Zusammenfassung im Sinne des Abstimmens über das Gespräch zum Kennenlernen gab. Dabei fasste die Referentin zusammen:

Erstens, die Angst des Patienten vor dem Fußballspielen.

Zweitens, dass alle Kinder im Viertel Fußball spielten.

Drittens, dass er große Chancen mit dem Fußballspielen verknüpfte. *Anschließend gab es dann aber Probleme sowohl mit dem Trainer wie auch mit der*

Mannschaft. Auch schlugen die Kameraden total „auf seine Füße", so dass er einfach Angst hatte. Dabei halfen ihm weder der Vater, noch der Trainer. Er war ganz alleine.

Auf die Zusammenfassung der Referentin sagte der Patient, **„Mhm, das haben sie sehr gut äh beschrieben * ähm."**

Anschließend erzählte der Patient dann, dass er als ‚*Star*' *und* ‚als Talent' *nur an sich selber interessiert war.* Ebenfalls schilderte er, dass er *wenig Anteil genommen hatte.* Hier fehlt wieder der Bezug, an was er Anteil genommen hätte.

Er *wollte den Dialekt der Spieler nicht sprechen.* Ebenfalls erzählte er, *dass er Nachhilfelehrer bei der Tochter seines Geldgebers war. Es gab auch viele Fotos von ihnen.* Schließlich meinte er, dass er *Beckenbauer ähnlich war!*

Die Schilderung hier lässt ahnen, dass er sich als Beckenbauer erlebte. (Dies sagt er direkt in späteren Gesprächen).

Schließlich stellte er fest, dass er nur den *Fußball sah. Er führte keine Gespräche.* Für ihn gab es nur Tore schießen. Auf das Wiederholen des Referenzteils ‚nur den Ball' antwortete er **„Ja, den Gegner fürchten oder * (anfeinden), es ist menschlich, fast wie ein Baby * ja."**

Die Referentin wiederholte hier wie ein Baby, worauf der Patient plötzlich antwortete: **„Du hast du hast nur den Ball * ich habe nichts gesehen."** Hier liegt ein unerwarteter Kohärenzbruch vor, weil zwischen **„Du hast du hast nur den Ball …"** und **„wie ein Baby"** kein direkter Zusammenhang besteht.

Er selbst wies dann daraufhin, dass er *voll unterentwickelt* war und die Welt *so monoton war.*

Das Gespräch vor dem Mittagessen endete dann damit, dass er *etwas Ähnliches wie eine Fußkrankheit hätte.*

4.5.2 Gespräch am 17.11.1992 (nachmittags)

Das Gespräch am Nachmittag fing damit an, dass er sagte, dass *er zu viel Angst hatte, keine intensive Beziehung, keine Freundin.* Er stellte fest, dass er *vor der Psychose nix Erfreuliches mehr erlebt hatte, so dass die Psychose ihn praktisch zur Besinnung brachte.*

Die Referentin wiederholte den Referenzteil Besinnung. Darauf antwortete der Patient, dass er *zu viel Angst hatte, was ein Denkfehler sei.*

Hier schlug er wieder die Brücke zu Beckenbauer, der aber hundertmal mehr Feinde hatte als er.

Weiterhin sagte er, dass Fußball brutal sei, was er sich zu sehr zu Herzen genommen hatte. Es folgten dann noch Äußerungen, wie *dass er zweimal auf* *den Kopf fiel, seine Füße wehtaten.* Dann folgte eine wohl etwas inkohärente Äußerung, weil es hier keinen Zusammenhang zwischen den verschiedenen Äußerungen gab. **„Aber grad jetzt die Sonne hat mir geholfen * die Sonne hat mir sehr viel geholfen."**

Hier wiederholte die Referentin den Referenzteil **„die Sonne?"** Daraufhin meinte der Patient **„… Sie sind auch eine Sonne."** Dann stellte er noch fest, dass **„er sich nicht verstecken bräuchte"** und er **„sollte mehr die Wahrheit sagen."** Hier fühlte er sich wohl von der Referentin ermutigt zu kommunizieren. (Laut Affektlogik ist die gegenseitige Akzeptanz die Grundlage einer gelungenen Kommunikation).

Zum Schluss dieses Gesprächs sagte er noch, dass er sich *nur an dem außen Erfolg richten würde …* Die Referentin wiederholte hier dann **„Am Erfolg."**

Das Gespräch endete mit seiner Äußerung **„Nicht innen an mei = m * Empfinden, an mei = m, äh ja * begrenzten Leistungsvermögen, so ist es eine Illusion, und ich …"**

Ohne es hier explizit zu äußern, stellte er hier seine vorigen Äußerungen in Frage, dass er Beckenbauer ähnlich sei. Seine Äußerungen waren hier kohärent und zum Schluss realitätsnah.

<u>**Thema**:</u> Fußball, Beckenbauer ähnlich oder doch nicht.

<u>**Gesprächsführung**</u> geschah hauptsächlich durchs Wiederholen von Referenzteilen. Es gab nur <u>**einen unerwartbaren Kohärenzbruch**.</u>

4.5.3 Gespräch am 1.12.1992 (vormittags)

<u>Themen:</u> Der Patient fasste hier zum Anfang seine bisherigen Themen zusammen. Es würde *um die Ursachen seines Unglücks gehen, um seine Verzweiflung, um die Männergesellschaft, um die Brutalitäten, um seine Hilflosigkeit sich zu behaupten und abzureagieren, so bekam er Frust und das Leben freute ihn so nicht mehr.*

Hier wiederholte die Referentin den Referenzteil **„das Leben."**

Darauf antwortete er, dass *er keine Idee hatte vom glücklichen Leben, er konnte nur über Fußball sprechen und über die Welt- und deutsche Meisterschaften.* Durch *Welt- und deutsche Meisterschaften* stellte er wieder den Bezug zu Beckenbauer. Hier sagte er dann, dass er *erst in der Klinik gelernt hätte sich kreativ zu betätigen.*

Er führte weiterhin aus, *dass er der Größte sein musste und viele Politiker getroffen hatte* und *nur mit Mercedes und BMW gefahren wurde. Beim Misser-*

folg wurde er dann von Journalisten beschimpft. (Durch diesen Inhalt stellte er den Bezug zu Beckenbauer wieder her).

Er fügte noch hinzu, dass er *sich alles zu sehr zu Herzen genommen hätte* **„statt * äh das Leben me/ mehr zu lieben ja? * im Alltag."** Die Referentin wiederholte den Referenzteil **„Das Leben."** Darauf antwortete er mit einer Äußerung mit komplizierter Syntax **„... so das erste * über das Leben * ich * äh Klarheit gewonnen hab als ich vor dem Selbstmord stand."**

Die Referentin wiederholte hier den Referenzteil **„Selbstmord?"** mit steigender Frageintonation. Der Patient begründete wohl den Selbstmord mit *Schmerzen in den Füßen* und dass *die dumme Witze gemacht haben über ihn und ihn auch zusammengeschlagen haben.* Dies geschah aber ohne ein verbindendes Element. Auch sagte der Patient nur, dass die dumme Witze gemacht haben, ohne zu sagen, worauf oder auf wen sich die bezog. Die Referentin wiederholte hier dann **„Wie? Die?"**, um dann den genaueren Bezug zu erfahren. Daraufhin beschrieb der Patient genau wen er meinte; und zwar *‚die Männer'* *‚die Konkurrenten'*, *‚die Gegner'*, **„... sie merken * ich bin etwas geschwächt * ich bin etwas genervt * ja? * es ist das Problem * für * einen Job * ich kann den ganzen Tag * nicht * durchhalten."** Die Referentin wiederholte hier wieder den Referenzteil den ganzen Tag. Darauf antwortete der Patient mit **„Arbeiten, ich bin zu müde geworden und zu krank * und zu * äh ** äh verletzt **4 so zu neuen Kräften * äh * zu * kommen * das geht nicht so schnell * ..."**. Ebenfalls erzählte er, dass er *Glück hatte in der Klinik. Er konnte jetzt in Ruhe seine Zukunft planen,* **„bis ich äh * das Leben * äh richtig gewinnen kann."** Auf das Wiederholen des Referenzteiles **„das Leben"** durch die Referentin beschrieb der Patient, dass *es in ihm davor wie ein Gefängnis war bei Mutti in den Spielen (aber) viel mehr nicht.*

Weil die Referentin ‚Gefängnis' wiederholte, konnte er den Zustand ‚Gefängnis' weiter beschreiben. Dadurch zeigte sie nämlich Interesse an seiner Vergangenheit und an seiner Geschichte (s. Kap. 1 und 2).

Weiterhin erzählte er, dass *er von der Mannschaft, von dem Trainer, von den Journalisten und Geldgebern abhängig* war. Dies erlebte er *als eine niederschmetternde Erfahrung.* Durch das Wiederholen von *‚niederschmetternd'* durch die Referentin fühlte er sich wohl aufgemuntert, weiter über den *brutalen Fußball* zu erzählen und wie er da *geschlagen wurde.* **„Also äh brutal ** die andern * schlagen mich zusammen."** (Durch das Tempus drückte er aus, wie sehr das Erlebnis ihn noch belastete und wie „gestresst" er sich noch fühlte. Unsere Gesprächsstrategie bewirkte auch hier eine Druckentlastung im Sinne der Affektlogik (s. Kap. 1)).

Die Referentin wiederholte im Sinne des Abstimmens **„schlagen Sie zusammen? Die anderen?"** In der folgenden Äußerung des Patienten unterbrach er sie plötzlich nach **„Natürlich * das ist ganz normal im Fußball * ..."** und fuhr weiter mit **„* es ist ein */ die gucken * vermutlich * nur die Wildwest-Filme * und dann geht's los, des Spiel, ja *"** Zwischen diesen Äußerungen gibt es keinen direkten Sinnzusammenhang, so dass es sich hier um einen unerwarteten Bruch wohl handelt, verursacht durch sein Thema ‚Fußball'. Trotzdem ist verständlich,dass er einfach ‚die erlebte Brutalität des Fußballs' mit den ‚Wildwest-Filmen' verglich.

In den weiteren Ausführungen erzählte er am ausführlichsten, dass er durch seine früheren Erlebnisse jetzt nur Ruhe haben wollte. Diese Schilderungen erweckten den Eindruck, dass er sich als Beckenbauer oder ‚Beckenbauer ähnlich' fühlte.

Anschließend stellte er aber plötzlich sehr realitätsnah fest: **„Ich hab die ganze Familie praktisch * äh angegriffen, ja?, weil * äh ich na/ nicht ganz oben war in der Bundesliga, in der deutschen Mannschaft * sondern nur * in / in (einer) Oberligamannschaft * die na : also * nicht immer super war."**

Hier stellte er zwei Inhalte ‚super' und ‚nicht immer super' einander gegenüber. Die Referentin wiederholte den Referenzteil ‚Oberliga', worauf der Patient diese genau als *eine Amateurliga beschrieb.* Weiterhin sagte er, dass *da nach Feierabend trainiert wurde.* Er stellte dann noch fest, *dass er keine großen Geschäfte gemacht hatte, seine Füße aber kaputtgeschlagen wurden.*

Die Referentin wiederholte den Referenzteil **„keine großen Geschäfte?"**, was der Patient verneinte. Daran schloss die Referentin eine direkte Frage an **„Hat man das erwartet? Wer hat das erwartet?"**

Der Patient beantwortete die Frage nicht direkt, *ob man das erwartet hat oder wer das erwartet hatte.* Inhaltlich verstand man seine Antwort: **„Also * der Fußball ist eine große Chance * sozial * aufzusteigen, nur ich habe es nicht geschafft. Es gibt vielleicht vierhundert Spieler in Deutschland * die * bekommen so über hunderttausend Mark im Jahr und sie bekommen so über hunderttausend Mark im Jahr * und die / bekommen für vierhunderttausend und dreihunderttausend und es gibt vier Millionen * Spieler (in) Deutschland."**

In der folgenden Passage räsonierte er, dass er, **„also nur ganz wenige, vielleicht einer von tausend, es schaffen würde." „Es war eine Illusion."** Auf das Wiederholen des Referenzteiles <u>Illusion</u> blieb er in der realitätsnahen Schilderung: **„Und dann der Zusammenbruch."** Auf **„Zusammenbruch"** antwortete er nicht direkt, sondern wechselte die Perspektive **„... aber das**

Leben ist eigentlich viel schöner, viel äh * ähm ** äh so verschiedene Talente und äh äh Chancen * die Beziehungen, ja ?, dann * kreative * Entfaltung oder * äh / manchmal * (es ist) schon gut * ich öffne die Augen und bin froh.“

Durch unsere Gesprächsstrategie nahmen Druck und Spannung weiterhin ab (s. Ciompi, Affektlogik, 2015). Daraufhin erzählte der Patient dann ohne Kohärenzbrüche und realitätsnah seine erste Zeit in der Psychiatrie: … **„und die Psychiatrie * das war * äh * schockierend für mich, die erste Zeit, erst dieses Jahr oder letztes Jahr mit Doktor V * hab ich angefangen * äh * ja * zu * verstehen * * aber das sind schon äh zusätzlich * schmerzhafte * äh * Prozesse in mir, ja? zu kapieren * ich bin eine Flasche gewesen * ich hab * das Leben * i / in mir ein Teil zerstört * ja?“.**

Die Referentin führte das Gespräch weiter durch den Referenzteil **„Das Leben?“** worauf der Patient mit **„Die Blüte des Lebens“** antwortete. Die Referentin wiederholte dann **„Die Blüte des Lebens.“**

Daraufhin schilderte der Patient wieder seine Erlebnisse nach dem Fußball **„… so dass ich eigentlich dachte nach dem Fußball * ich will nicht mehr, ich kann nicht mehr * äh ich bin schon alt und müde und krank * ich dachte, es ist alles zu spät * aber es ist doch alles ganz anders * äh so jetzt bin ich ziemlich befreit und * äh manche Zeit * doch glücklich * auch wenn ich zum Beispiel hier noch ganz schöne Schmerzen hab.“**

In den folgenden Äußerungen unternahm er noch eine Rationalisierung seines ‚gefühlten‘ Versagens **„… es ist der Fußball, der Männersport * in Amerika gibts American Football, ja? * die hauen die Köpfe ein und die Zuschauer brüllen …“** Nach dieser Rationalisierung folgten aber wieder Äußerungen, in denen er sich wohl wieder als Beckenbauer oder Beckenbauer ähnlich fühlte: **„… das sind heute die Leute * passiv und * gehässig und * also, mir fehlen die Worte, möchte = damit nichts mehr zu tun haben * die können mir ein Angebot machen als Trainer * in München für eine Million im Jahr.“**

Hier wiederholte die Referentin wieder den Referenzteil **„Eine Million?“**. Der Patient antwortete nicht direkt darauf, sondern stellte nur fest, dass *er lieber in der Klinik blieb, da der Fußball so brutalisiert und unerfreulich war.* Durch ‚da‘ stellte er die Verbindung zwischen ‚in der Klinik bleiben‘ und ‚brutal‘ her!

Obwohl es keinen direkten Bezug zwischen ‚Eine Million‘ und ‚Es ist also dermaßen brutalisiert und unerfreulich, da bleibe ich lieber in der Klinik‘ gibt, versteht sich aus dem Kontext, dass es sich um ‚Fußball‘ handelt.

Die Referentin munterte ihn weiterhin auf im Sinne des Abstimmens über die Klinik zu erzählen durch das Wiederholen von **„In … äh bleiben sie lieber *in der Klinik?*“**

Wohl durch das echte Interesse der Referentin aufgemuntert erzählte er, (anders als z.B. Patient H.) über seine persönlichen Gewinne durch den Klinikaufenthalt. Zu den Vorzügen zählte er, dass *es in der Klinik friedlich war, oder aber, dass es einige Freunde gab* und *Möglichkeiten etwas zu tun. So war er jetzt glücklich, ausgefällt, selbstbewusst und liebte das Leben.*

Abschließend stellte er das *oberflächliche Leben mit rauchen, schimpfen und lügen, dem Leben mit Freude, helfen, vormachen und Gitarre spielen gegenüber.* Außerdem sprach er hier noch von ‚Fouls‘, ‚Brutalitäten‘, Respektlosigkeit und ‚Feindseligkeit‘ im Fußball.

(Die Referentin wiederholte in der Gesprächsführung immer die <u>Referenzteile</u> wie z.B. ‚Foul‘, ‚brutal‘, ‚respektlos‘, also WORÜBER gesprochen wurde.

Zum Schluss wiederholte die Referentin hier das Adjektiv „<u>feindselig</u>“. Darauf beendete der Patient das Gespräch mit den folgenden Äußerungen: **„Ja man kann sagen, dass fast jeder Fußballer * ein * Nobody * ist also (so) praktisch fast nur * also Arbeitermilieu oder Bauern und * Abitur hat fast keiner * und ** die lesen fast kein Buch oder * sind am Saufen und die Klappe * aufreißend ** es ist * äh * ein * Geschäft * * ja.“**

Daraufhin stellte die Referentin eine Frage im Sinne des Abstimmens **„Wie gehts Ihnen jetzt so? Angestrengt gell?“.**

Hier beendete der Patient das Gespräch damit, dass er das meiste verkraftet hätte und *das Sprechen darüber gut fand:* **„Hm * gut äh * (des ist) äh (das) meiste * hab ich verarbeitet und verkraftet * äh * mhm ich * finds noch gut, dass wir * * ja * äh praktisch darüber sprechen.“**

<u>**Thema**</u> war hier der Fußball.

Die <u>**Gesprächsführung**</u> lief vorwiegend durch Referenzteile. Es gab nur <u>**einige wenige unerwartete Kohärenzbrüche**</u>. Deren ungeachtet waren die Äußerungen verständlich.

4.5.4 Gespräch am 1.12.1992 (nachmittags)

<u>Themen:</u> Zur Einstimmung versuchten die Referentin und der Patient <u>zusammen</u> den Einstieg vom letzten Gespräch zu finden. (Dadurch signalisierte die Referentin die gegenseitige Akzeptanz als Grundlage der Kommunikation).

Die Referentin erinnerte sich dann an das Thema ‚Fouls', welches der Patient bestätigte. Dann beschrieb der Patient ‚die Fouls' **„Brutalität ** wo * äh ** der Sieg ** äh ** alle Mittel."** Hier unterbrach ihn die Referentin mit dem Referenzteil ‚der Sieg'. (‚Alle Mittel' ist eher als ein weiteres Attribut zum Sieg zu verstehen, und zwar ‚Sieg mit allen Mitteln' oder ‚Sieg egal mit welchen Mitteln'). **„Ja zu gewinnen äh, Geld und …"** Die Referentin wiederholte den Referenzteil Geld. Darauf antwortete der Patient dann mit **„Ruhm …"** und **„…äh ** mir ham sie die Füße kaputt gehauen …"** In dem weiteren Gesprächsverlauf sagte er, dass er *ein sehr guter Spieler sei, der mit dem Ball dribbelt und äh Tricks kann.* **„… so da gibt es viel, Neid viel, ähm * Gegner und Feinde …"** und *Gegenspieler und Konkurrenten.*

Anschließend folgte eine realitätsnahe Schilderung: **„So * es war * mhm * mein * äh Traum, ja * meine Illusion, zu einem großen äh Weltspieler, zu kommen und, (zu Millionen) * es hat fast geklappt aber * im Endeffekt, es ging, äh, … in die Klinik … * so Selbstmord und Depressionen."**

Die Referentin wiederholte den Referenzteil **„Selbstmord?"** Das Gespräch geriet hier ins Stocken, trotz der Versuche der Referentin das Gespräch weiterzuführen. Sie wiederholte mehrere Referenzteile wie ‚Selbstmordversuche' oder durch eine abstimmende Äußerung, **„wegen den Fouls, und äh, Gegenspieler, und, können sie darüber noch ein bisschen … erzählen."**

Erst nach dieser abstimmenden Äußerung der Referentin erzählte er wieder über seine Schmerzen.

Dabei entfernte er sich durch den Vergleich zwischen sich, Beckenbauer und Rummenigge wieder etwas von der Realität: **„Gut, ähm, ich dachte ** öh * mhm Beckenbauer * oder * Rummenigge ** die bekommen äh * (…) * daß ** öh ** mhm * das nicht ** mhm öh * nicht nur, ich konnte die Schmerzen ** äh nicht mehr verdrängen, ja, es war so ** ähm ** ja äh * massiv so öh brutal dass so ähm dass es ähm Abbild der ganzen Männergesellschaft * es sind so viele Dreckschweine und dumme Arschlöcher …"**

Durch viele ‚ähm', ‚äh', ‚öh' (Interjektionen) drückte er aus, wie schwer es ihm fiel, über das Thema zu sprechen. Trotzdem lagen hier keine Kohärenzbrüche vor.

In den weiteren Äußerungen schilderte er den *Fußball sehr negativ, der Männergesellschaft zugehörig, ohne Fairness, ohne Respekt, ohne große Fähigkeiten, mit Neid, miesen Geschäften, Unsicherheiten usw.*

Die Referentin wiederholte hier hauptsächlich die Referenzteile, wodurch der Patient angeregt wurde, bei seinem Thema ‚Fußball' zu bleiben und ausführlich darüber zu erzählen. Dies geschah ohne invasive Fragen oder Aufforderungen. Laut der Affektlogik wirkt das Eingehen auf den Patienten druckentlastend. So lagen hier auch keine Kohärenzbrüche vor (vgl. Käsermann 1988). Die Referentin wiederholte dann den Referenzteil ‚miese Geschäfte', (was nach dem Patienten ganz wesentlich zum Fußball gehörte).

In seiner Antwort auf ‚miese Geschäfte' meinte der Patient als erstes: **„also um nochmal auf den Sport zurückzukommen"** unterbrach seine Äußerung aber mit **„das ist für Sie natürlich nicht so wichtig."** Die Referentin verneinte das und sagte, **„doch, des ist mir äh, schon wichtig, weil ich dann sie besser verstehe, weil das, wenn ich sie verstehen will, dann ist das schon auch wichtig."**

Die Referentin zeigte dadurch dem Patienten gegenüber Respekt und eine gegenseitige Akzeptanz, die die Fundamentalbotschaft einer gelungenen Kommunikation bildet (s. Affektlogik).

Der Patient erzählte dann erneut über Nachteile im Zusammenhang mit dem Fußball: **„Richtig * also man spricht äh von einem, heutzutage * Spielermaterial * das geformt wird, und weggeschmissen."** Er erweckte das Gefühl, dass er sich durch den Fußball ‚als Spielermaterial', ‚geformt' und ‚weggeschmissen' fühlte. Die Referentin ging auf diese Äußerung ein und wiederholte ‚Mensch als Material', ‚weggeschmissen', ‚wenn es nicht mehr funktioniert', so wie ‚ein alter Fußball'.

Der Patient bejahte es und stellte weiterhin fest, dass *im Fußball viele Spieler das Geld sehr hoch bewerten und fast nur über Geld reden. Das blöde Geschwätz, also über Geld, würde viele Unsicherheiten mit sich bringen.*

Weiterhin sagte er, dass es *Unsicherheiten in der eigenen Mannschaft gab und* **„… hab ich mich, dann doch * äh * ja * mhm unterdrücken lassen …"**

Daraufhin sagte die Referentin, dass *er mit dem Daumen runterzeigte wohl als Zeichen des Unterdrückens.* Dies bejahte der Patient dann auch und sagte von sich, dass *er das Unterdrücken nicht nötig hatte, sondern sehr fair und fähig war.* Die anderen hätten über ihn dumme Witze gemacht, ihn verspottet und ins Gesicht geschlagen. Mit dieser Äußerung näherte er sich der gefühlten Realität.

In der Gesprächsführung wiederholte die Referentin hier im Wechsel entweder einen Referenz- oder Prädikationsteil:

P: **… ja über mich dumme Witze gemacht.**

Die Referentin wiederholte den Referenzteil ‚dumme Witze'. Als Antwort darauf sagte der Patient **„ja mich verspottet"** was die Referentin wiederholte.

Anschließend meinte die Referentin, dass sie das Gespräch aufhören könnten, wenn es dem Patienten schlecht ginge. (Vor dem Gespräch hatte er über Schmerzen geklagt). Der Patient wollte aber das Gespräch weiterführen wegen eines wichtigen Themas **„vielleicht, also das ist jetzt ein, öh wichtiges Thema * öh, so spreche ich mit dem Doktor ...“**

(Die Referentin organisierte die anderen Gespräche mit anderen Patienten und ging auf den Gesprächswunsch des Patienten ein).

Als wichtiges Thema zeigte sich, dass *in seinem letzten Spiel seiner Karriere er auf den Torwart zu lief. Der Torwart lief ihm hinterher wie ein Gorilla und der Patient fiel auf den Kopf.*

Hier wiederholte die Referentin den Referenzteil Kopf. Darauf erzählte der Patient: **„Dann * das kam ** äh Angst.“**

Durchs Wiederholen des Referenzteiles Angst munterte sie ihn auf darüber zu erzählen (ohne es zu sagen). Anschließend erzählte der Patient, dass seine Kräfte nachließen: **„Dass die Kräfte praktisch * nicht mehr ** reichen.“** Darauf wiederholte die Referentin dann im Sinne des Abstimmens **„und das war dann mit der Selbstmordversuch.“** Der Patient korrigierte hier ‚Selbstmordversuch‘ zur ‚Idee‘ **„von dem Hochhaus runter zu springen.“**

Die Referentin wiederholte hier nicht nur den Referenzteil ‚Hochhaus‘, sondern die ganze Äußerung mit Referenz- und Prädikationsteil: **„Vom Hochhaus runter zu springen.“**

In Bezug auf unsere Gesprächsstrategie (s. Kap. 2) ist noch anzumerken, dass durchs Wiederholen des Referenzteiles die Patienten unterstützt werden an dem jeweiligen Thema zu bleiben. Dies wird mit dem Referenzteil, also worüber gesprochen wird, ausgedrückt. Weil hier aber auch der gesamte Vorgang, was er vorhatte, wichtig ist, wiederholte die Referentin die ganze Konstruktion. Die Referentin wollte auch nicht nur den Vorgang ‚springen‘ durchs Wiederholen des Prädikationsteiles weitergeben, sondern den Gesamtinhalt ‚vom Hochhaus runterspringen‘ (s. auch Brinker/Sager 2001, S. 77. Laut den Autoren haben ‚Konstruktionsübernahmen‘ zumeist eine Bestätigungsfunktion.)

Weiterhin erzählte er, dass er vor der Klinik **„völlig ** am Ende“** war und *dass es elf Jahre zurück lag.* Anschließend stellte er fest, dass *er in den letzten zwei, zweieinhalb Jahren durch die richtige Therapie in Einzel- und Gruppengesprächen glücklich wurde:* **„Kreative Entfaltung und so jetzt bin öh ganz o.k. und ähm öh ein Multitalent.“**

Die Referentin wiederholte hier den Referenzteil **„Multitalent“**, was der Patient bejahte. Er fügte hinzu, dass es *mit viel Arbeit mit Hilfe* geschehen war.

Ebenfalls sagte er, dass es *eine Kraft sei, die zum Guten arbeitet* und *er viel gelernt hätte.* **„Und äh * mhm ** ich hab da (beim) Tischtennis mit dem Doktor K. das Lachen gelernt."**

Er nannte dann die *weiteren Heilkräfte wie Yoga, Tee trinken, Licht, Luft und Wasser* mit denen er arbeitete *als Quelle und dass der Mensch enormes Potential hätte.* (Durch sein Kombinieren der Inhalte entstand hier etwas von der typischen Atmosphäre der schizophrenen Sprache. (Vgl. Arieti)

Nach diesen kohärenten Schilderungen versuchte die Referentin durch abstimmendes Wiederholen der Inhalte im Zusammenhang mit dem Fußball ihn wieder aufzumuntern, darüber zu erzählen.

Hier griff der Patient das Gespräch auf: **„Ich, öh insgesamt, öh, Sie haben ein öhm sehr gutes Verständnis * ähm ich möchte es etwas differenzieren."**

Er fügte dann hinzu, dass ihm *eine Handvoll Menschen praktisch ein Vorbild gegeben hätten,* das er zurückgeben möchte. Hier nannte er dann ‚im Verein arbeiten' oder ‚mit Behinderten' als eventuelle Zukunftsziele. Dabei wollte er *von niemandem sein Spiel kaputt machen lassen.* Er erwähnte auch, dass *sein Spiel überragend* sei und dass es **„gibt nun immer wieder Neid und äh dumme Witze ja …"** Als die Referentin den Referenzteil **„Dumme Witze"** wiederholte, erzählte er dann von ‚Journalisten' und ‚Fans', die nur *die Schwächen sehen würden.*

Hier entstand durch ‚Journalisten' und ‚Fans' wieder die Sphäre von Beckenbauer, (als der er sich wohl fühlte).

Dann verglich er das mit der eigenen Familie, in der man auch nur die *Schwächen sehen würde.* Anschließend erzählte er, dass er *seinen Vater gehasst hätte, jetzt aber mit ihm Frieden geschlossen hätte.*

Es folgten hier realitätsnahe Schilderungen, dass er *Fußball nur in ‚einer Bauernmannschaft' gespielt hätte, die ihm eigentlich gar nicht reinnehmen wollte.*

Daraufhin sagte er, dass er *praktisch sterben wollte als ein Spieler für Deutschland.* Die Referentin wiederholte den Referenzteil *‚als Spieler für Deutschland'.* Das Gespräch endete schließlich mit der Feststellung über seine Wunschvorstellung *‚Nationalspieler zu werden'.*

4.5.5 Gespräch am 12.1.1993 (spätvormittags)

Zunächst fasste der Patient einige Inhalte wie ‚Angst' und ‚verliebt sein in den Fußball' kohärent zusammen. Ebenfalls resümierte er, dass er früher nur *über Fußball gesprochen habe.* Außerdem erzählte er realitätsnah über das Wiederaufleben *eines alten Kontakts mit seinem Professor an der Universität, an der er auch ein Superspieler gewesen wäre.* Durch ‚Superspieler' entfernte er sich wieder etwas von der Realität. Anschließend erzählte er über seine neuen *Interessen, Fotografieren und Malen, welche er sich an der Klinik angeeignet hätte.*

Auffallend war, dass das Umschalten im Gespräch vom Thema ‚Fußball' zu anderen Inhalten (Fotografieren und Malen) von ihm selbst ausging (vgl. Kap. 2.3).

Durch unsere Gesprächsführung, (durch das überwiegende Wiederholen des Referenzteiles) wurde er aufgemuntert über ‚seine Themen' bzw. Lebensprobleme selbst zu erzählen. Im weiteren Gesprächsverlauf erzählte er, dass er *Weihnachten in der Klinik, Silvester dann zu Hause verbracht hätte* **„und habe meine Familie gesehen, meine besten Freunde, es war sehr harmonisch und öh war nicht nur leicht ... aber es war ein großer Fortschritt."**

Die Referentin wiederholte hier den Referenzteil **„Fortschritt"**. Darauf erzählte er, dass *er wieder gern gesehen war und eines Tages auch noch rasiert antanzen würde.*

Lachend und in heiterer, entspannter Stimmung stellte die Referentin dann die Frage im Sinne des Abstimmens, *warum man rasiert sein müsse.* Der Patient beantwortete dieses mit **„Ja, öhm, Bart macht alt, und die Psychologen, hm, vermuten dann meist äh die verstecken was die Bärtigen."** Diese Äußerung unterbrach die Referentin mit **„Obwohl die meisten Psychologen haben doch Bärte"**.

Darauf lachten beide spontan in lockerer, heiterer Stimmung, die der Patient wie folgt wiedergab: **„Also Sie können wirklich, so, eine Stimmung äh geben, das ist ganz selten"**, wofür sich die Referentin bedankte und antwortete mit **„Nee aber, das ist auch ganz wertvoll, was sie sagen, das ..."**

Hier wurde sie vom Patienten unterbrochen: **„Ja also, man kann sagen, in dem Kopf, ists jetzt genug, ja, mehr als genug, es muss noch mehr in dem Herzen sein und mehr, so praktisch nachmachen gell."**

Weil die Referentin den Patienten dazu aufmuntern wollte zu erzählen, was er machen wollte, wiederholte sie u.a. den Prädikationsteil machen, (Billard spielen). Dies griff der Patient mit **„Die Augen aufmachen ..."** und **„Ach Frau, es gibt so viele Möglichkeiten und hier in der Klinik, ich hab Glück, das Wohnzimmer gehört mir ..."**.

Es folgte eine ganz normale Unterhaltung dann weiter über das Klinikleben; (– allerdings auch hier durch das überwiegende Wiederholen von Referenzteilen durch die Referentin).

Abschließend erzählte der Patient, dass *er kraftlos in die Klinik gekommen wäre und davor Leuten zu viel Vertrauen geschenkt hätte.* Hier entfernte er sich wieder von der Realität durch **„tausende von Kontakten"**. **„... ich weiß nicht tausende von Kontakten und öh/äh: Sportfreunde oder Kollegen ..."**

Dieses Gespräch am späten Vormittag schloss er aber mit realitätsnahen Äußerungen über die erste Zeit in der Klinik: **„Ja, ich wollte nichts mehr sagen, niemand mehr sehen, ich wollte nur noch sterben"**. Auf die Wiederholung seiner ganzen Äußerung mit Referenz- und Prädikationsteil **„wollten niemanden mehr sehen"** antwortete der Patient mit **„Nein, schon gar nicht diese Arschlöcher, die (erst) Foul machen"**. (Hier ging die Unterhaltung weiter mit ‚niemanden sehen').

Die Referentin zeigte durch die wiederholende und eingehende Gesprächsstrategie echtes Interesse an dem Patienten. Dies griff dieser auf und erzählte weiter: **„Nein, ich wollte in der Familie nicht mehr sein mhm, ich hab kein/ keine Wohnung gefunden so, ich hab gesagt, macht was ihr wollt, ich möcht, meine Ruhe, oder sterben."** Die Referentin wiederholte den Referenzteil Ruhe sowie den Prädikationsteil sterben. (‚Sterben' ist hier aber eher inhaltlich als ein Referenzteil, worüber gesprochen wird, d.h. ich wollte das Sterben, zu verstehen).

Durch das Beibehalten des Bezugsrahmens, der durch das Wiederholen des Referenzteils ausgedrückt wird, wurde er aufgemuntert, weiter über sein Lebensproblem ‚Fußball' zu reflektieren: **„Weil ich wollte ja, als Lebensziel ein großer Spieler sein * ein Weltspieler, im Fußball."**

Die Referentin wiederholte dann den Referenzteil *‚Weltspieler im Fußball'*. Dadurch zeigte sie Interesse an seinem Lebensproblem und munterte ihn gleichzeitig auf, darüber genauer zu erzählen, was der Patient auch tat: **„Für den Beckenbauer, praktisch äh spielen, für die deutsche Nationalmannschaft"**. Die Referentin wiederholte wieder den Referenzteil **„deutsche Nationalmannschaft"**. Darauf antwortete der Patient resigniert und realitätsnah: **„Ja und gejubelt hab ich für eine Amateurmannschaft"**.

So konnte der Patient wenigstens kurzfristig die Spaltung zwischen ‚Weltklassespieler' und ‚Amateurfußballspieler' überwinden. Auch hier bedeutete die Überwindung der Spaltung ein Nachlassen eines enormen Drucks. (s. Ciompi 2015).

Im Hinblick auf die Affektlogik (s. Ciompi 2015) kann hier darauf hingewiesen werden, dass das Umstimmen durch den Patienten selbst geschah. Auch hier trug wohl unsere Gesprächsführung dazu bei.

Thema: war wieder hauptsächlich Fußball.

Die **Gesprächsführung** wurde überwiegend durch Referenzteile durch die Referentin weitergeführt. Auch in diesem Gespräch lagen **keine Kohärenzbrüche vor**.

4.5.6 Gespräch am 12.1.1993 (nachmittags)

Im Gespräch am Nachmittag erzählte der Patient wieder über den *Fußball, der für ihn mit vielen Schocks verbunden war.* Es folgten dann einige realitätsferne Äußerungen, in denen er über *den großen Termindruck sprach, durch den auch kein guter Spieler zum Nachdenken komme.* **„… Da ist heute Training, morgen Abflug, Samstag Spiel, Sonntagfrüh schon wieder Training und also hm Dauer/Dauerstress …"**

(Durch die Beschreibung des Terminplans mit ‚Abflug', ‚Spiel', Training wird man an den Plan der Bundesliga oder an Nationalspieler erinnert. Hier kam er sich wohl wieder Beckenbauer ähnlich vor).

Anschließend äußerte er ein Kompliment der Referentin gegenüber: **„Kompliment dass Sie viel gehalten ham * ja * ja, und nicht mit irgendwelchen ahm pap, pap, pap, pap, pap, sondern äh ernsthaft und ähm mit dem direkten Weg …"**. Hier unterbrach ihn die Referentin durch das Wiederholen des Referenzteiles direkten Weg.

Anschließend erläuterte er es, wobei er zunächst feststellte, dass *ein guter Kontakt mit Krankenschwestern unmöglich war. Gründe wusste er nicht dazu …*

Weiterhin sagte er **„und zweitens öhm der erste Schritt in so einem hmh Haus der Verrückten zu gehen, der erste Tag also, das hat selten (…) jemand gewagt ja, weil das Bild von der Masse ist, dass wir Verrückten die armen Irren, die …"**.

Hier wurde er spontan durch die Referentin in heiterer Stimmung unterbrochen mit **„das ist sehr die Frage wer verrückt ist"**. Dies wurde dann durch den Patienten mit **„recht recht, nicht wahr"** bestätigt.

Aus den obigen Gesprächen wird ersichtlich, dass die gegenseitige Akzeptanz als Fundamentalbotschaft der Kommunikation gelungen ist. Das Gespräch verlief auch ohne Kohärenzbrüche, die die Verständigung verhindert hätten.

4.5.7 Gespräch am 12.1.1993 (spätnachmittags)

Das Gespräch am 12.1.93 endete am Spätnachmittag mit der Verabredung für das nächste Gespräch am 19.1. und mit dem genauen Bestimmen der Reihenfolge der Gespräche mit dem anderen Patienten. Damit wurde auch wieder eine nötige Transparenz geschaffen. Abschließend betonte die Referentin noch, dass der Patient nur das erzählen sollte **„soweit sie erzählen wollen"**. Das Gespräch endete dann mit der zustimmenden Antwort des Patienten: **„Ich habe keine Geheimnisse und bin wirklich froh, dass Sie sich ernsthaft engagieren"**.

Hier drückte der Patient aus, dass er sich erstens durch die Referentin respektiert fühlte. Zweitens nahm er ihr echtes Interesse wahr. (vgl. Tausch-Tausch 1990, S. 290)[36]

4.5.8 Gespräch am 19.1.1993 (vormittags)

Das Gespräch vormittags war sehr knapp gefasst. Da erzählte der Patient in kurzen Kommentaren einige positive Aspekte seines Klinikaufenthaltes: **„... wie Sie sagen, also konsequent ja, ich muss wissen, das schadet mir, und das nützt mir und hm kein Papperlapapp, ja ... sondern ein gutes Gespräch, ein einfaches Gespräch ... und klare Fortschritte ... und dann auch im Gefühlsbereich ... wo eine seelische Armut in mir war ja"**.

Hier wurde der Patient nicht durch ‚hmh' wie vorhin bestätigt, sondern durch die Wiederholung des Referenzteiles **„seelische Armut"** aufgemuntert zu erzählen, was er mit ‚seelischer Armut' meine. Darauf spezifizierte er dies mit **„ja wie Hunger gell Hunger nach."** Daraufhin unterbrach ihn die Referentin mit Wiederholen des Referenzteiles **„Hunger."** In den folgenden Äußerungen sagte der Patient sehr verständlich, was ihm wohl überhaupt gefehlt hätte in seinem Leben: **„So hm ohm Anerkennungen ah gelobt werden und ..."**

Weil ihn die Referentin aufmuntern wollte, zu erzählen, was er mit ‚Anerkennung' und ‚gelobt werden' meinte, wiederholte sie die Referenzteile **„Anerkennung"** und **„gelobt werden"** (bzw. ‚Lob').

Darauf antwortete er mit **„Hilfe"**, was die Referentin dann wiederholte. Die folgende Äußerung des Patienten kann dann inhaltlich eher als Antwort darauf verstanden werden, warum er Hilfe brauchte: **„Also sie wissen Frau, Rohen * ahm * hm * ich war am Ende, ja nur noch sterben, untröstlich."**

36 S. auch Ciompi 2001a. In: Braucht die Schule Psychotherapie.

Das Gespräch wurde dann damit beendet, dass die Referentin gemeinsames Teetrinken vorschlug, was der Patient als **„gute Idee“** bezeichnete. (Hier endete das Vormittagsgespräch, das am Nachmittag fortgesetzt wurde). (Das geführte Gespräch verlief realitätsnah).

4.5.9 Gespräch am 19.1.1993 (nachmittags)

In dem Gespräch am Nachmittag war das Thema ‚die menschlichen Beziehungen‘. Hier betonte die Referentin dann einfach auch, dass ‚das Menschsein‘ wichtig sei und nicht nur **„dass man der beste Geiger ist oder dass man der beste Fußballspieler ist oder der beste Filmstar …“**

Sie erinnerte den Patienten auch daran, dass dieser *so oft so schön ausgedrückt hatte, dass die einfache schöne Blume sehr viel Freude bringt …*

In dem weiteren Gespräch unterhielten sich der Patient und die Referentin abwechselnd über menschliche Beziehungen, ohne dass die Referentin den Referenz- oder den Prädikationsteil wiederholte. Hier stellte der Patient dann fest: **„Sie sind eine clevere Frau.“** Darauf drückte sich die Referentin ungünstig aus, (das Beziehungsangebot ablehnend): **„Oh * Sie sind * als Mensch aber auch jemand, der sehr sehr viel denkt, also ich find das gar nicht blöd.“**

Auf diese ungünstig formulierte Äußerung der Referentin reagierte der Patient mit einem plötzlichen Kohärenzbruch. (Auffallend war, dass im Laufe der letzten Gespräche keine Kohärenzbrüche vorlagen). **„Doch, also Sie sind eine sehr * gute Frau * und zwar deshalb, es ist das meiste, die Großstadt, der Fußball die äh Klinik oder */ es ist * alles äh äh oberflächlich und viel geldabhängig die Leute sind verblödet …“**

Es geht also um einen erwartbaren Kohärenzbruch, hervorgerufen durch die ungünstige Äußerung der Referentin. Zwischen ‚sehr gute Frau‘ und es ist das meiste die Großstadt‘ besteht kein inhaltlicher Zusammenhang.

Das Gespräch endete mit den Äußerungen des Patienten über *die gute Zusammenarbeit mit der Referentin.* Der Patient referierte dann lang über *die Bedeutung der Kontaktpflege überhaupt.* Das Gespräch endete mit der Verabredung für die darauffolgende Woche mit folgender Äußerung des Patienten: **„… Sie sind engagiert und fit und Sie können äh so super äh kichern, des gefällt mir natürlich großartig ** Worte, ähnlich nur * äh * ich glaub, man braucht * oft * äh nicht * viel, machen wir, nächsten Dienstag weiter, ja.“**

Diesem stimmte die Referentin lachend zu. (Was nicht mehr aufgezeichnet wurde).

Durch **„man braucht * oft * äh nicht * viel“** drückte der Patient m.E. aus, dass die innere Haltung und der Respekt der Referentin, die sie dem Patienten gegenüber zeigte, eine entscheidende Rolle in den Gesprächen spielten. (s. Tausch-Tausch, 1990). Diese wurden durch die Gesprächsführung ausgedrückt. Daraus ergab sich, dass die Kommunikation in unseren Gesprächen nicht abbrach (vgl. Frommer 1993)!

Auch Tausch-Tausch (1990, S. 290) konnten feststellen, dass bei psychiatrischen Patienten mit der Diagnose sog. Schizophrenie sehr günstige Bedingungen des Verstehens, der Wärme und das Echtseins förderlich sind.

4.5.10 Gespräch am 26.1.1993

Dieses Gespräch war sehr kurz. Zusammenfassend ging es wieder um ‚den brutalen Fußball'.

Der Patient erzählte über seinen ‚zerstörten Jugendtraum als bester Fußballer': **„(mein) die Chance war groß * ich war eine Zeit der beste Spieler in /, das beste Talent in Südwürttemberg * und viele * äh Trainer * ähm in Baden-Württemberg * und im Ausland, also es gab viele, die, haben gesagt, ich werd ein Superspieler * für Deutschland * aber es war zu brutal ** meine Füße **.**

Durch ‚zerstörter Jugendtraum' näherte er sich der Realität und konnte somit die Spaltung zwischen der Realität und seiner übersteigerten Idee, am Anfang ‚fast Beckenbauer zu sein' überwinden. Das Gespräch endete mit einer positiv abstimmenden Wiederholung von Äußerungen des Patienten, dass er *die Kreativität in der Klinik gelernt hätte und das Zusammenleben:* **„… hab ich wieder angefangen zu lernen zusammenzuleben …".**

4.5.11 Gespräch am 2.2.1993

In dem letzten Gespräch am 2.2. fasste der Patient selbst einige Inhalte der letzten Gespräche zusammen: Es ging um sein zentrales Thema, bzw. Lebensproblem ‚Fußball', um den *Kreativbereich und die Therapien, die ihm genutzt hätten. Seine Angst hätte sich dadurch reduziert:* **„Viel neue Hoffnung äh entsteht * und ich zu meinen alten Stärken zu meinen ** äh, großartigen * Jugend/ ähm Talenten zurückkehren kann ** so Frau Rohen, dass ich glaub mal das Wichtigste und mit der ganzen Katastrophe von Schizophrenie oder * Selbstmord* das ist in / in meinem Denken in meinem Herzen, eine Veränderung ** so früher * ich war viel äh so, gelobt in den Zeitungen oder, auf Parties * aber nur ich ich ich ich ich und und * launisch, jetzt bedanke ich mich ja für ein Gespräch, für einen Kaffee oder * für eine hübsche Frau, die einmal etwas im Kopf hat".**

Hier lachten dann beide herzlich in lockerer Stimmung. Durch einige Passagen wie durch ‚viel äh so gelobt in den Zeitungen' drückte er aus, dass er sich wieder etwas von der Realität entfernte.

Anschließend meinte der Patient, dass *das Wichtigste gesagt war* und **„nicht nur gesagt sondern Sie ham ja praktisch * einiges vom Herzen genommen * ja …"**

Dadurch drückte der Patient selbst direkt aus, dass die hier verwendete Gesprächsführung zur Spannungsreduktion entscheidend beitrug. Dann wiederholte die Referentin **„vom Herzen genommen."** Daraufhin antwortete der Patient auf diese Teilprädikation mit **„die Schocks von der Brust kümmert mich nicht mehr."**

Im weiteren Gespräch schien er wieder die Spaltung zwischen der Realität und seinen übersteigerten Ideen überwunden zu haben: **„Ich fühlte mich erst * eine Flasche ** mein Lebens/ ähm Ziel * öh äh nicht öhm realisiert war * öhm ich wollte nur noch sterben und * das war Schmerz und Trauer * und * jetzt, es gibt neue Hoffnung, neue öh Talente neue oh Chancen, so * es wird gut sein, ich denk meine Zeit kommt noch * wenn auch nicht als Fußballspieler oder als oder als Fernsehheld * sondern als Mensch als öhm nützlicher Mensch als Vorbild äh in manchen Bereichen * und natürlich ein etwas / ein / ein Dachschaden, etwas Angst …"**

In weiteren Gesprächsabschnitten sprach er eine Art Appell aus für das Verständnis für psychisch Kranke: **„… wir brauchen praktische Hilfe, wir brauchen Menschen, wie Sie die wirklich da sind, äh, die fair sind * und, die meisten Menschen * der öhm Durchschnittsbürger, die würden sagen gehen sie (bald), das sind / das ist Abfall …"**

Dann sprach er erneut die Angst aus, die in ihm noch war und entfernte sich wieder von der Realität: **„Ha * ach ** ich möchte nicht mehr die deutsche Mannschaft trainieren …"**

Durch nicht mehr sagte er, *dass er sie trainiert hätte.* Hier fühlte er sich wohl wieder als Beckenbauer. Gegen Ende des Gesprächs näherte er sich wieder der Realität und erzählte, dass er in *R. der beste Spieler war;* – also nicht mehr in der Bundesliga oder als Beckenbauer.

Das Gespräch endete dann mit einem Dankeschön des Patienten der Referentin gegenüber: **„Frau Rohen * ich möchte nochmal wiederholen * Sie haben ** hier die ganze Mannschaft * (…) ** als eine Dame die nicht nur, so etwas Routine (…) das EKG oder / * sondern, Sie, sind einem verbunden, ja * so ein Interesse * (…) Sie, weil ähm haben mir wirklich zugehört, ja, über die Nöte über die Ängste, die Probleme * und so wir ham die Probleme * öh**

*** hm hm wie soll man sagen, gelöst ** ja wir wissen immer mehr, und * öh * deshalb öh für die nächsten Monate und Jahre, ich wünsche mir, öh Sie wiederzusehen ...“**

Diese Worte des Patienten zeigen, dass er sich respektiert, akzeptiert und auf Augenhöhe mit der Referentin fühlte. Dies trug zur Spannungsreduktion bei.

Durch das Wiederholen des Referenzteiles (seltener durch den Prädikationsteil), wurden die Patienten aufgemuntert den Bezugsrahmen beizubehalten und dadurch über ihr Lebensproblem oder ihre Lebensprobleme zu reflektieren.

Im folgenden Kapitel erfolgt die Zusammenfassung der Ergebnisse unserer Untersuchung.

5 Zusammenfassung der Ergebnisse

Im vorliegenden Kapitel werden die Ergebnisse meiner Untersuchung erörtert. Zunächst folgen einige wichtige Gesichtspunkte und Beobachtungen für die Gesprächsstrategie: Menschen mit schizophrenen Störungen haben Schwierigkeiten zu kommunizieren. Auf der einen Seite ziehen sie sich zurück und beantworten gestellte Fragen nicht situationsgemäß. Die Kommunikation bricht ab (s. Frommer 1993). Auf der anderen Seite möchten sie ihre Gedanken anderen mitteilen, wissen aber nicht wie. Es droht ein Teufelskreis (s. Authaler 2015 u. Käsermann 1983, 1988). Aus diesen Beobachtungen im Vorfeld ergibt sich dann für eine gelungene Gesprächsführung, dass man selbstverständlich die Krankheit berücksichtigt. Wie Ciompi feststellt, fehlen den Betroffenen konstante menschliche Beziehungen (s. Kap. 1). Sie leiden unter den kombinatorischen Defiziten des Denkens und können oft kommunikative Signale nicht sortieren. Ebenfalls fällt ihnen die ‚Nähe-Distanz-Regulierung' schwer. Außerdem geraten sie leichter als die Nicht-Schizophrene unter Druck, (der dann auch zum Ausbruch einer akuten Psychose führen kann, so Ciompi 2015). Aus diesen Defiziten folgt die Notwendigkeit dies in der Gesprächsführung und -strategie einzubeziehen und zu berücksichtigen. Das geschieht wie folgt:

Wie Ciompi (2001, 1999) feststellt, sind die Menschen mit schizophrenen Störungen oft hypersensitiv. Folglich brauchen sie eine ruhige und entspannte Umgebung.

Ebenfalls brauchen sie Gesprächspartner, die ihnen ‚Echtheit' und ‚Achten-Wärme-Sorgen' als Gesprächshaltung (s. Tausch-Tausch 1990) entgegenbringen und die ihnen auf Augenhöhe begegnen und auf sie eingehen (s. Tausch-Tausch 1990 und Ciompi 1999). Laut Affektlogik (1982) ist die gegenseitige Akzeptanz als Fundamentalbotschaft die Voraussetzung jeder gelungenen Kommunikation. Die Gesprächsführung berücksichtigt die oben genannten Defizite auf folgende Art und Weise: Es wird den Schizophrenen weder widersprochen noch werden invasive Fragen gestellt. Wir gehen auf unseren Gesprächspartner ein. Das Eingehen auf die Gesprächspartner geschieht also durch ‚eine wiederholende Gesprächsführung'!

Es wird entweder der Referenz- oder der Prädikationsteil wiederholt. (Dadurch wird den kombinatorischen Defiziten des Denkens Rechnung getragen). In den Äußerungen wird durch einen Teil ausgedrückt, WORÜBER gesprochen wird. Dieser Teil heißt Referenzteil.[37] Durch den Prädikationsteil erfahren wir, was gesprochen wird. (Der Referenzteil besteht aus einer Nominalphrase, deren Bestandteile entweder Substantive oder Pronomina sind. Der Prädikationsteil besteht aus einer Verbalphrase).

An mehreren Stellen meiner Untersuchung wurde darauf hingewiesen, dass Menschen mit schizophrenen Störungen ihre Äußerungen oft nach Referenzteilen unterbrechen und an diese weitere Referenzen anknüpfen (s. Rohen 1989).

Durch das Wiederholen des Referenzteiles in der Gesprächsführung wird mehreren Defiziten, verursacht durch die Krankheit, wie folgt entgegengewirkt: Durch das Wiederholen des Referenzteiles in ihren Äußerungen wird auf sie eingegangen. Das schafft Vertrauen und verringert Spannung. Invasives Gesprächsverhalten bzw. Fragen, Belehren, Verneinen, Widersprechen dagegen erhöhen diese. Dadurch wird außerdem ihre Schwierigkeit der Nähe-Distanz-Regulierung nicht berücksichtigt. Durch das Wiederholen des Referenzteiles muss der Patient nicht verschiedene Elemente kombinieren, was ihm sowieso schwer fällt. Das Wiederholen des Referenzteiles wirkt außerdem kohärenzstiftend und ermöglicht dem Patienten die Beibehaltung des Bezugsrahmens. Durch die Beibehaltung des Bezugsrahmens wiederum kann er selbst die Inhalte oder Themen finden, die ihn beschäftigen. So kann er seine sogenannten ‚Lebensprobleme' finden. Durch das Wiederholen des Referenzteiles wird er beim Beibehalten des Bezugsrahmens unterstützt. So kann er auch zum Reflektieren animiert werden. Gleichzeitig erlebt er auch echtes menschliches Interesse auf Augenhöhe. Laut der Affektlogik ist ja die gegenseitige Akzeptanz die Fundamentalbotschaft jeder gelungenen Kommunikation.

An dieser Stelle sei noch bemerkt, dass der Prädikationsteil[38] dann wiederholt wurde, wenn das Gespräch, durch das Wiederholen des Referenzteiles, ins Stocken geriet. Der Prädikationsteil wurde außerdem auch dann eingesetzt, wenn der Patient auf das Wiederholen des Referenzteiles nur mit **‚mhm'** mehrmals antwortete. Dadurch hielt er (oder auch die Referentin) das Gespräch in Gang, ohne aber wirklich etwas zu sagen.

Wichtig ist hier, auch noch auf einen weiteren Unterschied zwischen dem Referenz- und dem Prädikationsteil hinzuweisen:

37 S. Vater, 2001.

38 ‚Referenz' und ‚Prädikation' bilden hier den Kern meiner Gesprächsführung. Auf die genannte Problematik in dieser Terminologie wird hier aber nicht eingegangen (Vater 2001).

Der Prädikationsteil- (und nicht der Referenzteil) wurde auch dann wiederholt, wenn es im Gespräch eher wichtiger war zu erfahren, was geschah oder was gesprochen wurde, als worüber.

Außerdem wurden in den Gesprächen oft auch auf der Grundlage der Affektlogik am Anfang des Gesprächs zur Einstimmung (2.3.) einfach über etwas Belangloses gesprochen. Zustimmung wurde an verschiedenen Stellen durch die Referentin explizit geäußert. (Außerdem bedeutet m.E. auch das Wiederholen der Referenz- oder Prädikationsteile insgesamt Zustimmung). An Stelle von Fragen wurden oft im Sinne des Abstimmens (s. Kap. 3.3.) die Äußerungen des Patienten zusammengefasst. Umstimmen geschah hier nicht durch die Referentin, sondern der Patient fing dann selbst an zu reflektieren.

Auf diese Weise gelang es mir umfangreiche Gespräche mit den Patienten zu führen, weil eben ihre Defizite berücksichtigt wurden[39] (s. Käsermann 1984).

Im Kap. 3 wurde die Kohärenzproblematik erörtert und die Notwendigkeit ihrer Erweiterung. In den folgenden Ausführungen wird noch im Zusammenhang mit den geführten Gesprächen darauf eingegangen. Wie hier festgestellt wurde, hatten die Patienten durch das Wiederholen des Referenz- oder auch des Prädikationsteiles die Möglichkeit über ihre Lebensprobleme zu reflektieren. Dieses führte oft zur Polarisierung ihrer eigenen Äußerungen. Die Polarisierung eröffnete die Möglichkeit der kategorialen Zuordnung. Die Inkohärenz konnte überwunden werden. Wir konnten uns auf diese Weise oft der gemeinsamen Wirklichkeit annähern (s. Kap. 4).

In den folgenden Ausführungen noch eine kurze Zusammenfassung der geführten Gespräche in Bezug auf die Überwindung von Inkohärenz durch die Gesprächsführung:

Patient H. war unzufrieden in der Klinik. Er hatte einen riesigen Gesprächsbedarf! In den vielen Gesprächen konnte er ‚seinen Werdegang' schildern. Ebenfalls erzählte er über seine Zerrissenheit zwischen Klinik und zu Hause und wie er in der Klinik landete. Er erzählte ausführlich und kohärent über philosophische Inhalte, ebenfalls über Wagner, Parzival und Ludwig II. Mit Ludwig II identifizierte er sich sehr intensiv, was von der Referentin nicht in Frage gestellt wurde. Im Gegenteil ging die Referentin wiederholend darauf

39 Hier sei noch auf Untersuchungen von Käsermann (1988, S. 32 f.) hingewiesen. Sie betont da die Wichtigkeit der partnerseitigen Bereitschaft überhaupt. Weiterhin stellt sie fest, dass die Inkohärenz durch einen Mangel an dieser Bereitschaft verschärft, wenn nicht gar produziert wird.

ein. Interessant ist hier, dass im Gegensatz zu den Patienten L., T., und M. die ‚Personenvertauschung' erst in den letzten Gesprächen zum Vorschein kam.

Als sein Hauptproblem nannte er in den geführten Gesprächen (Kap. 4), dass er keinen eigenen Standpunkt hatte. Als ein Gewinn unserer Unterhaltungen kann erwähnt werden, dass er gegen Ende der Gespräche meinte, einen eigenen Standpunkt gewonnen zu haben. Ebenfalls sagte er, dass er in der Klinik sonst keine Gelegenheit zu wirklichen Gesprächen hatte.

Der Patient L. beschäftigte sich intensiv mit ‚Gott' und stellte sich auch in der ersten Begegnung mit ‚Gott' vor. Im Laufe der Gespräche (4.2) reflektierte er über seine eigenen Äußerungen. Hier näherte er sich der Realität und zweifelte an seinen eigenen Worten, ob er ‚Gott' gesehen hätte oder nur ‚das Bild von Gott': **„Es kann auch sein, dass es gar nicht wahr ist oder es kann sein, dass es wahr ist".** Dadurch, dass wir in unseren Gesprächen dieses Polarisierungsangebot oder die Möglichkeit zur Polarisierung durch unsere Gesprächsführung angeboten haben, werden eine Klärung und eine affektive Entlastung möglich. So konnte sich auch die Konstanz der Wahrnehmung entwickeln.

In diesen Gesprächen konnte der Patient aber, als es nicht um sein zentrales Thema ‚Gott' ging, gänzlich ohne Kohärenzbrüche kommunizieren! (Die Gespräche mit dem Patienten T. (4.4.), liefen ähnlich wie bei dem Patienten L.)

Von allen fünf Probanden unterschied sich aber der Patient B. (4.3.). Er hatte ein komplett festes Gedankensystem (bzw. ‚systematisiertes Wahnsystem'). Auffallend war bei ihm, dass er keinen Zweifel über seine Gedanken zuließ. In seinem festen Gedankensystem war auch alles verständlich, d.h. nach seinen Lebenserfahrungen affektlogisch kohärent. Er war davon überzeugt, dass er ein Erfinder war, dessen Patent geklaut wurde.

Der Patient M. (4.5.), Beckenbauer ähnlich, hatte sich als Superspieler, sogar als Beckenbauer, ausgegeben. Auch bei ihm gab es aber mehrmals ein kurzes Aufgeben seiner übersteigerten Ideen, Beckenbauer zu sein. Er gab zu, dass er kein Nationalspieler war, sondern nur in der Oberliga gespielt hatte. Durch die kleinsten invasiven Signale seitens der Referentin, entfernte er sich aber von der Realität, dass er nur ein Amateurspieler gewesen war. Während der Gespräche (4.5.) betonte er auch oft, wie wichtig es war, **dass die Referentin auf ihn ernsthaft einging.**

Zusammenfassend kann festgestellt werden, dass durch das Polarisieren der eigenen Äußerungen zumindest ein kurzes Aufgeben der eigenen übersteigerten Ideen folgte. Dieses kurzfristige Aufgeben (auch durch die Gesprächsführung insgesamt) bedeutete zumindest eine kurzfristige Überwindung der Spaltung. Über einen längeren Zeitraum waren die Gespräche auch ‚ganz normal', ohne eine spezielle Atmosphäre, typisch für Schizophrene (Arieti).

Durch unsere eingehende, einfühlende Gesprächsführung in einer entspannten Atmosphäre und auf Augenhöhe wurde dem Patienten Respekt und echtes Interesse an seinen Problemen entgegengebracht. Alle Probanden (außer der Patient B.) drückten aus, dass ihnen die Gespräche wichtig waren.

Daraus ergab sich bei den Patienten ein Nachlassen eines enormen Drucks, als Gewinn der geführten Gespräche.

Literaturverzeichnis

ARIETI, S. (1989): *Schizophrenie: Ursachen, Verlauf, Therapie, Hilfen für Betroffene*, München.

AUTHALER, I. (1996): *Schizophrenie aus psychologischer Sicht*. Essen.

AUTHALER, I. (2015): *Die Sprache des Schizophrenen. Schizophrenie aus psychologischer Sicht*. Essen.

BANDLER, R./GRINDER, J. (1981): *Metasprache und Psychotherapie, Struktur der Magie I*. Paderborn.

BEAUGRANDE, R.A.DE/DRESSLER, W.U. (1981): *Einführung in die Textlinguistik*. (Konzepte der Sprach- und Literaturwissenschaft 28.) Tübingen.

BLANKENBURG, W. (1976): „Zur Abwandlung der Funktion der Sprache bei Schizophrenen". In: HOFER, G./KISKER, K.P. (Hg.): *Die Sprache des Anderen*. Basel. S. 111–117.

BLANKENBURG, W. (1984): „Störungen von Auffassung und Sprache bei Schizophrenen". In: BOCHNIG, H.J. UND RICHTBERG, W. (Hg.): *Sprache sprechen verstehen*. Frankfurt. S. 104–115.

BLATTMANN, E./HOEFT, B. (1991): „Linguistische Analyse eines Pseudotextes, aufgezeigt an einem Brief eines schizophrenen Patienten". In: KRAUS, A./ MUNDT, CHR.: *Schizophrenie und Sprache*. S. 71–83.

BRINKER, K. (2001): *Linguistische Textanalyse*. Berlin.

BRINKER, K./SAGER, S.F. (2001): *Linguistische Gesprächsanalyse*. Berlin.

CIOMPI, L. (1982): *Affektlogik*, Klett-Cotta. Stuttgart.

CIOMPI, L. (1997): *Die emotionalen Grundlagen des Denkens: Entwurf einer fraktalen Affektlogik*. Göttingen.

CIOMPI, L. (1999): „Affekte als grundlegende Organisatoren des Denkens-Argumente für die Affekthypothese der Schizophrenie aus der Sicht der fraktalen Affektlogik". In: MACHLEIDT, W./HALTENHOF, H./GARLIPP, P.: *Schizophrenie – eine affektive Erkrankung*? Stuttgart/New York. S. 69–83.

CIOMPI, L. (2001a): „Affektlogik, affektive Kommunikation und Pädagogik. Eine wissenschaftliche Neuorientierung". In: UNTERWEGER, E./ZIMPRICH, V. (Hg.): *Braucht die Schule Psychotherapie? Die Emotionalisierung die Schule von morgen*. Wien. S. 3–17.

CIOMPI, L. (2001b): *Gefühle, Affekte, Affektlogik. Ihr Stellenwert in unserem Menschen- und Weltverständnis*. Wiener Vorlesungen im Rathaus, Band 89. Wien.

CIOMPI, L. (2001c): „Soteria Bern: Konzeptuelle und empirische Grundlagen, Wirkhypothesen". In: CIOMPI, L./HOFFMANN, H./BROCCARD, M.: *Wie wirkt Soteria?* Bern. S. 47–68.

CIOMPI, L./ENDERT, E. (2011): *Gefühle machen Geschichte. Die Wirkung kollektiver Emotionen – von Hitler bis Obama.* Göttingen.

CIOMPI, L. (2015): "The Key role of emotions in the schizophrenia puzzle." In: *Schizophrenia Bulletin*, At. issue (in print). Oxford.

DIECKMANN, C./DITTMANN, J. (1989): „Eine Fabel als Dialogangebot. Fallstudie zum Problem der Kommunikation mit Schizophrenen". In: ROTH, V.M.: *Kommunikation trotz gestörter Sprache.* Tübingen. S. 169–172.

DIJK, T. VAN (1987): *Textwissenschaft.* Tübingen

EGGERS, CHR. (1999): „Affektdynamik kindlicher und jugendlicher Psychosen therapeutische Konsequenzen". In: MACHLEIDT, W./HALTENHOF, H./GARLIPP, P.: *Schizophrenie – eine affektive Erkrankung?* Stuttgart/New York. S. 194–203.

FESTINGER, L. (1978): *Theorie der kognitiven Dissonanz.* Bern/Stuttgart/Wien.

FLEGEL, H. (1965): *Schizophasie in linguistischer Deutung.* Berlin, Heidelberg, New York.

FRITTRANG, T. (1999): „Das sozial-emotionale Training in der Behandlung schizophrener Patienten". In: MACHLEIDT, W./HALTENHOF, H./GARLIPP, P.: *Schizophrenie – eine affektive Erkrankung?* Stuttgart/New-York. S. 291–299.

FROMMER, J. (1991): „Sprachauffälligkeiten Schizophrener: Historische Wurzeln moderner Forschungsperspektiven". In: KRAUS, A./MUNDT, CHR.: *Schizophrenie und Sprache*, Stuttgart/New York. S. 117–139.

FROMMER, J. (1993): *Schizophrene Inkohärenz als Verständigungsproblem, vergleichende patholinguistische Studien zum Sprachverhalten Schizophrener.* Frankfurt/Main.

GOFFMANN, E. (1972): "On face-work: an analysis of ritual elements in social interaction". In: LAUER, J./HUTCHESON, S.: *Communication in face to face interaction.* Middlesex. S. 319–346.

GRAWE, KLAUS (2004): *Neuropsychotherapie.* Göttingen/Bern/Toronto/Seattle/Oxford/Prag.

GROSS, G./HUBER, G./KLOSTERKÖTTER, J./LINZ, M. (1987): *B 517 B5, Bonner Skala für die Beurteilung von Basissymptomen.* Berlin/Heidelberg.

HALLIDAY, M./HASAN, R. (1976): *Cohesion in English.* London.

HELLWIG, P. (1984): „Grundzüge einer Theorie des Textzusammenhangs“. In: ROTHKEGEL, A. SANDIG, B.: *Text-Textsorten-Semantik. Linguistischer Modelle und maschinelle Verfahren*. Hamburg. S. 51–79.

HOEFT, B./KRAUS, A. (1991): „Zu den Sprachstörungen Schizophrener“. In: KRAUS, A./MUNDT, CHR.: *Schizophrenie und Sprache*. Stuttgart/New York. S. 84–89.

KÄSERMANN, M. L. (1983): „Form und Funktion schizophrener Sprachstörungen“. In: *Sprache und Kognition* 3. Bern. S. 132–147.

KÄSERMANN, M. L/FOPPA, K. (1986): „Zur Untersuchung normaler und gestörter Kommunikation“. In: *Schweizerische Zeitschrift für Psychologie* 45(3). Bern. S. 165–184.

KÄSERMANN, M. L. (1988): „Schizophrenie: Zwei Umgangsweisen mit einer Beschreibung des Wahnsinns“. In: *Zeitschrift für Literaturwissenschaft und Linguistik* 18, Heft 69. S. 21–40.

KRAUS, A./MUNDT, CHR. H. (1991): *Schizophrenie und Sprache*. Stuttgart/New York.

KÜCHENHOFF, J. (1991): „Psychische Abnormität als Störung kommunikativer Kompetenz“. In: KRAUS A./MUNDT CHR.: *Schizophrenie und Sprache*. Stuttgart/New York.

LE DOUX, J.E. (2001): *Das Netz der Gefühle*. München.

LE DOUX, J.E. (2002): *Synaptic Self: How our brains become who we are*. New York.

LUTZ, L. (1981): *Zum Thema „Thema“. Einführung in die Thema-Rhema-Theorie*. Hamburg.

MAHER, B. A./SPITZER M. (1993): „Thought disorders and language behavior in schizophrenia“. In: BLANKEN, G./DITTMANN, J./GRIMM, H./MARSHALL, J.-C./WALLESCH, C.-W.: *Linguistic Disorders and Pathologies. An International Handbook*. Berlin/New York (=HSK, Vol. VIII). S. 522–533.

PETERS, U.H. (1978): „Einführung in die strukturale Psychopathologie“. In: *Zeitschrift für klinische Psychologie und Psychotherapie* 26: Göttingen. S. 22.

PETERS, U.H. (1980): „Semiologie der Schizophrenie“. In: PETERS, U.H.: *Die Psychologie des 20. Jahrhunderts*. Band X. Zürich. S. 381–396.

PETERS, U.H. (1982): „Schizophrene ‚Missverständnisse‘ und Zeichenfeldstörungen“. In: HEINRICH, K.: *Der Schizophrene außerhalb der Klinik*. Bern.

ROCHESTER, S.R. (1978): “Are language disorders in acute schizophrenia actually information processing/problems?” In: *Journal of Psychiatric Research* 14. Amsterdam. S. 275–283.

ROCHESTER, S.R./MARTIN, J.R. (1979): *Crazy Talk. A. Study of the Discourse of schizophrenic Speakers.* New York.

ROHEN, H. (1989): „Ikon-Sätze. Wie fassen Menschen mit schizophrenen Störungen Sätze mit Bild und Wörtern auf?" In: ROTH, V.M.: *Kommunikation trotz gestörter Sprache. Aphasie-Demenz, Schizophrenie.* Tübingen. S. 143–167.

ROHEN, H. (1993): „Gesprächsstrategie mit Schizophrenen". In: *Grazer Linguistische Studien* 39/40. Graz. S. 177–191.

ROHEN, H. (1994): „Wie wirken verschiedene Strategien im Gespräch mit Schizophrenen? Zum Konzept der monologischen Kohärenz". In: *Sprache-Sprechen-Handeln* Band 2. Tübingen. S. 349–354.

ROHEN, H. (1999): „Kohärenzbrüche in Gesprächen mit schizophrenen und ein Versuch zu ihrer Überbrückung". In: *Zeitschrift für Deutsche Sprache.* S. 264–276.

STASSEN, H. (2012): *Affekt und Sprache.* Berlin.

SCHECKER, M./KINDT, H. (1998): *Sprache und Schizophrenie.* Bd. 1. Freiburg.

SCHECKER, M./KINDT, H. (1998): *Sprache und Schizophrenie* 1. Neurolinguistisches Labor. Freiburg. Unter der URL: www.neurolabor.de/work 3htm.

TAUSCH, R. /TAUSCH, A. (1990): *Gesprächspsychotherapie. Hilfreicher Gruppen- und Einzelgespräche in Psychotherapie und alltäglichem Leben.* Göttingen/Toronto/Zürich.

TRESS, W. (unter Mitarbeit von PFAFFENBERGER, U.) (1991): „Die sprachliche Verwendung des Begriffs ‚schizophren' – eine sprachphilosophische und linguistische Untersuchung". In: KRAUS, A./MUNDT, CHR.: *Sprache und Schizophrenie.* Stuttgart/New York.

VATER, H. (2001): *Einführung in die Textlinguistik. Struktur, Thema und Referenz in Texten.* München.

WEINRICH, H. (1976): *Sprache in Texten.* Stuttgart.

Die Gespräche

Gespräch mit dem Patienten H. am 17.11.1992 (vormittags)
Bezeichnung der Cassettenseite: 17.11. II. Teil H.
Datei He1711-b.txt

R: Also wenn, öh

TONSTÖRUNG

P: Ja (…) krank

TONSTÖRUNG

(…) sagt, ich wollte ** gern hier raus, weil, was Neues sehn, was anderes sehn, aber das geht nicht, ich/ das Schicksal

0,5

holt mich immer wieder ein * ich bin immer wieder * betroffen * von mei/ * von der

TONSTÖRUNG 0,5–0,8

aufbauen * mich selber zu erziehen ** einfach gar nichts ich wie/

TONSTÖRUNG 0,9–1,0

R: Sie brauchen <u>auch für sich</u> Freiraum
P: <u>brauch einfach</u>

1,0

Ich brauche für mich auch Freiraum ja
R: Einerseits lieben Sie Ihre Mutter <u>und</u> möchten ihr alles geben
P: <u>Ja</u> Ja
R: Aber Sie können nicht alles geben weil wenn Sie alles gegeben haben, haben Sie selber kein Freiraum, denn Freiraum brauchen Sie
P: Ja
R: Hab ich das so, öh richtig

P: Richtig verstanden, ja
R: Und da ist schon, ein Punkt öh, wo ich das Band gewechselt habe
P: Ja

1,5

R: Da haben Sie, öh, gesagt daß, das was Sie jetzt mir schildern
P: Ja
R: das ist eigentlich * auch Ihre Krankheit
P: Ja * ja
R: Daß des/ des
P: Ja
R: Diese Diskrepanz
P: Ja
R: Und eigentlich auch nicht ** also öh * ja eigentlich die Suche
P: Nach der Ganzheit
R: Nach der Ganzheit
P: Ja
R: Und die Suche nach dem Platz
P: Mhm
R: In der Gesellschaft
P: Mhm
R: In der Familie
P: Mhm
R: Ohne sich, aufzugeben

2,0

P: Mhm
R: Aber trotzdem für den anderen da zu sein
P: Ja * es ist schlimm, wenn ich bedenke daß ich, zu Hause allein bin meiner Mutter nicht mehr ist, das ist * so, eine ewige Trennung gell, des halt ich schier nicht aus, * das reißt in mir alles auf ** und dann reiß ich auch alte Wunden auf, es kommt immer wieder vor daß ich dramtisieren will, ja * daß eben dann/ da sag ich komme am Woch/ Wochenende, ich möchte wiederkommen ** u:nd, meine Mutter sagt dann nur du dramtisierst wieder ** ich

2,5

sage nein, ich dramatisere nicht, das ist * sinnlos * das zu bedenken * hat keinen Wert * ich muß eben * versuchen * selber, über die Runden zu kommen und * Freude zu haben mehr Freude und mehr Mäßigkeit
R: Freude Mäßigkeit, über die Runden selber zu kommen
P: Ja * und eben in die Tiefen meines Wesens so verständig

3,0

einzusteigen gell * daß ich, eben * hm, mich selbst berücksichtige, und mich nicht für andere, sinnlos opfere ** das ist praktisch ein/ *eine Bremse hier wenn ich hier bin * ich kann hier * öh * äh, abgebremst leben * zumindest so * wenn das

3,5

Umfeld mich aufzehrt *5* dann denkt man, ja ** wie lange wird das wohl noch gutgehn + einmal kommt doch das dicke Ende * hä
R: Das dicke Ende?
P: Das dicke Ende kommt noch *3* wenn ich ganz allein bin * dann hab ich die Heidi vielleicht, eine Freundin, aber die, was soll ich mit der? * kann ich nichts anfangen damit ** ich bin *4* einseitig geworden **
R: Einseitig

4,0

P: Einseitiges, Arbeitstier *3* hä **
R: Einseitiges Arbeitstier
P: Ich habe nur gearbeitet
R: Nur gearbeitet
P: Nur gearbeitet
R: Ja, und/ und öh: die Heidi ist ihre Freundin?
P: Ja *4* eine Bekannte von mir
R: Eine Bekannte
P: Eine Bekannte, ja * hab ich hier kennengelernt auf der Station
R: Ja
P: 11* wir mochten uns sehr gern
R: Ja * aber Sie wissen nicht, was * man damit anfangen soll

4,5

P: Ich kann ihr nicht schreiben weil, ich dauern von meiner Krankheit erzähle * und es ist immer wieder dasselbe ** es kommt die Krankheit * an der ich leide und die mich quält *4* und die mich hier, besonders betrifft * zu Hause hab ich nichts, hab ich das nicht so traumatisch * [VIELLEICHT: dramatisch] aber hier ist es reichlich traumatisch [VIELLEICHT: dramatisch]
R: Hier
P: Ja * weil man nicht weg kann * und dauernd hier angebunden ist
R: Man ist dauernd angebunden

5,0

P: Ja
R: Sie möchten weg?
P: Ja * (na)türlich
R: Da ist auch ein Diskrepanz
P: ja, es geht nicht, wie soll ich hier weggehn ** muß meine Sachen packen und gehen, und das wird mir schon zu schwer *5*
R: Mhm ** meinen Sie nicht daß/ daß wenn Sie * etwas von, dieser Diskrepanz, gelöst haben oder wenn Sie /, vielleicht dauert es noch

5,5

länger, daß Sie, einfach daß/ daß äh *5* äh, weil Sie sagten daß wenn Sie Kontakt aufnehmen mit der Freundin dann erzählen Sie eh nur von der Krankheit
P: Ja
R: Aber vielleicht ist es auch ganz richtig ei/ solange, Sie was zum Erzählen haben darüber
P: ja * ja
R: Und, so wie es
P: ja
R: äh, Geschichten gibt/ es ist/ äh es gibt Märchen, es gibt Bücher, und es fängt an, und es hört auf, und wenn öh man die

6,0

Geschichte zu Ende erzählt hat, äh, dann ist die Geschichte fertig

P: Ja
R: Und dann ** könnte das nicht sein daß Sie noch=n bißchen Zeit brauchen * und das einfach erzählen müssen * und, wenn Sie alles erzählt haben *äh* dann haben Sie, bißchen sich selber gefunden
P: ja, das glaub ich auch *4*

6,5

R: Und, äh vielleicht, öh, können Sie das dann, nachdem Sie alles erzählt haben einfach von dieser Diskrepanz, was etwas dann * lösen oder
P: Ja es ist so daß wenn ich sage, zu Hause etwas * was Umstrittenes * ich kann nicht in Ruhe forschen * meine Mutter läßt mir nicht die Ruhe dazu, sie sagt immer hast du wieder Dianethik gelesen, hab ich gesagt, nein, ich habe nicht Dianethik gelesen, und so geht das dauernd * es ist ein dauerndes Hin und Her, ein

7,0

dauerndes Heckmeck, mit meiner Mutter, obwohl ich sie sehr mag, aber sie läßt mich nichts * existieren, sie läßt mich nicht leben *4*
R: Sie läßt Sie nicht leben
P: Nein ** ich * durfte dauernd um sie rum sein, und ihr kochen und, backen und, ah machen und und *3* oh ich bin unglücklich dabei
R: Mhm
P: Furchtbar unglücklich
R: Das finde ich, haben wir jetzt sehr ** ähm ** äh * also das rührt mich sehr, wenn Sie sagen, daß ** äh, Sie ihre Mutter einfach

7,5

*also das ist ihr Ein und Alles
P: Mhm
R: Und Sie lieben sie
P: Mhm
R: Und öh möchten ihr auch alle geben
P: Mhm
R: einerseits, und andererseits eben äh die Diskrepanz
P: Ja

R: Daß sie Sie auffrißt
P: Ja
R: Aber könnte das nicht sein, daß in dém Moment wo Sie/ * weil sie sagten doch selber daß Sie die M/ habe ich das richtig

8,0

verstanden, daß Ihnen irgendwie die Mitte fehlt
P: Die Mitte ja ** öh die fehlt mir sowiese schon lange *
R: (...)
P: weil seit mein Vater tot ist fehlt uns allen die Mitte ** in der Familie
R: Ihr Vater war die Mitte
P: Mein Vater war die Mitte ja *6*
R: Aha * und jetzt ist er weg
P: Jetzt ist er weg
R: Und jetzt ist die Mitte
P: Ja es, endet im/ in der Verzweiflung *

8,5

ich weiß gar nicht, warum das so sein muß, aber es ist einfach * schrecklich, ich hatte so/ ich war so frei in meinen Gedanken und plötzlich kommt die Einengung und die Angst, und meine Schwägerin und/, Gottes Willen, mein Bruder * das hält kein * halt ich nicht aus ** wie=s/ wie soll ich da noch einmischen, wenn ichs nicht aushalte * und ich brauche Tage und Wochen bis ich mich wieder normalisiert habe ** bis ich wieder auf dem normalen Stand, bin, wenn ich zu Hause war *

9,0

es frißt mich auf
R: Das frißt Sie auf
P: Das frißt mich auf ja ** obwohl ich es gern mache, gell** wenn ich etwas habe, kann ich kochen, mach meiner Mutter das Essen, und bring ihr das Frühstück ans Bett * (oder) mach ihr das Leben noch schön ** das kann ich jetzt machen, früher konnt ich das nicht
R: Ach

P: Ich hab meinen Vater auch etwas gepflegt, aber es war sehr schwierig weil er zuckerkrank war, und er mußte immer Diät leben

9,5

R: Oh ja, des is/ des is klar, des is, verständlich, (...) Zuckerkrankheit is schwer
P: Das ist schon fast so schlimm wie Schizophrenie
R: Hm
P: Das ist auch eine Art Schizophrenie, Zuckerkrankheit also
R: ja
P: Wie ich meinen Vater erlebt habe, auch immer, hier oben also, geistig *3* hätte mal gesagt * jetzt geh ich dann nach Haar * ins Königszimmer * so, so irre war das Leben oft für ihn, gell * so unerträglich

10,0

R: So unerträglich
P: Er hat so viel, äh Sorgen gehabt und ** Ärger mit der Firma
R: Ärger mit der Firma
P: daß er gesagt hat, er geht jetzt da nach Haar ins Königszimmer
R: Ins Königszimmer
P: Ins Königszimmer, da ist ein schönes * öh, <u>er</u> hälts nicht mehr
R: <u>ja</u>
P: aus (so praktisch) gell, <u>aber</u> das hat er nie gesagt er war immer
R: <u>mhn</u>
P: stark
R: Als/ das Leben war dann/ er mußte stark sein
P: Ja
R: Das Leben war dann unerträglich
P: Ja

10,5

R: Und deshalb hat er ein Bereich für sich gesucht, wo niemand rein kann
P: Ja
R: Ins Königsreich kann nicht <u>jeder</u>
P: <u>Ja</u>

P: Ja. [LACHT] Und dann ** hat er (sich) die Tür zugemacht und da war er in sein, Königsreich * er brauchte ein Eckchen
P: Ja
R: Ein stilles Eckchen
P: Ja
R: Und so ** des: sagten Sie jetzt auch, daß äh

11,0

** Sie eigentlich auch sowas bräuchten
P: Ja *3* ein Reich für sich
R: Ja * also äh könnte das nicht sein daß dadurch daß Sie so, äh, daß alles so durchforschen, alles was Sie jetzt erzählt haben, Sie haben in allen Glauben, geforscht, Sie/ um Wahrheit zu finden, Sie haben sogar geforscht wie Ihr Name entstanden ist
P: Ja
R: Oder was/woraus das äh **

11,5

ja besteht ** was es für ne Bedeutung/ ja für Sie
P: Was das für eine Bedeutung für mich hat. Ja
R: Genau, für Sie
P: Für mich hat
R: Für Sie als * Mensch eine Bedeutung hat ** und, äh *4* äh *
P: Ja hm
R: oder ** ja wenn Sie dann ** selber plötzlich äh * jetzt als/ als ** äh Herr H. Ihre * Einstellung zur Religion finden, unabhängig von den Pfarrern, und unabhängig von Rudolf Steiner,

12,0

und unabhängig von allen ** wenn Sie IhrenStandpunkt, dadurch daß Sie suchen, gefunden haben, vielleicht hört da eine Diskrepanz auf.
P: [STÖHNEND] Ja, es wird nicht mehr aufhören, ich hab das schon so lange durchgemacht ** und es wird immer wieder Verzweiflung geben und immer wieder Rückfälle ** ich finde keinen eigenen Standpunkt, das ist mein Problem *3* ich glaube

12,5

alles was man mir sagt *6*
R: Sie glauben
P: Ich glaube alles *4* ich hab keinen Mut zum Widerspruch *4*
R: Keinen Mut zum Widerspruch
P: Ja ** Kei/nicht die Kraft *4* das geht so weit * daß man mir sagt, Sie glauben doch auch alles was man Ihnen sagt, da sag ich [KLOPFEN] ja ** bin ein Jasager

13,0

R: Aber Sie suchen die Wahrheit
P: Ja freilich *4*
R: Solange Sie die Wahrheit suchen *3*
P: [TROTZIG] Ich hab sie manchmal wirklich im Griff *3* des/ die Wahrheit * (dann)sag ich, ich kann nun sagen *3* ich bin die Wahrheit gell, [LACHT] i/ * aber ich ha/ * ich lebe trotzdem neben der Wahrheit, mit der Wahrheit,

13,5

aber das ist sehr schwierig *7*
R: Sie sind die Wahrheit *3* oder Sie haben die Wahrheit in sich
P: Durch den Glauben
R: Durch den Glauben
P: Ja
R: Aber, ähm
P: Ich werde * wie das Lamm * auch, wie ein Lamm Gottcs ** wic cin Lamm *lammfromm

14,0

(wenn ich)/ ich stell mich fromm aber, das geht nicht hier, man wird (...), man wird fertiggemacht
R: Fertiggemacht?
P: Haja, von den anderen,die rauben einen aus**die kommen und
R: die rauben einen aus?

P: betteln und betteln und betteln und ich bin so gutmütig ich hab ein so gutes Herz, und geb alles was ich habe, Schokolade [LACHT], Geld, alles was man sich denken kann *3* es ist schlimm wenn man so weich ist *3*

14,5

R: Ja * wenn man so weich ist
P: [LEISE, WIE BEISEITE GESPROCHEN] Ja *3* jetzt muß ich mal geschwind schauen * oh, es ist schon
R: Oh
P: Zwanzig vor eins
R: Ja wann kriegen Sie Essen
P: Jetzt [LACHT]
R: Huch
P: Ja
R: Ja *

TONSTÖRUNG

R: dann machen wir

TONSTÖRUNG

AUFNAHME BRICHT BEI 14,7 AB

Gespräch mit dem Patienten H. am 17.11.1992 (nachmittags)
Bezeichnung der Cassette: H. 17.11.92 II. Teil
Bezeichnung der Datei: HE1711.2

Das Band erst ab 1,6 besprochen.

1,6

R: (...) ein Wort gehört habe, aber so zusammenkriegen würd ich das nicht, wie Sie das zusammengekriegt haben * also des muss ich sagen, dass Sie sind unheimlich gebildet
P: [SPRICHT VERÄNDERT: EINDRINGLICH UND LEISE, IM TON ALS OB] Ja, zum Beispiel Isis Sophia, sie hat Luzifer getötet und [AUSWENDIGES WIDERGEBEND, DAFÜR ABER ZU VIELE SUCHPROZESSE] auf des Raumes weiten Schwingen in (Welt) äh in Raumes Weiten und auf der Weltenkräfte Schwingen in Raumes Weiten fortgetragen. Christus wollen ist für Luzifer entreißend und

2,0

auf des * äh Geistes Boten, äh * äh die Menschenseelen auferwecken * Isis Sophia des Gottes Weisheit. [FÄHRT MIT NORMALER STIMME FORT] Des is ein Versuch, der Weisheit nachzuspüren, irgendwas weisheitsvolles zu denken * und da hat Rudolf Steiner doch sehr viel geleistet auf dem Gebiet, muss ich ehrlich sagen, (ich) hab ihn jetzt entthront er ist nicht mehr mein mein

VON DRAUSSEN HÖRT MAN ANSCHWENNENDES MARTINSHORN

Meister, er war lange Zeit mein Meister, Rudolf Steiner.
R: Warum ham Sie ihn entthront?
P: Ja nun, weil ich in der Kontroverse bin zwischen Kirche * Zwischen dem Glauben und Rudolf Steiner, gell. Die Pfarrer sagen, die heben >ab< * die Antroposophen heben ab und dann hab ich mich führen lassen, ich hab gesagt, gut, ich mach nichts mehr anthroposophisches, das bleibt für sich, ich [AUFZÄHLEND] mach jetzt die Naturwissenschaft * Vererbung, Mendelsche Gesetze *

äh is entsetzlich, versteh=ich überhaupt nix davon * und *

3,0

dann hab ich mir ein Buch rausgesucht für Kinder, das versteh ich am besten * die Urwelt lebt zum Beispiel * für ein Buch für Kinder. Das ist herrlich zu lesen, interessant und abwechslungsreich.
R: Ja das ham Sie auch letztes Mal gesagt.
P: Ja.
R: Dass die Urwelt lebt.
P: Ja
R: Und dass Sie dass Sie ein Naturmensch sind.
P: Ja schon. Ich war immer in der Natur und liebe die Natur über alles * äh ich hatte auch einen langen Bart und eine Ka/ einen Hut und ich war ausgerüstet mit Rucksack mit Mantel und (ich) bin in die Berge gestiefelt ich hatte eine Wohnung (in), eine Hütte * am Tegernsee und da hab ich gehaust und da hab ich gelebt in der freien Natur * äh hab mich geduscht unterm

4,0

Wasserfall, es war herrlich. Alles geht verloren, mein Schwager hat die Hütte ver zurückgegeben an mein Onkel, aber das äh die Erinnerung bleibt mir, (die) wird ewich bleiben.
R: Ja die Erinnerung auch in ihnen.
P: Damals hat es schon angefangen mit dem * mit der * mit dem äh komischen Gefühl, mit diesem * (es) ist ein ungläublich glaubliches Glücksgefühl, der Echtheit, der * Realität ** Ich weiß noch, meine Schwester hat sich damals den Finger aufgeschlagen mit der Axt, sie wollte Kleinholz machen und hat mir dann die Wunde gezeigt ich konnnt (es) nur sagen ja so ishalt, es war schlimm * ich war ganz versunken in meine sch: in meine schizophrene, in meine Schizophrenie ich hatte damals (das) erste Mal Haldol bekommen * u:nd ich war von einem [STOCKEND ABER SCHNELL] Glücksgefühl durchströmt, wie wenn * es wirklich * (das) Leben *wer ernst werde jetzt, daß ich erwachsen werde.
R: Daß sie erwachsen werden?

5,0

P: Daß ich erwachsen werde, daß ich * die Natur empfinde so nah * in meinen Gedanken in meinen Gefühl * überall die Natur [AUFZÄHLEND] und die Pflanzen und die Hütte * Es war wunderschön mit meim Eltern meiner Schwester zusammen.
R: Das war wunderschön?
P: Zuschön, [AUFZÄHLEND] mit der dicken Pfeife und in der Lodenkotze und in den Lederhosen an und so in der Natur halt * so richtig bayrisch * echt.
R: Bayrisch echt?
P: Bayrisch echt [LACHT].
R: Ja mit dem Bayrischen verbindet man das Echte. * Und das Natürliche.
P: [ZUSTIMMEND] Jaja. Das Natürliche * das Urmäßige * jaja ** meine Kleider sind jetzt schon abgetragen diese Jacke besitz ich noch, die hab ich bei (je) einem Schneider machen lassen, der is Heimatkundler und der macht sehr schöne Weihnachts* äh

6,0

Vorträge immer wieder= nd der (hat) äh mir diese Jacken gemacht aus einem Stück Stoff * die is ganz durchlöchert aber sie ist mir die Liebste * weil sie einfach von ihm ist und ich weiß, des is ein guter Schneider, der macht diese äh Mäntel und *Anzüge alles aus Loden * mit Hornknöpfen * is ein wunderbarer Redner er kann réden réden réden er hoert gar nicht mehr auf * der (Benny Eisenborg) * bei dem ich war als Schneider.
R: Ja?
P: (Und) ich hab dann auch mit den Bienen dort gearbeitet * etwas chaotisch mir s=ist einmal ein Kasten hinuntergefallen und die Bienen sind raus und haben mich versto verstochen an den Beinen an den Armen überall verstochen aber (es) hat mir gar nicht ausgemacht. Ich war so stark in der Natu:r * und kräftig, daß ich das alles * hingenommen habe (ich) mein

7,0

Leiden und ** dann hab ich Brot gebacken und * alles war wunderbar * am Tegernsee. Und dann mitn Tod meines Vaters kam dann entsetzlich der Alkohol * ich habe sehr viel getrunken damals, * hab mir einen * eine * ein Handtuch übergeworfen wie eine Toga und mit Sandalen bin ich zum Nach-

barn gelaufen und hab gesagt >mein Vater is gestorben<. Wie ein äh alter Römer [SCHMUNZELND] bin ich dahergekommen, in (der) Toga, virilis, mit einem [UND ETWAS LAUTER] al/mit einem großen >Badehandtuch bin ich nackt auf die Straße gegangen in der Badehose, aber ich hatte diese Toga um mich herum< und da war ich sehr stolz drauf ** u:nd...
R: Sie waren stolz drauf?
P: Ich war stolz drauf, Römer zu sein.
R: [LACHEND] Römer zu sein
P: So kommt alles * äh des is verrückt. Ich bin dies und jenes, die äh ganzen Menschengedanken hab=i alle durchlebt * was nur

8,0

Irgendwie denkbar wäre. *3* Die Kultur, * die der Mensch* schafft* hier ist ja sehr wenig Kultur, man töpfert nicht und [SEUFZEND] malt nicht mehr * einesteils ist es leichter ohne Kultur, andererseits muß man bedenken, daß die Menschen eigentlich Horden waren früher, in der alten in der Steinzeit * Menschenhorden und so ein Rangdenken, ein Hackordnung unter sich hatten * so ist es hier auch * bei den Urmen/zeitmenschen * die primitivsten Gedanken und die primitivsten Äußerungen gehe da * in meinem Gedächtnis vor sich, gell. Alle Ärzte sind * verrückt >(ha des) kann nicht sein * des ist<
R: Alle Ärzte sind verrückt?
P: Alle Ärzte, ich hatte so eine Abneigung gegen die Ärzte * das hat sich geäußert in einem Wutausbruch zu Hause ich war

9,0

total aus=sem Häuschen, ich (hab=em) gesagt * Sie: Idio:t (oder so) am Telefon, ich hab den Arzt beleidigt * des war [GEFLÜSTERT] entsetzlich, >also was ich durchgemacht habe.< * Die Stimmung
R: Entsetzlich?
P: des war so hochschießend, diese äh Egoismus der hochschießende Egoismus * von mir aus * über meine Verzweiflung ** zu Hause * in R... * (es) war furchtbar.
R: Das war furchtbar?
P: Das Ende war schrecklich.
R: Schrecklich.

P: Und dann hier * is es ja auch komisch man lebt hier wie in einer Menschenhorde, respektiert sich kaum (und) **
R: Respektiert sich kaum
P: Es is * es is wie in der Urwelt für mich ist es praktisch * wie die ersten Menschen * lebt man

10,0

hier, mit Adam X und Sieglinde und Frau Y * es gibt schon Kulturmenschen hier, aber die meisten sind * eben * wie von der Natur sie geschaffen sind * so ehrlich oder wahr oder [LACHEND] echt, wie sie halt sind, gell. *4*
R: Wo fühlen Sie sich mehr hingezogen?
P: Ja nach Hause natürlich. Nach Hause. Nach Hause * nach M... * oder Tegernsee.
R: Nee ich meinte jetzt auch * zur Kulturmenschen oder Naturmenschen, weil Sie das auch sagten, daß Sie eigentlich sowohl als auch sind oder vielleicht ein bißchen im * äh Zwiespalt sind zwischen Kultur und Natur
P: Im Zwiespalt jaja
R: hab ich das so richtig verstanden
P: Jaja * das stimmt schon.

11,0

R: Oder aber auch in Diskrepanz zwischen Kul/ äh zwischen Religion, zwischen jüdischer Religion, zwischen Antroposophie, zwischen äh evangelischer Religion, wo Sie sagten daß die Pfarrer gesagt haben, Sie sollen Antroposophie lassen.
P: Lassen.
R: Da ist auch sone Diskrepanz.
P: Ja: (es) is ein Einschnitt ich war glücklich mit der Antroposophie und habe viel studiert, Rudolf Steiner gelesen * und äh bin der Meinung daß es jetzt auch an der Zeit ist, die Geheimnisse, daß alles ans Licht kommt, ans Tageslicht * daß man keinen Geheimbund hat oder Geheimbündelei oder so Geheimnistuerei macht, des mag ich nicht. Es is ei:ne * äh polyforme Schizophrenie bei mir * es gibt * totale * Durcheinander von * Religionen von * Buddhismus, Islam, vom

12,0

Judentum * von * es és, was ich nicht begreife ist, daß es noch ungeheuer viel Wissen gibt was zu lernen ist * daß es noch so so arg viel Wissen gibt, was noch zu verarbeiten ist und was noch * in meinem Bücherregal steht * an Wissenschaft.
R: Und das möchten Sie alles wissen?
P: Das möchte=ich alles wissen ja. *Ich bin opernbegeistert * ich bin so vie:l/vielseitig, daß ich oft erschöpft bin davon * weil ich nicht mehr weiter kann.
R: Erschöpft?
P: Erschöpft* ja. *5*
R: Und in Diskrepanz?
P: Diskrepanz zwischen ** dem uneinheitlichen * Glauben, zwischen dem *5* bloß natürlichen Menschen und zwischen dem *

13,0

religiösen Menschen * der homo religiosus ist kein homo faber * und der homo faber ist kein homo ludens und so geht das weiter gell des is * der homo ludens, der spielende Mensch ist Forscher * von von Natur aus * er spielt mit allem, was die Natur ihm gibt * zieht da/ zieht daraus seine Schlußfolgerungen, aber was mir fehlt ist jetzt einfach ** jetzt mal die Konsequenz mal zu bleiben wo man ste/ wo man sich hin/ sich hin*äh geordnet hat wo man sich eingeordnet hat in die Natur, daß der Mensch eben nicht gegen die Natur leben kann, sondern mit ihr leben muß * mit seiner Kultur * und die Kultur nur die Natur schädigt heutzutage durch die Abfälle und durch die äh Pipelines die leckgeschlagenen öltanker und die alles dieses Naturzerstörende * das das alles eben Folgen

14,0

unserer Kultur sind und daß die Kultur nicht ewig währen kann, wenn sie so weitergeht, sondern sich selber zerstört * weil das Grundwasser verseucht wird oder weil die Wasser das Wasser >überhaupt< zerstört wird * unsere Lebensgrundlage, das Wasser * vergiftet
R: Mhm also der Mensch zerstört sich selber?
P: Mit Benzin, der Mensch baut sich selber ab. Jaja er vergiftet seinen Lebensraum * in unglaublicher Art *7* so ist das, ja.

R: Ja und also dann äh wenn ich noch zusammenfassen darf, da sind also äh * auch aus mehreren Gesprächen jetzt, die wir gemeinsam geführt haben also daß sie einerseits die Diskrepanz zwischen den verschiedenen Religionen * die Diskrepanz *
P: mhm

15,0

R: zwischen Kulturmensch und Naturmensch * hier erleben wie äh
P: mhm
R: Natürlich * oder äh unkulturell die Menschen sind, aber ganz
P: mhm
R: echt * also da auch eine Diskrepanz * und Diskrepanz, daß
P: Ja
R: Sie eigentlich äh nach Hause möchten.
P: Ja.
R: Und Ihrer Mutter helfen möchten, aber da ist auch eine Diskrepanz.
P: Ja, schwer
R: Zwischen Ihrer Schwägerin und äh
P: Meiner Mutter

BANDENDE BEI 15,5

Gespräch mit dem Patienten H. am 24.11.1992 (vormittags)
Bezeichnung der Cassettenseite: 24.11. H. Schluß
24.11 Hr. T.
Datei He24.11S

R: (...) jetzt muss ich des nochmal weil ich hab des gar nicht Äh
P: mhm
R: den Knopf wieder gedrückt * des wollt ich nochmal kurz * dann wiederholen wenn es geht * also äh Sie sagten, dass äh in Rußland haben die des äh * Land * bekommen verteilt
P: verteilt
P: ja
R: Und Sie hatten auch sechs Ar und nicht nur Freiheit,
P: ja ja
R: sondern auch äh * Verantwortung
P: ja
R: Und jetzt wollten Sie wieder mit den Bienen was * äh machen, aber nicht so riesengroß wie wie das * also bevor Ihre
P: mhm
R: Krankheit ausbrach.

0,5

P: Muss langsam wachsen
R: Es muss langsam wachen * ja
P: mhm
R: Und so so wie Sie sagten, dass Sie so=n ä=h äh äh * Wagen haben
P: Ja
R: Bienenwagen haben
P: mhm
R: Was braucht man noch dazu? * Bienenwagen
P: (Man) braucht eine Schleuder
R: ja
P: Honigschleuder ** man braucht * Geräte
R: mhm
P: (braucht) einen Stockmeißel* einen * Rauchstock * ein
R: mhm mhm

1,0

P: Räucher * pfeife ** und *
R: mhm mhm mhm mhm
P: äh ** verschiedene Chemikalien auch
R: mhm. [LACHEND] Und da wo Sie/ wo das Band äh (sonst glauben die Leute) des sei nicht aufgenommen deshalb wiederhol ich des, was Sie sagten * da wo Ihre Krankheit ausgebrochen ist * ham Sie
P: ja
R: einfach (riesen ...)
P: Ah * nicht krank, ich war nicht krank * ich hatte/ * ich war nur erschöpft
R: Nur erschöpft
P: Ich hatte
R: ja
P: Ich habe ja im/ in/ in * zuviel Bier getrunken und * bin dadurch jähzornig geworden
R: mhm

1,5

P: ich war nie krank * es war nur so, daß ich in der Not * äh nach Rom gefahren bin und * zurückgekommen bin, als ich zurückkam, hat man mich in die Psychiatrie gesteckt, wär ichin Rom geblieben, wär des gar nicht passiert
R: mhm
P: aber ich hatte halt* / es war niemand da * Rom ist keine hi/ * ich sag ja* christlich *3* hilft ei=m niemand
R: mhm * hilft einem niemand
P: hilft einem niemand
R: hilft einem niemand *

2,0

mhm * christlich
P: christlich, ja *3*
R: (und) das was wir vorhin gesprochen haben, das wo ist man angenommen * wo (wird) * man so genommen
P: ah des sind ja ja * wie man ist
R: (...)

P: mhm
R: (jemand ist immer begehrter) * jemand ist immer besser als die anderen
P: ja * ja
R: (…)
P: ja ja
R: >jaja< * aber vielleicht * äh können wir noch nächstes Mal darüber sprechen über diese * äh Zerrissenheit
P: Ich hal/ ich halte alle meine Gebote * und
R: ja

2,5

P: äh und gib den Zehnten dem/ * (ich) bin ein *3* unschuldiger Mensch, ich hab nichts getan, gell ** [KONSTATIEREND] die Zerissenheit * ja nun * die Zerissenheit ist da * das * zieht sich zusammen * im (geist…) beschränkte(n) Menschenseelen
R: mhm
P: Man ist sehr beschränkt durch den Glauben *3*

3,0

R: Beschränkt durch den Glauben
P: Ja, durch den Glauben ** (durch) den christlichen Glauben
R: Durch den christlichen Glauben
P: mhm
R: Beschränkt?
P: Beschränkt
R: [ERSTAUNT ANTWORT VORSCHLAGEND] Wie meinen sie das? ** Durch die Gebote und Verbote
P: >ja<
R: Weil dann kann man gar nicht des ausleben, was man eigentlich ist
P: ja * das
R: [UNTERBRICHT] Weil überall Verbote und Gebote sind
P: Die Natur die Natur weist einen ganz anderen Weg
R: mhm
P: Und das ist das übel im Grunde genommen, dass der Mensch * mit der Natur immer im/ in der Zerissenheit lebt * dass er sie zerstört und nicht * erhalten kann * mit Lastwagen und Autobahnen Straßen, mit Häusern mit *

Fabriken und Abgasen, mit * Müll, alles des * des ist doch alles * nicht im Schöpfungsplan das ist doch schon eine Zerissenheit * des
R: mhm
P: Menschen * im Verhältnis zur Natur ** mein gro/ ich finde *

4,0

[ZITIERT DEN BUCHTITEL] Konrad Lorenz da * immer wieder als Vorbild * er redete mit dem Vieh, den Fischen und den Vögeln * wenn man des sieht nach dem Krieg * nach den großen Zerstörungen, Menschenvernichtungen * fünfundfünfzig Millionen * Soldaten * und nach all diesen Untergängen * da muss eine neue Zeit kommen
R: Eine neue Zeit muss kommen
P: Eine neue Zeit kommen ** ich habe damals gelesen Rudolf (Hauschka) * vom Wetterleuchten einer

4,5

Zeitenwende, das ist mir sehr * nahe gegangen, das Buch
R: mhm
P: ja * ich habe Hauschka sehr gerne gelesen, ich habe auch [UNTER DRUCK SPRECHEND, SCHWER ATMEND] seine Ernährungslehre zu Hause * die Substanzlehere ** und / fand seine Forschungen sehr interessant
R: mhm
P: Aber halt, wie gesagt, die anthroposophischen Art/ Arten zu arbeiten sind mir * zu: (ja weitläufig) zu sehr * theoretisch
R: Zu sehr theoretisch

5,0

P: Theoretisch also ich * ich lehne mich an die Natur an
R: mhm
P: Und nicht an (die geistes) **
R: Nicht an den Geist
P: Nicht an den Geist, nein
R: Sie lehnen sich * an die Natur an
P: Ich lehne mich ich lehne mich an die Natur mit meinem Gemüt mit meinem Herzen mit meiner Seele * und äh sehe, daß dahinter Gott verborgen ist.

R: mhm * und haben dann auch nicht so viele Verbote und Gebote oder wie
P: [BELEHREND] Natürlich nicht * ich sag Ihnen ja * sobald ich * versuche

5,5

* in äh * in Kategorien zu leben wie: die anderen Christen (…) dann wird ich eng und * zerstörerisch * die
R: [ÜBERRASCHT] zerstörerisch?
P: Zerstörerisch
R: Wieso?
P: Das Christentum hat * nicht dazubeigetragen, die Natur * zu erhalten, sondern zu zerstören * (nur erst) in unserer Zeit werden sie langsam aufmerksam * aber des einzige * Gute * an

6,0

der Antroposophie ist, daß sie einem die Natur nahebringt und daß man ** äh nur mit * Gott in Einklang leben kann (…) wenn sie auflebt und der Mensch * äh* ist tot * ist zerstörerisch * wenn er nicht mit *3* dem * Naturgrund verbunden ist
R: mhm * aber jetzt find ich, daß Sie * äh das * unheimlich *

6,5

äh fein ausdrücken so, weil Sie das letzte Mal, / im Gespräch sagten, daß daß Sie fühlen sich/deshalb kam ich zur Zerrissenheit, weil Sie selber sagten, daß Sie irgendwie in * in ä:h * Diskrepanz sich fühlen zwischen den verschiedenen Glauben, zwischen Wissenschaft und Natur * und wie Sie das jetzt so schildern ä:h sind Sie * find ich das einen sehr feinen Einklang eigentlich, des also:
P: ja

7,0

R: äh des das man zwar den Glauben hat, aber nicht diese * Dogmen und
P: mhm
R: äh daß man dann * Freiraum hat und atmen kann * und
P: mhm mhm
P: also auch * sagt man (heute) die weisen Frauen

R: mhm
P: (so) leben läßt und *
R: mhm
P: die leben unter uns
R: mhm
P: ich finde das sehr gut
R: [UNTERBRICHT] >Weiche Frauen<
P: [BETONT DAS STIMMHAFTE S, UM DIE BEDEUTUNG ZU SPEZIFIZIEREN] Weise * Weise Frauen
R: Weise Frauen
P: wie man früher gesagt hat, die Hexen gell
R: >jajaja<
P: Und sie ver/ sie ver/ ver verfolgt hat ** ich habe den Hexenhammer auch bißchen gelesen gell
R: mhm

7,5

P: Von vierzehnhundert * dreißig oder vierzig ** und da ich
R: mhm mhm
P: [FOLGT PHONOL. ASSOZIATION] habe die/ das Mittelalter studiert * zehn * tausend * des des jahr tausend oder tausend oder tausend zehn * tausend fünfzig
R: mhm
P: die/ die Kreuzzüge gegen den Gral ** von Hans Otto Hahn * (...3 sec) *

8,0

[AUFFÄLLIGER KONSTRUKTIONSABBRUCH] und habe da sehr viel *4* Macht * Macht ist nichts * Geld ist nichts ** äh (des ist wahr) Macht ist nichts ** hat alles zerstört* die Kirche ** die ganze Kultur * die Macht
R: Wie meinen sie die Macht ** jaja ** weil es den man/ den einzelnen Menschen auch nicht kennt
P: So is=ses, ja
R: mhm
P: (So=n Glaube) intolerant
R: Ja * und daran geht man dann zugrunde
P: mhm

8,5

R: auch wenn als / (eigenes Individuum)
P: und zurecht ja
R: gell des des als eigenes Individuum ja * aber vielleicht * äh * können wir darüber noch * nächstes Mal sprechen aber ich find das unheimlich fein wie sie das jetzt so geschildert haben
P: mhm
R: also des da schon * also im im/ * diese Diskrepanz gar nicht mehr so ist * also wenn sie so sagen, Sie wollen wieder bißchen Land * Sie wollen wieder bißchen Bienen * Sie wollen

9,0

Wieder bißchen Verantwortung * und * also des * find ich toll * weil * der Einklang kommt dann schon (da * viel * her) ** ja wollen wir * nächstes Mal einfach dann weiter darüber reden
P: ja machen wir

ENDE DIESES GESPRÄCHS BEI BAND 9,2

Gespräch mit dem Patienten H. am 24.11.1992 (nachmittags)
Bezeichnung der Cassettenseite: II. H. 24.11
Datei He2411.2

P: aus meiner christlichen überzeugung * daß ich getauft bin und daß ich nicht bedarf eines/eines wer immer strebend sich bemüht, den können wir erlösen * [MIT ÜBERZEUGUNG] das bedarf ich nicht, ich wérde erlöst, ich/ nicht aus eigenem Schaffen, sondern aus der Gnade.
R: Aus der Gnade?
P: Sondern aus der Gnade, ja.
R: Aber mit der Gnade hab ich auch so meine Probleme selber, [AUSATMEN] weil äh * weil die Pfarrer sagen, daß immer man braucht gar nicht sich streben, das ist nur die äh allgegenwärtige Gnade, aber ich denke, dann würd=ich das doch auch sagen, daß ich brauch mich gar nicht irgendwie bemühen * ich kann doch leben wie der letzte Wilde * und ich werde trotzdem erlöst und das find ich so ein bißchen ungerecht.

LEISE ABER BESTIMMT

P: Nein, das ist nicht wahr, man kann nicht leben wie der

1,0

[DER FOLGENDE ABSCHNITT SEHR STOCKEND UND MIT UNGEWÖHNLICH VIELEN HÖRBAREN SUCHPROZESSEN] letzte Wilde *Das ist Gott nicht wohlgefällig * das ist
R: nee?
P: unglaublich äh fern * Gott fern, man muß in die Nähe/ man muß die Geschichte der Menschheit ist der Abfall von Gott * und für äh mich ist/ bringt das Kriege mit sich und Aufstände und Proteste * ich bin * selbst * nicht * so * fest im Glauben, daß ich mich ja immer wieder sagen muß * es ist doch *schade, daß ein Mensch sich selbst verstrickt in Ungerechtigkeit * hier auf der Station in Ungerechtigkeit * bleibt und * äh nicht * lebt * gesund lebt, die Krankheit entsteht durch die Kränkung Gottes, ! daß wir Christus an seinen Wunden uns vergehen und an seinem Blut schuldig werden * und, das ist die

2,0

Krankheit * und wenn wir ** anderst leben würden ** äh mit/ ** in der Armut (und) in in der/ in der Nähe von ** Christlichen/ von Gemeinden, von *überschaubaren äh* Dimensionen der der/des Glaubens *(ha) sei es mohammedanisch oder sei es * buddhistisch * des ist ganz egal, wenigstens Toleranz in unserem Bereich zeigen und das ist ** grad bei den Christen sehr wenig vorhanden ** es macht mich immer etwas stutzig ...
R: Mich auch.
P: U:nd (des ist)
R: Ja was denken Sie, warum ist es denn so?
P: Weil *4* sehen Sie, weil die Menschen immer zu eng glauben *

3,0

weil sie nicht * den Überblick haben * weil sie ...
R: Zu eng glauben?
P: zu eng glauben
R: [LEISE MIR INTENSIVER ZUSTIMMUNG] Das denk=ich auch * die Menschen glauben zu eng * und wenn sie eine Wahrheit gefunden haben, dann lassen sie den anderen Menschen nimmer gelten.
P: Ja, so ist es
R: Und dann bringen sie auch einander um unter Umständen * nur
P: mhm
R: weil der andere nicht so glaubwillig ist ** und das kann man
P: >genau>
R: auch im kleineren äh Leben auch so erleben, daß wenn man in einer Familie ist und dann denkt man nicht grad so, oder zieht sich nicht grad so an, wie die anderen das wollen oder oder tut nicht grade das, was andere wollen, dann läßt man einen nicht gelten und dann geht die Luft aus, des des, also kann man im Kleinen verstehen, was im Großen passiert * des ist [ÜBERGABEPKT.] also * >ja> * Ja, das hat mich auch stutzig gemacht, das ist genau derselbe Punkt, ich denke genau so mit dem (dr/) mit dem irgendwie * ja wie/ was denken sie, warum das so ist?
** (Ich) hab nämlich viel Gedanken darüber gemacht wa/* warum ist des so?
P: Des hängt damit zusammen, weil * die Leute Angst haben.
R: Die Leute Angst haben?
P: Die meisten * die meisten Gläubigen haben Angst * vor der Realität und vor der Hölle * sie ham Angst vor dem Teufel, vor Sünde * u:nd vor * vor der

Welt, sie kennen die Welt nicht * sie kennen nur ihren engen *Lebensraum * ihre Haus, ihr Kloster, ihren Glauben * ihre Kirche * und sind sehr * stur.
R: Stur?
P: Auf ihren/ auf ihre Tradition geheftet, an ihre Tradition

5,0

geheftet * [PLÖTZLICH EINFALLENDES BEISPIEL] wie die Juden.
R: Wie die Juden?
P: Wie die Juden.
R: An die Tradition geheftet?
P: An die Tradition geheftet, wenn, wenn

TÜRENSCHLAGEN UND GESCHREI IM HINTERGRUND

der Pfarrer sich des Recht rausnimmt einmal anders zu predigen, einmal * christlich zu predigen möchte ich fast sagen
R: Christlich zu predigen?
P: [MIT PATHOS] Christlich zu predigen *3* >den Menschen den Christus nahe bringen>, dann würde sich vieles ändern, aber die schaffen das nicht.
R: Warum?
P: Warum?
R: Aus Angst.
P: Des is ganz éinfach, weil de/ die Kirche erstickt in ihren Traditionen.
R: [ZUSTIMMEND] Kirche erstickt in ihren Traditionen * mhm.
P: Es ist gerade so, wie wenn ** man jeden Sonntag den/ des des */ den Sauerteig der Pharisäer hat ** mir sind ohne Sünde, wir sind net schuldig * (und) wie lange geht das, ich war

6,0

Jetzt am Buß- und Bettag in der Kirche und beim Abendmahl gewesen * und habe mir viele Gedanken seither gemacht * wie lang geht das, daß ich ohne Sünde bin * wenn ich entschuldigt bin * kann ich nur sagen * es geht nicht lang, ich werde nicht zum Pharisäer * und denke ich bin ja da/ ich bin ja der Beste.
R: Genau.
P: Mir kann ja nichts passieren.
R: ja.

P: Und so ist es dann.
R: [NACHDENKLICH] so ist es ja, jaja und dann entsteht dieses/ dieser Moralisieren.
P: Ja * dann entsteht die Kleinmütigkeit, der Kopf, [EIGENARTIG RHYTM. AUTOMATISMUS] der enge Geist, die Krankheit. Eigentlich (schon fängt/ fängt schon) da an, daß man sagen muss * jetzt bin ich * nicht mehr gelöst, [VERBESSERUNG] jetzt bin ich gefangen/ befangen * befangen in meinem engen *

7,0

hier *Kilogehirn und kann nicht drüber * hinausdenken, das führt dann plötzlich endlich zum Selbstmord (wenn man s bedenkt)
R: Wenn man so bedenkt?
P: Wenn man so bedenkt * äh * es führt viel in die Verzweiflung.
R: Weil man gar nicht anders kann?
P: Weil man die Brücke nicht hat, zum anderen * weil die Brücke zusammengebrochen ist * bewegt bewegt *bewegt
R: Brücke zusammengebrochen ist?
P: zum Nächsten. Der Pfarrer hilft nicht den anderen, es gibt keine christliche äh * Verbindung, daß man sagen kann, [ANREDE AN JEMANDEN] komm (und) zieh in mein Haus, ich bewirte sie, sie sind arm dran, es wird nur immer auf das Geld geschaut, sie sind ja reich, sie brauchen das nicht *u:nd das ist wie beim armen/ beim reichen Jüngling * äh der soll sein Geld hüten, da is=ser

8,0

besser mit beraten als mit=m Christus nachfolgen, aber so is=ses nicht, ich lebe nicht im Reichtum, ich lebe * nur ich nehme nur das [ODER: MIR DAS], was ich zum täglichen Bedarf brauche * und äh * es kann wenig sein, es kann viel sein, aber glücklich bin ich in der Armut * und reich bin ich bei * 4 * bei Gott, wenn ich anerkannt werde, wenn ich auch (...)
R: [UNTERBRICHT] Anerkannt werde?
P: >Wenn ich anerkannt werde, ja<
R: Und das meinten Sie, daß *der Pfarrer zwar predigt und die Leute sitzen da und dann * äh des ist aber nicht eine richtige/ richtige Hilfe, weil eine richtige Hilfe wäre,
P: Es ist
R: einfach so Hilfe vom Herzen, oder?

P: Ja * heißt es, den Leuten Christus nahe zu bringen.
R: Wie könnte man den Leuten Christus nahebringen oder wie méinen Sie das, Christus nahebringen? Einfach, daß man so genommen wird, wie man ist?
P: Nein, indem man das Unglaubliche versteht * Das ist in jédem Wort, das er gesagt hat und das niedergeschrieben ist

9,0

[BETONUNG] bei Matthäus, in jedem Wort vorhanden séin Kreuz, Unglaubliche, daß er mit séinen Wunden uns *3* gesund macht * nicht kränken will, wir haben ihn gekränkt durch unsere/ durch unsere Gottlosigkeit, durch unsere Gedanken, Wissenschaften und (a:) * was alles gibt * durch die Wélt, einfach wie/ und sind (ja) unsere Lieblingsgedanken lieber als der (paten) der/des Kreuz *einfach, des ist unglaublich, sowas, daß ein Ménsch *sich so konsequent und so am Wége haelt * steigt auf=n Berg und betet, und heiligt den/ br/ bricht den Sabbat, die Sabbatruhe, die die festgefahrenen äh/

10,0

des ist schon *sehr, wenn man die jüdische äh/ Tradition kennt, ist es schon séhr revolutionär * was Christus getan hat * und äh im ** Wort * das eigentlich durch Gebet auch erst sich aufschließt, finden wir den Weg vor uns ausgebreitet, und [MIT SCHWUNG] da ist wirklich ein Weg dahin *4* also der Weg der Fröhlichkeit, der Héiterkeit.
R: Fröhlichkeit, Heiterkeit?
P: Fröhlichkeit, Heiterkeit. Seid froh * seid fröhlich* äh seid u:nnn/ * wie heißt es * äh *5*
R: Ihr seid…
P: Ja
R: Seid wie Kinder.
P: ((Seid ihr)) wie Gottes Kinder, ja * seid wie Kinder, ja.
R: Ja, und ein gesundes Kind ist fröhlich
P: Aber ** es ist kein Schwachsinn irgendwo, es ist méhr als

11,0

was die Welt bietet *
R: Mhm

P: es ist einfach …
R: [UNTERBRICHT] Mehr als die Welt bietet
P: Mehr als was die Welt bietet *3* es ist praktisch der Zug* dahin * zu Jesus, der Zug, daß er * uns revolutioniert, daß er uns anzieht, daß er uns zu Gottmenschen machen will ** ich hab mir überlegt, ich hab die Freiheit, [ERREGT] wegzugehen, irgendwohin zu gehen, aber >wo werde ich denn angenommen, wo werd ich denn akzeptiert<, wo finde ich das?
R: Wo sie akzeptiert sind.
P: Selbst unter Christen ist es ja ab/ abstoßend (und) immer da, dieses dieses komische Denken von * du tust mir leid [SEUFZT TIEF] oder…
R: Weil es nicht echt ist, oder?
P: [HÖRBARE SUCHPROZESSE] Weil * daß Sie sagen * Mitleid äh ist * Selbstmitleid ist tödlich und es gibt keine wahre Hilfe.

12,0

R: Es gibt keine wahre Hilfe?
P: Nein, es gibt keine wahre Hilfe dabei.
R: Wie waere die wahre Hilfe? *5* Daß man sich
P: Ja nun, das ist schwer *das ist eben * das Wort Gottes * zu definieren ** jeweils für die jeweilige Stunde ** ich glaube, daß das *4* etwas Ansporn ist zum ritterlichen Denken, zum ** zum Streiten
R: Mhm mhm, zum ritterlichen Denken * Ja und sie ham jetzt auch gesagt, daß man wo/ wo bin ich angenommen, ja wo ist der Mensch angenommen, akzeptiert? Ich glaube, daß ist tatsächlich sehr viel das Problem * weil */ und es gibt verschiedene Arten von Menschen, die einen sind etwas dickhäutiger, die anderen sind etwas dünnhäutiger und empfindlicher und da da stellt man

13,0

sich wirklich die Frage, wo g/ wo werd ich so akzeptiert, wie / ich bin?
P: >Ja< * als Mensch und überall * es ist so, daß man in dem äh Durchgangerlebnis * die tiefe Demütigung *bis man zur Freiheit gelangt * daß man praktisch andere akzeptiert, von sich aus, lernt, andere zu akzeptieren * so wie=se sind * und annehmen.
R: Mhm und des Schwierige ist wahrscheinlich * man den eigenen [HÖRBARES AUSATMEN] Standpunkt da/ da sucht, auch so zwischen * äh * ja zwischen den verschiedenen Glauben, gell?

P: [LEISE UND WÜRDEVOLL] Seid froh in der Hoffnung, geduldig im Trübsal, haltet / (dann) ein Gebet * es ist so, daß man ein wunderbares Wort hat, des hab ich in Wiesneck gelernt * da stand an der (Herder) Kapelle [ALS SPRUCH ZITIERT] Du Mensch, Sprache Gottes, gleiche der Sonne,

14,0

ruhender Mitte deiner Bewegung *äh* es ist die Frage * was sétzt man in die Mitte, den Vater, den leiblichen Vater * oder Gott * oder das Leben * um das man streiten muß.
R: Da fühlen Sie sich zerrissen? oder...
P: Da fühl ich/ da fühl ich mich schwer
R: da kann man sich zerrissen fühlen also ich meine
P: Da kann man sich zerreißen
R: egal jetzt, ob ich oder Sie * klar, weil einerseits muß man
P: da kann man sich zerreißen
R: dem Gott treu sein, einerseits muß man den eigenen Eltern treu sein, eig/ andererseits muß man den Impulsen treu sein, die man sélber hat, ja * also wenn man d nicht zerrissen wird...
P: Es ist so in Rußland wird (jetzt dann) einfach gemacht., da wird äh * an jeden Bürger äh * ein eigenes Land * gegeben, sechshundert Quadratmeter Land * wird verteilt * und da ist

15,0

eine Basis geschaffen, wieder produktiv zu sein, wieder leben zu können, eine Lebensgrundlage.
R: Ja?
P: Und so stell ich mir das vor.
R: Also einfach, daß man so=n Freiraum hat.
P: Jeder ... Daß jeder äh äh Platz bekommt * nicht Freiraum, sondern Verantwortung übernimmt * [SCHNELLER] für so (und) soviel Quadratmeter Land, [ZUR ERLÄUTERUNG] des sind immerhin sechs Ar und wir hatten auch sechs Ar zu Hause in R..., die wurden verkauft, des is/ wird jetzt drauf gebaut * und ich habe nichts mehr, wir hatten einen großen Garten in R..., mein Bruder hat den * bekommen und mein Va

BANDENDE 15,6

Gespräch mit dem Patienten H. am 1.12.1992
Bezeichnung der Cassettenseite: H. 1.12 (Seite 1)
Datei He0112.txt

P: leuchtet
R: j a, des ist s e h r schön
P: die Sterne [WIE REZITIEREND MIT RHYTHMUS; ABER FAST OHNE PAUSE ZWISCHEN WÖRTERN UND SATZTEILEN] funkeln (…) Pflanzen leben wachsen die Tiere fühlen (…) in der der Mensch beseelte (m) Geist die Wohnung gibt ** ich schaue in die Seele, die mir (in das) lebt der Gottes Geist (erwägt) (…) das Licht * im Weltenraum da draußen * in (vielen) Tiefen drinnen * für dir= oh Gottes Geist will ich

TONBAND WIRD AB- UND ANGESCHALTET

sie (…) *8*

0,5

R: Sie springen (…) * Ich mußte das nur probieren, weil es * vorhin im/ im äh Gespräch mit * Herrn * B./ Es hat plötzlich nicht aufgenommen * Das mir schon mal passiert * Ich und Technik, wir [LACHT] führen Krieg miteinander (…) *

1,0

Ja: * Ja, aber Sie äh sagten daß es Ihnen irgendwie * öhm*
P: ATMET SCHWER
R: jetzt/ Haben sie Grippe?
P: Nein nein, ich hab nur Schnupftabak
R: Ja ha
P: Ja schrecklich
R: Ah
P: [ZERKNIRSCHT] Ich will nicht mehr * Ich wills Rauchen aufgeben und kämpf * vergeblich dagegen
R: Vergeblich, ja
P: Kommt immer wieder
R: Ja

P: Man kanns nicht aufgeben, kanns nicht lassen
R: Ja
P: Schlimm

1,5

R: [LACHEND] Ja ** Ach vielleicht * wenn es so schlimm ist * dann * ich sag immer * ein Laster muß man / haben ** dürfen ** äh * das ist ja schon auch wenn man schon=n bißchen maßig raucht, und vieleicht schädigts dann nicht so:
P: ah, schädigt schon
R: Nö klar * ist schon wahr
P: Ja die * die * a: Gefäße * schädigt es
R: Klar, es ist schon
P: Hart und ** zu
R: Aber
P: Mit=em Teer, gell
R: Ja ja äh * es ist nicht gut

2,0

P: Nicht gut
R: Ne: * Äh ja, vielleicht kann ich bißchen zusammenfassen vom äh letzten mal oder oder
P: Ja
R: erinnern Sie sich selber daran was wir gesprochen haben
P: Ja wir haben über die (…) des Menschens gesprochen *3*(…)
über den * Schauplatz ** Psychiatrie haben wir noch nicht gesprochen, eigentlich ** was eigentlich auch sehr interessant wäre
R: Oh des ist sehr interessant ** denn

2,5

P: Daß man glaubt man ist krank und man wird immer kränker dadurch ** man kränkelt so dahin ** und es wird öhm * es kann keine / kann nicht besser werden hier es wird chronisch, irgendwo ** es ist eine/ man ist verdammt zu dieser Krankheit und öhm muß abwarten wie des wird * und ich protestiere immer wieder dagegen und sage mir, ich bin gar nicht krank * wozu soll ich hier sitzen ** nu:r daß ich ein Opfer der Wissenschaft bin, daß ich (jetzt) mein Opfer bringen muß, nä

3,0

R: Opfer bringen
P: Opfer, ein Opfer bringen, ja
R: Für wen
P: Ha, für viele Menschen
R: Opfer bringen
P: Opfer bringen, ja *3* und das=is nicht einfach hier zu leben * mit dem Willen an (Natteln)/ habe ich überhaupt/ich hab nur mit

3,5

Herrn M. einen Kontakt und mit Herrn R: ** einen guten Kontakt, aber sonst isses (eigentlich) nichts Interessantes hier * für mich isses halt die Katastrophe hier, ich möchte gerne in der Natur sein und frei sein und ichs/ für mich leben und äh * kann=es hier nicht ** Ich muß arbeiten, und muß tun was die anderen sagen, das ist schrecklich * für mich
R: Tun was die anderen sagen
P: [BRUSTTON] Jaja * wenn ich zur Arbeit gen, ist gleich wieder äh:/ ist

4,0

gleich wieder Theater * und dann gehe ich eben zur Arbeit und mach es gerne und * äh dann geh ich nach Hause, und des war so schön zu Hause bei meiner Mutter * daß ich äh hier Schwierigkeiten habe wieder mich einzufinden * und es kommen tausend Worte und Gedanken jetzt in mir, mein Geist ist voller Worte * wie ein * Schriftstück * wie ein Papier * soviel Worte * u:nd niedergeschriebene Gedanken, ungeäußerte Gedanken *

4,5

aber sind öh * (...) Welt nicht verschlossen, gell, einfach * es kommen/es kommt der Vater, es kommt die Mutter, es kommt* der Therapeut, es kommt der Doktor, es kommt der Arzt, es kommt dies und jenes * und dann kommen die Patienten und wollen was von mir und ich bin ein freu/fröhlicher Geber, ich gebe immer gern was * [ZIEHT DIE NASE HOCH] Und dann sagt man mir, ja:röh **

5,0

So und so * ich häng mir jetzt ein Schild auf, ein Schild auf da steht drauf, ich bin ein Millionär
R: Ah
P: Damit=s auch alle wissen * es wissen sowieso schon alle
R: Ah
P: Ja es ist eine Schweinerei * mit dem Geld *hä* dann nur hab ich Angst, ich bin ein Sittenstrolch, hab ich gestern a/ Angst bekommen, ich bin ein Sittenstrolch, weil ich gegen (…)
R: [LACHEND] Sittenstrolch
P: ein Sittenstrolch
R: Was ist denn des

5,5

P: ein öh einer der * sich mit allen Frauen ÖH anbandelt und
R: LACHT
P: (…) Man kommt in, in heillose Verwirrung hier ** und daraus zu finden ist schon sehr schwierig, (aber) philosophisch wird es schon gehen
R: Ja
P: sophisch, anthroposophisch philosophisch
R: Ja
P: Die
R: Sind Sie jetzt wieder bißchen näher da
P: Ich bin da (der Anthroposophie) näher gekommen, ja *** [SEUFZT LAUT] ja * ahm *3*

6,0

den Sinn der Welt, verwirklicht * die durch Weisheit erleuchtete, und die durch Liebe/von Liebe durchwärmte Tat des Menschen
R: Kennen (Sie) soviel auswendig
P: Ja:, es ist ein Spruch von Rudolf Steiner
R: Ja ich kenne (…)

P: Ich mag ihn sehr
R: Ja ** also den/ den Spruch sogar muß ich zugeben * obwohl ich mich sehr viel auch beschäftigt hab mit der Anthroposophie kenne ich nicht aber ich erkenne Rudolf Steiner in dem, Spruch so wie
P: Ja ja
R: [LACHT] Sie das sagen ja
P: Ja, ja

6,5

Ja, das Gedicht/das Gebet vorhin war auch von Rudolf Steiner
R: Ja, ja, jaja
P: Und ich/ ich/ ich bin sehr dankbar dafür, daß es so was gibt * ich mein *(…) nicht sehr glücklich * ich hatte schwere Zeiten durchgemacht
R: Ja
P: Haldol auch (??) und * äh hammi schon schlimme/ schwere Zeit durchgemacht, aber hinterher war es besser ** und ich war befreit
R: mhm
P: *ich konnte wieder arbeiten *

7,0

die Arbeit hat mich dann wieder reingerissen, gell, das war zuviel für mich, da bin ich wieder krank geworden * das hab ich vorausgesehen, es ist immer ein Auf und Ab ein Gehen und ein Werden * ein Vergehen
R: Ja
P: Da muß ich sagen
R: Vergehen
P: [BESTÄTIGEND] Vergehen, es vergeht alles, ja * man vergeht sich auch an der Natur, gell * und also man sündigt fort und fort * ha, es ist eine fortgesetzte Reihe von Sünden, die man an sich selber tut, tut, antut
R: Sich selber antut
P: Sich selber antut indem man nicht das/ ** in den Fluidum

7,5

Bleibt, auf dem/ auf dem richtigen Weg bleibt sondern abweicht vom rechten Weg und * äh es ist/liegt in der Freiheit des Menschen daß es tut und daß das

Böse auch kennenlernt, gell * das ist/ die/ den Menschen ah als Gutes/ als gut betrachtet und nicht als schlechter Mensch, es gibt keine schlechten Menschen, alle Menschen sind gut *4*

8,0

hä es gibt nur zufällig böse Menschen, die
zufällig böse sind, aber es gibt keine schlechten Menschen
R: Zufällig böse
P: Zufällig böse weil sie * einfach nicht da/ das konnten *4* die Menschen sind alle gut, Herr R. hat mich gestern gefragt, ob er ein schlechter Mensch wär, dann hab ich gesagt, ob er schlecht/ ob es noch schlechtere gibt wie, da hab ich gesagt nein es gibt keine schlechteren
R: [LACHT] Es gibt keine schlechteren
P: Sind alle gleich gut
R: [LACHEND] (...) nichts verstanden

8,5

P: Ja * war kein Witz, er hat mich gefragt
R: Ne ne ne, in dem Sinne nicht
P: Ja
R: Des des des Sie zuerst gesagt haben
P: Äh ja
R: [LACHEND] (...)
P: Es ist/ war aber sehr schwierig, er hat dann erzählt, ja, er war auf der Station hier und hatte * äh * gestreifte Kleider an und Sträflingskleider und mußte hier (...) schon lange Jahre bevor ich hier gekommen bin ** oh das hab ich dem nicht geglaubt
R: Ist der öh: gefangen gewesen oder

9,0

P: Er was in Psychatrie hier, auf der Altenpsychatrie, wies früher war, gell
R: Ach so
P: Er hat erzählt
R: Ach so

P: (…) immer noch diese/ diese ge/ gestreifte Kleidung angehabt und so ** diese gestreiften Kleidung/ diese Häftlingsstreifenkleidung
R: Weiß ich gar nicht daß es so etwas gegeben hat
P: Nein, das glaube ich auch nicht
R: [LACHT] Gott sei dank weiß ich nicht ** vielleicht ist das (…)
P: (…)
R: Ja
P: Hab ich gesagt, mich friert, ich halts nicht mehr aus, ich bin äh ins Bett gegangen und bin * dann nicht mehr heruntergekommen ** aber das Rauchenzimmer ist äh schon schlimm, und äh, man steht

9,5

draußen (…) bestehen, und hier * im Raucherzimmer da entscheidet sich das Wohl oder Wehe für die nächsten Tage, au, ich habe gestern einen/ einen * furchtbaren Tag gehabt
R: Furchtbaren Tag
P: Einen furchtbaren Tag
R: Furchtbar
P: Es war ein (…)
R: Warum furchtbar
P: Angst um die Mutter Äh * u:nd * überhaupt Angst
R: Angst
P: Viel Angst, und vor den Russen, und
R: Vor den Russen
P: Ja, oder vor
R: Vor den Russen
P: den Menschen

10,0

oder vor den Russen * wir haben russische Nachbarn, und es geht mir so im Kopf rum daß meine Mutter jetzt da wieder anfängt mit denen * (…)
R: Anfängt mit d e n e n
P: Anfängt mit denen, mit den Russen, daß sie ihnen/ ihnen den Parkplatz zugesteht und daß sie einfach Zugeständnisse macht * äh
R: LACHT

P: *wir haben Nachbarn, die sind sind aus Kasachstan * in R..., ja * und äh wir verstehn uns gut und e s gibt keine Probleme * aber
R: Gibt keine Probleme

10,5

P: Aber ich muß immer wieder sagen ich habe Angst warum das weiß ich nicht ich, obwohl ich keine Angst habe, sage ich trotzdem, ich habe Angst * (...) es ist
R: (...) mit Verstand hat man nicht Angst, und mit Gefühl hat man Angst
P: Mit Gefühl
R: Das kenn ich
P: Ja ja
R: [LACHEND] Oder wenn ich aufm dunklen öh Straße öh laufe und da mit Verstand sage ich, komm (...)
P: [VERSTÄNDNISVOLL] Ja
R: [LACHEND] Mein Gefühl sagt um Gottes Willen
P: (...) diffizil=und=äh, ich war gestern nicht bei der Arbeit, ich konnte nicht mehr weiter arbeiten also ich war dermaßen

11,0

[SEUFZT] zerstreut *3* es war fürchterlich
R: War fürchterlich
P: (...) heut=is immer noch so * ich habe tausend Gedanken in meinem Hirn, das dreht sich alles, das ist wie eine weiche Masse, wie eine Knetmasse die sich dann bewegt und, abdrückt und wie eine Druckerei praktisch
R: Druckerei
P: eine Druckerei ja, die da/ äh die diese Gedanken abdruckt gell
R: Nhn
P: Die dann öh äh auf Papier bringen oder niederschreibe * in Briefen *

11,5

und schaff ich mir meine Probléme in den Briefen, weil ich zu lang drüber nachdenke (...) was denkt denn der andere wenn der Brief, kommt und * habe dann äh Vorstellungen von Explosionen daß es blitzt und krach, daß irgendetwas explodiert, daß

R: Explodiert
P: Ja:, daß Gewalt öh * irgendwas ge/ vergewaltigt wird öh
R: Vergewaltigt
P: Natur. Die Natur
R: Die Natur oder die Menschen
P: Die Menschen * oder mit an/ Brandanschlägen dann sehe ich Explosionen
R: nhm

12,0

P: Also des is * wie meine Mutter auch immer hatte, plötzlich ein Knall, und dann eine Explosion *2* oh und sie ist aufgewacht aus=em Schlaf gell, und so, wie meine Mutter auch immer hatte, so Alpträume
R: (…) Sie haben des auch
P: Ja ja
R: Ja ja. Äh, Sie haben am ah: Anfang jetzt gesagt es wäre interessant über die/ über den Schauplatz Psychatrie zu reden
P: Ja
R: Aber des haben Sie jetzt auch relativ viel doch geschildert
P: Ja

12,5

R: Wie es Ihnen * so * da
P: Ja
R: geht
P: Ja
R: Also Sie haben, nicht so sehr viele * Freunde hier und/ denn einerseits dieses Gefühl * öh * so Millionär zu sein, und
P: Ja
R: andererseits dann * öh wollen Sie das gar nicht und/
P: Andererseits, hier bei den Arbeitern zu leben gell * und so bei den ** das ist nicht mein Milieu
R: Mhm

13,0

P: Ha is furchtbar

R: (…)
P: Ja
R: Hat sie gesagt
P: (…)
R: (…)
P: War eher gut, s=war meine Richtung
R: Ja
P: Ja, xy ist wunderbar
R: Ja
P: Aja
R: Und=öh: * des war wunderbar
P: Ja
R: xy
P: xy, ja *3* mit Niveau ** ja, (weil) hier hat man immer Angst * man kommt auf die 11, oder man stürzt zusammen und bricht zusammen

13,5

und <u>bekommt einen Kollaps</u>
R: <u>stürzt zusammen</u>
P: Ja * man/ man (er) lebt irgendwie eine Katastrophe oder sowas es kommt irgendwas Unberechenbares auf einen zu hier hat man immer Angst * daß es/ daß man, wieder in die (Haldol)-Hölle muß oder so * diese ** grauenhaften Verhältnisse auf der 11 Station 11 * auf der <u>Aufnahmestation</u>
R: <u>Grauenhaft</u>
P: Ja: s=war furchtbar * <u>entsetzlich</u> langweilig, <u>furchtbar</u> und dann die anderen Patienten, die bringen einen doch ganz

14,0

durcheinander *3* die b/ also da gibts doch keinen Gedanken mehr wie soll ein Mensch da gesund werden in so einem Chaos * wo wh wh wh wh äh: äh: immer wieder * s/ hä: Nehmen und Geben so nahe beieinander ist* daß man ganz verwirrt wird
R: Nehmen und Geben beieinander
P: (…) Das Betteln und äh die Schwäche so groß ist
R: Betteln und Schwäche
P: Und Schwäche ja daß man angebettelt wird, und daß man Geschäfte

14,5

macht und lauter so so schreckliche Dinge, ja
R: Geschäfte macht. Was für Geschäfte?
P: Ja, man verkauft seinen Hemd oder äh * einer verkauft sein Hemd oder seinen Rasierapparat, und will bloß Geld von mir gell * will mich anpumpen oder irgendwas, man nimmt mir mein Geld ab * und des hab ich manchmal Angst daß=es * überhaupt noch da is nö, ha es=is einfach ** eine unt/ eine d/ nicht tragbare Situation hier [TONSTÖRUNG, WAHRSCHEINLICHER WORTLAUT: TRAGBAR]
R: Und ähm nicht (...)

15,0

P: Nicht tragbar
R: Am Anfang sagten Sie Opfer bringen
P: Ja ja, man muß Opfer bringen. Ja ja, man muß Opfer bringen, natürlich ja * der Wissenschaft
R: W i e und für w e n
P: Für die Wissenschaft
R: Wieso für die Wissenschaft
P: Ich glaube daß/ daß ich für die Wissenschaft hier bin * und daß man ** ne daß ich da praktisch ein Proband bin, der jetzt auf die Probe gestellt wird * und was man er jetgzt wie verhält er sich aber man wird überhaupt nicht beobachtet * man könnte doch so: gut

15,5

Verhaltensforschung anstellen, Verhaltensforschungen, wie Verhält der Mensch sich wenn dieses oder jenes Problem auf ihn zukommt * äußern kann über ein Problem * daß ihn bedrückt u:nd es gibt so vieles was mich bedrückt und wür/ da: ah:
R: Was Sie bedrückt
P: Was mich bedrückt * ja
R: Was zum Beispiel
P: Zum Beispiel daß ich hier bin und daß ich * hier äh immer

16,0

wieder *4* nicht gesund werde gell * ich * hab kein gesun/ *kein/ kein Fluidum hier kein * Möglichkeit mich zu bewegen in einer Gegend wo mirs gefällt, wo ich Abwechslung habe * es ist immer dasselbe * Problem hier mit den Patienten und mit der Krankheit und mit der ** ich weiß auch nicht ich möchte manchmal am liebsten sterben gell, und hinlegen und weg sein, und das tue ich auch jeden Abend, und ich bin dann morgens wieder wach * Gott sei Dank *aber äh

16,5

R: Gott sei Dank
P: Gott sei Dank
R: Also wollen Sie doch leben
P: Schreckliche Geschichte, ja
R: Eine schreckliche Geschichte
P: Eine schreckliche Geschichte
R: Was
P: Der Geist der Kopf, das ganze organisierte * Denken und * Reden und Sprechen und Nachdenken man kann überhaupt nicht richtig nachdenken reflektieren hier
R: Nicht nachdenken
P: Nein es gelingt mir nicht, ich kann zwar beten und lesen und schreiben * aber es ist * irgendwie in einer Urs/ Urstufe hänge/

17,0

stehengeblieben wo ich icht drüber hinaus kann, trotz meiner Bildung * es is/ is * man baut s e h r ab
R: Baut ab
P: Ja, baut ab, in der Substanz * und ist nervös und zitterig und h a t keine Möglichkeit sich irgendwie auszuleben, irgendwie freulich fröhlich zu sein oder sich zu freuen oder über irgendetwas * hat kein Möglichkeit sich zu freuen * über was sollte man sich hier freuen ** ich freue mich daß Sie da sind, und daß Sie mich u/ interviewen und ** äh * des=is eine Möglichkeit wo ich sehe daß es mir besser, gehen, könnte, mit/ das jetzt so in hinterher, gell * daß wieder auf den Nullpunkt gehe
R: Abstürzen hinterher
P: Abstürzen in der Bibliothek, es ist furchtbar die Arbeit dort

R: Furchtbar die Arbeit
P: Furchtbar

18,0

R: Warum ist sie furchtbar
P: Wenn ich nicht kann, wenn ich arbeiten kann dann muß ich trotzdem * und das is so eine Zwang immer * und * gar keine * gar kein klarer Gedankenfluß ** es ist so wie Unterdrückung irgendwo *3* (...)
R: Unterdrückung, was wird unterdrückt und äh was wird gezwungen oder/ ** Sie meinen einfach Öh öh/ ich darf das kurz zusammenfassen, Sie meinen einfach das so daß ** äh Sie möchten

18,5

nicht arbeiten, und dann müssen Sie arbeiten und das meinen Sie
P: Ja ja
R: mit unterdrücken
P: Ja ** ich möchte gern etwas tun was mir/ was michaufbaut was * äh Schönes * Zeitung lesen oder * im Tiergarten spazieren gehen oder * die Welt eben so a bißchen beobachten und, sehen wie die anderen sind und * nicht immer hier der Betroffene zu sein und * äh G e z w u n g e n e * gezwungenermaßen arbeiten zu müssen also das finde ich schrecklich

19,0

R: Also Betroffene und Gezwungene
P: (...) freiwillig arbeite, ja (...) betroffene un/ ** (...) ernste Sache ** eine sehr ernste Sache, mit der Gesundheit und mit der Krankheit, ich weiß nicht ob icg gesund oder krank bin, ich hab überhaupt kein Gefühl mehr * ich sag (immer), man könnte mich *3* Schmerzen empfinde ich schon aber äh es=is praktisch wie ein
R: Schmerzen empfinden Sie

19,5

P: Empfind ich ja *3* aber das ist ein ** Leben * man muß sehen, daß man philosophisch irgendwie, zurande kommt, zurechtkommt und sagt es is * wie es is und daß ich weiß daß ich nichts weiß, ich kann nichts wissen
R: Mhm, mhm, philosophisch weiterkommt * äh warum, einfach weil Sie sich an sich festhalten dadurch, weil das zu Ihnen gehört weil es
P: Ja weil es
R: das/ das ist was Sie haben

20,0

P: Weil man drüber nachschaut wie das Leben, zerrinnt und was ich habe was ich/ daß ich nicht wieder zurück kann ** daß es
R: Nicht wieder zurück können
P: (…) daß ich so gern * ja zu so Mutter, und daß das alles so: *versprengt ist * durcheinandergekommen ist gell das ist (…)
R: durcheinandergekommen
P: durcheinandergekommen ja * die Mutter ist a:lt und sie ist behindert und krank ** ihr geht's auch nicht gut und äh,

20,5

[FOLGENDE PASSAGE SEHR BEDRÜCKT] ich wär so gern bei ihr und würde ihr gern helfen aber ich * bin dann auch sehr launisch und * äh es kommt so daß ich unheimlich viel Kaffee oder Tee trinke und dann mich ah ** da: auf-(agre) * aufputsche, ja und dann * kommt auch nichts Gescheites dabei raus ** es gibt nur Sorgen ** immer wieder Sorgen ** die man sich macht über mich, ich bin ein S/ [MIT KLARER UND FESTER STIMME] daß ich ein Sorgenkind des Lebens bin

21,0

das weiß ich schon , genug * ich bin ein Sorgenkind und
R: Ja das immer zu hören nützt auch nichts
P: Ja ja, das immer zu hören nützt auch nichts * und dann immer wieder die gleichen Leuten
R: Mhm
P: zusammenkommen * das/

R: Abgesehen davon muß ich jetzt Ihnen widersprechen, Sie sind doch gar nicht nur ein Sorgenkind, natürlich durch die Krankheit
P: Ja
R: es ist äh * eine veränderte Situation, aber ich meine einerseits, Sie können auch * soviel schöne äh: Sachen denken und sagen und *

21,5

das doch auch etwas äh sehr Wertvolles
P: Ja
R: Das ist also
P: Ja
R: Sie/ *aber das/das is/ is auch ** dann * ja Sie sagten äh * vorletztes Mal oder letztes Mal daß Sie einerseits äh zu Ihrer Mutter gerne möchten
P: Ja
R: und andererseits eben das was Sie auch grad jetzt sagten, diese Probleme
P: Ja
R: dann auftauchen

22,0

P: Ja ja, meine Mutter
R: Mhm
P: Also (…) jeden Montag das gleiche Problem wenn ich hier bin * (und) wenn ich wieder zurückgekommen bin, wie äh organisiere ich mich neu, wie komme ich wieder mit * ich bin dermaßen a: enthoben/ rausgehoben gell * durch das Heimgehen ** u:nd äh das=ist eine ganz andere Welt hier *k/ harte schroffe kalte Welt ** Gefühle und äh untergehenden ** immer gleichbleibenden Situationen, oder es

22,5

äh * is nicht äh: * schön, in dem Sinne * es könnte schön sein aber * ich hab halt immer Angst daß ich aggressiv oder daß ich/ daß irgendwas passiert mit mir * hab ich immer wieder Angst **

HINTERGRUNDGERÄUSCH: STIMMEN

u:nd öh, ja, es ist einfach * die ** Position * die: ** Position * die

23,0

Lebenspositionen nicht günstig, und ich habe keinen * Lebensatem mehr, keinen frischen
R: Mhm
P: Es ist abgestanden, abgestanden
R: Ich verstehe ja
P: Und verstockt, und die anderen die können ** heimfahren und sind (...) Ich möchte denen immer so eins auswischen und sagen, nein ich komme heute nicht zur Arbeit, ich habe g e n u g, ich möchte nicht mehr ** das begreifen die nicht ** in der Bibliothek

23,5

R: Nicht
P: Das ich so sehr drunter leide
R: Mhm * mhm möchten Sie etwas anderes machen
P: Ach, ich weiß nicht was
R: In der Gärtnerei
P: In die Gärtnerei möchte ich auch nicht
R: Nicht
P: Nein *3* aber es ist mir einfach zuviel, also ich hab dermaßen

HINTERGRUNDGERÄUSCH. STIMMEN

3 (im) Kopf so viele Sachen * die auf mich einstürzen
R: Einstürzen
P: Einstürzen ja, zum Beispiel, hat ich neulich wieder * gestern

24,0

wieder, ach so mit den Bienenvölkern, daß sie / im Frühjahr wieder
R: Aja
P: Bienenvölker bestellt habe, und dann sage ich mir immer was ich gesagt habe * Klappe zu, Affe tot * nein so geht es nicht
R: LACHT

P: Und, das sind lauter so, Bruchstücke von Gedanken die da: da sind, und dann, del/ ver/ verdichtet sich das * eine/ ein Haufen von Vorschlägen [ODER: VORSTELLUNGEN] und Plänen, die sich da auch verdichten, und die nicht realisiert werden können weil ich eben hier bin und

24,5

*dauernd * hier * krank bin* ich hab keine Lust mehr zu arbeiten, ich möchte nicht mehr ich * kein/ kein/ keine (Kraft) mehr
R: Mhm* keine Kraft mehr
P: Jetzt, jetzt wollen die mich hintrimmen, wozu wollen die mich trimmen hier * in der Psychatrie äh ist es nur ein(e) Überlebensfrage daß man arbeitet ** das man a: wieder von vorne anfängt aber ich habe schon so/ ich sag immer, wir wohnen (…) ein guter Mensch ist ein

25,0

Ewiger Rekrut, man fängt doch immer wieder von vorne an * und das ermüdet einen so so so langsam gell * man wird
R: ermüdet
P: Ermüdet, ja * u:nd ganz schwach, dabei
R: Schwach dabei
P: Es ist zuviel
R: Zuviel
P: Ich möchte etwas für mich tun, und nicht * für die Allgemeinheit immer da sein *4* solang ich lebe und das dauert noch lange, wird viel * in meinem Kopf verhandelt, und es wird

25,5

Gesprochen und * es wird die und jenes geschehen
R: Geschehen
P: Das läßt mich alles kalt * das kann nicht sein/
R: Läßt sie kalt
P: Das kann nicht sein daß das gut geht
R: Nicht gut geht
P: Nein, es geht nicht gut *3* es gibt ein Ende mit Schrecken
R: Ein Ende mit Schrecken

26,0

P: Ja, wie ich damals schon dagelegen bin und bin schier gestorben, auf=em Zimmer
R: Wie gestorben also
P: Einen Alptraum gehabt wieder, ja ich/ ich würde sterben ja* u:nd äh es ist trotzdem, es geht immer wieder weiter der Mensch, bis er endlich drunten liegt * daß es endlich eine / ein wahnsinnslange Sache * aber für mich ist es schwierig immer allein des/ dahinter zu kommen, wie ich jetzt meinen Weg gestalte und wo

26,5

ist der rechte Weg gell * da kann ich nur sagen, die Anthroposophie ist für mich ein Weg * nicht die Kirche, nicht der Atheismus, nicht der * Glaube * auch
R: Judentum
P: Das Judentum, ja * das k/ das mag Beachtung finden * das mag, man beachten ** aber Öh: das ist so ** da? Ich* das geerbt habe
R: mhm
P: von meiner Mutter, bißchen (luisisches), jüdisches äh * Leben *

27,0

meine Großmutter mütterlicherseits war * äh* Protestantin, die aber aber ursprünglich * Jüdin * ist dann zum * Glauben gekommen, zum evangelischen Glauben * und mein * Alexander Blumental, nach dem ich den Namen trage, Alexander * war Jude, der war Kohlenhändler in Polen
R: Ja

27,5

P: (...) wurde in Posen/ Provinz Posen, ich weiß auch nicht genau, meine Mutter erzählt das manchmal * (...) ganz interessant
R: Ja
P: Und dann * a: * möchte ich halt immer geistig fit bleiben und sagen jetzt mußt du was schaffen jetzt * kommt's darauf an was du denkst und was du tust * und dann nicht verzweifeln gell

R: Mhm
P: Ha
R: Ich find daß jetzt immerhin, daß Sie so schon bißchen mehr so Standpunkt jetzt/ also es kann sich ja auch verändern und äh mal
P: Ja

28,0

R: paar Monate ist vielleicht anders * ich äh glaub ich muß aufhören
P: Ja ja
R: äh

AUFNAHME BRICHT AB

Gespräch mit dem Patienten H. am 8.12.1992
Bezeichnung der Cassettenseite: H. 8.12 (Seite 2)
Datei He0812.txt

P: (…)
R: Gespräch am 8.12. mit Herrn H. ** Sie passen auf daß ich nicht wieder überziehe [LACHT]

AUFNAHME GESTÖRT

P: Gar keine rechte * äh * Lust heute * mir ist einiges

0,5

[SPRICHT SEHR LANGSAM] schiefgegangen heute, ich * bin ** so traurig irgendwo und dann auch wiederum so * eingesponnen in dieses ganze Netz hier, dieses Patienten-Pfleger-Netz * (…)
R: <u>Netz</u>, <u>Pflegernetz</u>
P: Man kann sich nicht richtig äußern gell * nicht richtig behaupten * auch disziplinarisch isch = es schwierig
R: Disziplinarisch
P: Disziplinarisch, ja, also zum Beispiel äh ** die Zeiten einzuhalten und dann eben auch/ ich hab heute zum Beispiel nicht

1,0

gekocht, weil die Frau B. wollte nicht/ die hat gesagt, der Herr H. ist in der Bewegungstherapie, und dann kann ich nichts einkaufen und allein koch ich nicht * und dann fiel das heut ins Wasser * und äh * es ist alles so * wie, in einem * Traum irgendwo
R: Im Traum
P: Im Traum heute *ich bin gar nicht richtig wach geworden heut morgen * dann hab ich mir gedacht, ich brauch me/ ich muß mich

1,5

disziplinieren, und * es klappt nicht heute ** kann man nichts machen ** (wahr)scheinlich liegts am Wetter ** ich weiß=es nicht, es liegt an mir

R: Am Wetter oder * an Ihnen
P: An mir und am Wetter
R: Vielleicht an beidem [LACHT]

[…]

TONSTÖRUNG, AUFNAHME BRICHT AB, REST DES BANDES UNBESPIELT

Gespräch mit dem Patienten H. am 13.1.1993
Bezeichnung der Cassettenseite: H. 13.1 (Seite 1)
Datei He1301.txt

R: probiere das je/

TONSTÖRUNG

R: [LACHT] (…) weil ich einmal dasselbe gelöscht hab als i/

TONSTÖRUNG

R: So, ich wollt einfach je/

TONSTÖRUNG

R: wie es Ihnen so geht, weil Sie eben gerade sagten daß es Ihnen nicht so gut geht und dann
P: Ja
R: sofort wenn es Ihnen zu anstrengend wird, dann sagen Sie einfach jetzt, will ich nicht

0,5

P: Ja, was soll ich tun * ich bin hier und kann reden
R: Mhm
P: Was soll ich machen? * ich möchte gern nach Hause, das ist mein einziges Problem gell
R: Mhm
P: [WEINERLICH] Aber da geht nicht weil

TONSTÖRUNG

R: Mhm
P: Gar kein, Situation * und so

AUFNAHME WIRD LEISER, TONSTÖRUNG AB 0,8 BIS 3,6

AB 2,0 WIEDER TON, ABER SO LEISE, DASS SICH AUCH BEI MAXIMALER LAUTSTÄRKEREGELUNG NICHTS VERSTEHEN LÄSST, DAS BANDRAUSCHEN IST STÄRKER

3,6. AUFGRUND DER AUFNAHMEQUALITÄT KAUM ZU VERSTEHEN

P: Ich will mich dem nicht mehr beugen, verstehen Sie
R: Ja
P: Ich lasse das nicht meh/ lasse mich nicht mehr gefallen, daß mit mir gemacht wird was die anderen wollen * ich möchte meinen eigenen Willen haben, meinen eigenen ** ich will ihn durchsetzen, aber ich kann nicht weil ich keinen Willen habe ** ich kann nur

4,0

Sagen, ich bin krank und werde krank geschrieben ** (…) * das gibt doch keinen Sinn
R: Keinen Sinn
P: [VERZWEIFELT GEFASSTER] Nein, gibt keinen Sinn *4* ich finde es gräßlich
R: Ähm
P: Die Welt ist ein Schlachthaus
R: Schlachthaus
P: [BEKRÄFTIGEND] Ein Schlachthaus, klimpert und klirrt, und Messer wie im Schlachthaus (…) furchtbar
R: furchtbar
P: Furchtbar * und da hab ich Angst, es ist ein Zeitalter der

4,5

Angst, ein ahrimanisches Zeitalter ** wo bleibt der Michael ** (wo sind die) Erzengel
R: Wo bleibt der Miachel
P: Ja er hat wohl kein/
R: Der Michael
P: Michael, der Erzengel Michael * Sankt Michael *3* ja *3* mir ein Rätsel * ich weiß es nicht, und ich kann nicht dafür daß ich

5,0

hier bin und krank sein muß * es hat m ich eben erwischt * und * ergebe mich meinem

KNACKENDES NEBENGERÄUSCH

Schicksal (...), g r a u s a m , grausam, ich mag nicht mehr weitermachen
R: Sie mögen nicht mehr weitermachen
P: Ja ** ich hab doch ein Privatleben ** (...) völlig in nichts aufgelöst

5,5

R: In nichts aufgelöst
P: In nichts aufgelöst, man hat nichts hier man verliert alles
R: Man verliert alles? alles?
P: Ja * den Mut, die Tatkraft * die Freude am Leben * alles geht zunichte
R: Und zu Hause wäre das nicht so?
P: Ach Gott zu Hause habe ich meine Mutter *3* es wäre nicht so,

6,0

aber es ist alles eng gefaßt gell ** meine Mutter ist froh daß ich hier bin und, ich muß sehn/ ich weiß nicht wie=s weiter gehen soll
R: Sie ist froh, daß Sie hier sind
P: Ja ja
R: Ihre Mutter ist froh Sie/ Sie/ sind (...)
P: Ich bin nicht froh ** daß ich hier bin
R: Hab ichs richtig verstanden
P: Ja ja
R: Ja
P: Ich bin nicht froh ** nee

6,5

R: Mit dem Ahriman, und * also wo Sie dachten, daß äh/ als ob es * ganz am Anfang , daß ähm * das so, öh
P: Ja ja

R: In R…, daß R… eine furchtbare Stadt wäre
P: Ja
R: Es geht so, abwärts
P: Ja, es geht so abwärts
R: Und dies alles nur so=n leeres *3* wie haben Sie gesagt,

7,0

Gehülfe oder * alles leer, und unbedeutend und, <u>wo</u> der Michael
P: <u>Ja</u>
R: bleibt und wo der (Mut) bleibt
P: Ja
R: Wie meinen Sie Mut?
P: Ich weiß nicht, ich hab mich lange Zeit mit der Anthroposophie beschäftigt, aber ich habe/ den Mut, nicht gefunden * mich durchzusetzen, einfach ** bin krank * richtiggehend krank, immer in dieser Welt ** ich bin Bauer und Landwirt ich war glücklich in meinem Beruf und plötzlich wie jählings, kommt der Tod meines

7,5

Vaters und * ich hab ihn verloren und, es ist alles zu Ende, gegangen * ich war in der Landwirtschaft tätig, und das hat mich nicht davon abbringen können * und mein Bruder war so, jähzornig und böse mit mir
R: Ihr Bruder
P: Ich hab ihn, schier umgebracht ** mein Bruder, wegen meinem Bruder bin ich hier * weil die Familie nicht mehr aushalten kann

8,0

R: Wegen Ihres Bruders
P: Wegen meinem Bruder bin ich hier
R: Das haben Sie noch nicht erzählt
P: Ja
R: Erzählen Sie davon bißchen/ bißchen
P: Ich hatte furchtbare Angst vor m einem Bruder ach Gott
R: Angst

P: das ist eine f u r c h t b a r e Geschichte * ich habe, drei Bier getrunken und bin auf ihn losgerannt und hab wollen ihn töten, und dann ** hab ich gesagt, ich hab alles zu/ zusammengeschlagen, die (Krücken), die ah * alles was da rumlag,

8,5

von den Kindern ** ich hab es einfach nicht mehr ausgehalten mit meinem Bruder zusammen
R: Ach j/ bißchen haben Sie davon erzählt äh ** weil Sie sagten daß es
P: Es Zeit äh Zeitalter der Angst
R: Zeitalter der Angst
P: ja, also mein Bruder war furchtbar ** hat mir alles geregelt, und hat immer gesagt ich soll mit Biertrinken aufhören, ich soll mit Schnapstrinken aufhören, und ich hab halt immer getrunken
R: Immer getrunken

9,0

(…) getrunken, ja hats immer so gemacht
R: [LACHEND] Mit Zeigefinger
P: Ja * (und) dann wurde es mir zu bunt, eines Tages
R: Weil man immer nur, so Ihnen was verboten hat und
P: Man hat mich abgeführt ** und in die Klinik gebracht *3* [WIE BILDUNGSGUT REZITIEREND] nun sitzt ich hier schon seit 2 Jahren, bald ** jetzt sinds dann bald zwei Jahre *3* (was) soll ich noch anfangen? * was soll ich tun?

9,5

P: (…)
R: Fragen Sie fragen Sie mich jetzt
P: Ja
R: Oder
P: Ich weiß nicht, ob wie Sie fragen soll *äh es ist mir ein Rätsel
R: Mhm ** (…)
P: [GEFLÜSTERT] Ich kann nicht mehr
R: Mhm ** Sie können nicht mehr, seit wann äh:

P: Seit heute
R: Seit heute
P: [GEFLÜSTERT] Will hier weg ** (…) *4* (…)

10,0

[GEFLÜSTERT] Wahnsinnig geworden hier
R: wahnsinnig geworden
P: Wahnsinnig geworden
R: Hier?
P: Hier *12* ja
R: Mhm *4* ja

10,5

P: Wollte versuchen auf die 61 zu gehen ** (…) nein, das machen Sie lieber nicht (…) das wär ein Rückschritt für Sie * also ich bin dermaßen hoffnungslos * also das ist unglaublich
R: Plötzlich seit heute (…)
P: Schon (…)
R: Mhm *4* gehen Sie heute in die Bibliothek
P: Nein

11,0

14 ha, machen wir am besten Schluß
R: ja ja ja, jaja jaja * oderwollen Sie später (…) später noch (…) noch machen, weil ich versprech mich mit dem Herrn M. und * äh: äh bevor ich geh, ge/ äh,hab ich vielleicht nach Minuten Zeit
P: Ja
R: Dann kann ich gucken ob Sie da sind ** aber noch öh, ganz kurz * weil Sie mich fragten was Sie machen sollen
P: Ja

11,5

R: Also <u>des/</u> des äh i/ ich würd einfach * ja ** ich würde versuchen irgendwas was Ihnen Freude macht Äh * Sie haben doch s o viele schöne Sachen erzählt

P: Ja
R: Irgendwas mit Bienen, oder *4* irgendwie *3* daran gut zu denken *3* und einfach dann so
P: [GEFLÜSTERT] Das kann man hier nicht

12,0

R: Hier kann man das nicht, ja und versuchen Sie denn * äh, warum können Sie nicht versuchen nach (…) zu kommen
P: [SEHR LEISE] Ich hab es versucht ** ich hab es noch mal besprochen gestern, mit Herrn R.
R: Ja?. Und, was hat der gesagt?
P: ANTWORTET UNVERSTÄNDLICH LEISE
R: Mhm
P: Sagt ja (…) reagiert nicht (…) in der Hoffnung daß der, einen Brief schreibt an (…) Arztbericht

12,5

R: Mhm * aber wenn Sie, ganz darum bitten, vielleicht macht der das
P: Aja
R: Mhm ** und, zu Hause wär das dann, so äh * jetzt an Weihnachten einfach nicht schön
P: Nein das war nicht gut
R: War nicht gut
P: Aja, wir haben verschiedene Zeiten gehabt, aber * wir haben schon
R: Schöne Zeit gehabt
P: Zeit gehabt * die Zeit geht ja schnell vorbei, jetzt bin ich wieder hier

13,0

R: Zeit geht schnell vorbei
P: In R…
R: In R…?, also Sie meinen (jetzt) zu Hause geht es schnell vorbei
P: Ja * ja Weihnachten
R: Ja
P: War schnell rum * ich bin da bald wieder hierher gefahren aber, ich weiß nicht wie=s weiter gehen soll

R: Und sie sagten, daß Weihnachten war schrecklich, warum? * weil Sie/ weil Sie dann hierher dann wieder mußten
P: Ich hatte soviel Angst
R: Angst, vor
P: Vo/ vor nichts ** vor dem Nichts
R: Vor dem Nichts

13,5

P: Vor dem Alleinsein, vor dem ungewohnt Sein
R: Vor dem ungewohnt Sein *3* Alleinsein
P: Ja
R: Ungewohnt Sein
P: Was passiert, wenn ich allein bin gell ** ich trinke wieder und es gibt wieder ein Kladderadatsch

BEIDE LACHEN

R: datsch

LACHEN

Ja he ** daß Sie alleine
P: Polizei überall
R: Überall

14,0

P: [SCHLUCHZEND] Überall, halten mich fest, bringen mich wieder in die Klinik ich bleibe ewig hier
R: [LACHT, LACHEND] Das ist ja
P: Deswegen betrinke ich mich jetzt hier
R: Ach so
P: Ja
R: Haben Sie * ach so, Sie haben jetzt ge/
P: (Jetzt) bin ich gleich zu Hause
R: Ach so, Sie meinen daß/ daß/ daß Sie trinken hier
P: Ja

R: Habe ich Sie richtig verstanden
P: Ja
R: Und weil Sie zu Hause auch trinken, ist genau dasselbe was Sie
P: [LACHT] Ja
R: zu Hause machen
P: Äh
R: Haben Sie heute jetzt drei Bier getrunken?

14,5

P: [SEHR AUFGERÄUMT] Ich habe heute, zwei Halbe getrunken
R: Ja:
P: Ein Liter, Bier * hat mir gut getan
R: Gut?
P: Jo: freilich, fühl mich blendend
R: Sie fühlen sich blendend
P: Ja, fühle mich phantastisch
R: Aja, nach dem Bier
P: Bier ist ein Anaphrodisiakum
R: [PLATZT HERAUS] Ah
P: [ABGEKLÄRT] Darauf lege ich wert
R: [LACHEND] Darauf legen Sie wert
P: Ja
R: LACHT

15,0

Was ist das jetzt, das/ das ich gar nicht nachsagen, [BUCHSTABIERT] A
P: [SPRICHT VOR] Anaphrodisiakum
R: Ach so, da fühlt man sich einfach etwas gehobener
P: Ja
R: So (...)
P: Ja und, man äh: * es hemmt * die * die/ die Gefühle * die* auch nicht
R: Ja ja (...)
P: distanziert einen ein bißchen. Jaja, jaja, ja

AUFNAHME BRICHT BEI 15,4 AB

Gespräch mit dem Patienten H. am 19.1.1993
Bezeichnung der Cassettenseite: 19.1. H- (Seite 2)
Datei He1901.TXT

0,0–1,0 GESTÖRTE AUFNAHME

1,0

P: geht nicht so weiter
R: Geht nicht so weiter?
P: Geht nicht so weiter, Ja * aber ich muß sie einweihen, ich muß sie einweihen, ich muß ihr sagen, ich bin biologisch-dynamischer Landwirt, ich habe etwas/ einen dummen * [LACHEND] ich weiß nicht
R: LACHT MIT
P: Es ist so ** kriminell oft, gell
R: Kriminell?
P: Kriminell ** ho:

1,5

R: Biologisch-dynamischer Landwirt?
P: Ja viel Arbeit
R: Viel Arbeit
P: Überfordert bin ich worden
R: Überfordert
P: Soviel Arbeit, ja * aber ich möcht jetzt gern, es (…) doch auch (…) in der Vergangenheit, und als mein Vater starb war alles zu Ende, ich war, vollkommen fertig, ich weiß nicht was passiert war * ich hab mit ihm gebetet am Bett abends, und er ist plötzlich aufgewacht und in sich zusammengefallen *3* es war ein Aufwacherlebnis

2,0

R: Aufwacherlebnis?
P: [FÄLLT IN GEBETSTON] Ich habe gebetet, Herr Jesus Christus, erbarme dich meiner* habe ich mit ihm gebetet, u: nd dann, hat es mich so tief getroffen

TONSTÖRUNG, DIE AUFNAHME WIRD SEHR LEISE

R: Tief getroffen
P: Ja (...) der Himmel die Erde in mir (...) übergegangen/ ich hatte
R: Übergegangen?
P: Ja, übergegangen * seine Seele kam auf mich zu * ich wirke

2,5

weiter, wie mein Vater
R: Sie wirken weiter?
P: Ja
R: Oder Ihr Vater
P: wirkt in mir * schafft in mir
R: Er schafft ich Ihnen?
P: Ja
R: Ihr Vater
P: Mein Vater *3* er ist mir sehr nahe
R: Sehr nahe
P: Mein Vater *3* er ist mir sehr nahe
R: Sehr nahe
P: Ja * d/ der Tod des Vaters
R: Der Tod des Vaters

3,0

P: Jaja ** ich habe zu Hause immer mit ihm Kontakt
R: Zu Hause
P: Er lebt für mich * ja
R: Damals
P: Wenn ich will dann * wenn ich jetzt nach Hause komm
R: Auch jetzt
P: Auch jetzt, ja (...) Mensch
R: Ein anderer Mensch
P: (...) furchtbar * aber man muß es erleiden
R: Erleiden?
P: was habe ich für eine Krankheit nur ich weiß es nicht
R: Eine Krankheit

P: Ja (…) immer betrunken und hab alles zusammengeschlagen, [BELUSTIGT] he,

3,5

was mir in die Quere kam, eine Autoscheibe, Bierflaschen öh eine äh, Stelzen von, meinen Nichten und Neffen, alles habe ich zu/ kaputt gemacht * im Rausch * zustand

R: <u>Alles kaputt gemacht</u>
P: (…) <u>zwei Jahren</u> jaja, alles zusammengeschlagen
R: Im Rausch?
P: Im Rausch, es war Krieg bei mir
R: Krieg?
P: Krieg ja
R: In Ihnen?
P: In mir war Krieg, kein Frieden

RUFENDE STIMMEN IM HINTERGRUND

4,0

R: Kein Frieden?
P: Und kein Geduld
R: Keine Geduld
P: Nhn
R: In I h n e n
P: das ist so, schwierig, das nochmal zurück zu verfolgen, aber die Situation jetzt ist eben hier, und ich bin etwas bedeppt, einfach dumm
R: Bedeppt?
P: Ja etwas dumm geworden * ich kann *3* keine Beziehung aufbauen, keine Kontakt/
R: Keine Beziehung?
P: Ja
R: Keine Kontakte?

4,5

P: Jaja * ich habe=n Kontakt zu meiner Sch/ zu meiner Tante
R: Zu Ihrer Tante?
P: Ja zu meiner Tante, der hatt ich geschrieben sei/ ich möchte die Hütte haben am Tegernsee * die haben wir aufgegeben

TONSTÖRUNG 4,7–4,9

4,9

R: Gespräch am 19.1. mit Herrn H.
P: Ich kann meine Stimme nicht hören, das ist schrecklich

TONSTÖRUNG

5,1

P: Ja
R: Eben klar (...) auf dem Band hab ich also

TONSTÖRUNG

R: völlig, oh oh, komisch

TONSTÖRUNG 5,2–5,7

R: von Herrn, öh M., jetzt auch heute morgen haben Sie gesagt, daß Sie so=n (Lichtgestalt) gesehen haben
P: Ja
R: Und, daß es auch unangenehm war
P: Ja
R: Und dann haben Sie noch letztes Mal erzählt von sch/ öh, sdaß

6,0

Sie nach dem Traum irgendwie, öh, zum Wasserhahn gegangen sind, und daß Sie auch einen anderen Traum hatten daß, Sterne runtergefallen sind
P: Ja, also, ich hatte alles Mögliche geschaut

R: Und haben auch gesagt daß/ daß äh, wenn man da nicht Angst hätte, wär es auch komisch und das muß ich Ihnen auch sagen, wenn ich so=n Traum hätte, würde ich ja auch/ würde ich auch sehr Angst haben
P: Ja
R: Des/ wenn/ wenn man einen Traum hat, wo Sterne runterfallen dann hat man Angst

6,5

P: [GEFLÜSTERT] Schreckliche Sachen geträumt * also, ganz schlecht auf Draht zur Zeit
R: Schlecht auf Draht
P: [STÖHNT] Ich bin müde und abgespannt und meine Nerven, ha
R: Ihre Nerven
P: [SEHR LEISE] Furchtbar
R: Ihre Nerven
P: [LEISE] Ich kann nicht mehr
R: Sie können nicht mehr
P: [GEFLÜSTERT] Kaum
R: Sie können nicht mehr
P: [LEISE] Nicht mehr arbeiten
R: Nicht mehr arbeiten

7,0

P: [FLÜSTERT] K/ (…)
R: Zum Arbeiten
P: [FLÜSTERT MIT NORMALER SPRECHSTIMME] Zum Arbeiten * zum Lernen und zur Arbeiten mein (…) wachse
R: [RÄUSPERT SICH] Wie?
P: [REZITIERT] Daß Kraft und Segen mir zum Lernen und zur Arbeit in meinem Innern wachse * Gottes Geist, zu dir will ich bitten mich wenden
R: Von wem ist das?
P: Von Rudolf Steiner
R: Das ist auch, ja von
P: [FLÜSTERT/MIT NORMALER SPRECHSTIMME] Rudolf Steiner * ich schau in die Welt * die (…) (…)
R: die um mi/

7,5

Ja
P: Ja
R: Die Sterne funkeln
P: Ja (…)
R: [FLÜSTERT] Ja
P: Pflanzen leben {und} wachsen, die Tiere fühlen und lieben
R: Ja
P: (…) dem Geist die Wohnung gibt ** also es ist für mich, schrecklich
R: Schrecklich
P: in einer furchtbaren Situation
R: Furchtbaren Situation
P: STÖHNT
R: Furchtbaren Situation?

8,0

P: Ja ** jetzt muß ich hier noch meinen Taba/ meine Pfeife in der Tasch brennt ** nein sie brennt nicht * hnh
R: [LACHT] Huch
P: Hnh
R: LACHT WIEDER
P: Ich ha/
R: Furchtbare Situation
P: Ja ** s/ * Abstumpfung
R: Abstumpfung
P: ATMET SCHWER
R: Des furchtbare Abstumpfung * das meinen Sie mit furchtbar

8,5

P: Mhm * die Seele
R: Die Seele
P: ist abgestumpft
R: Die Seele?
P: Krank
R: [EINDRINGLICH] Die Seele

P: Seele
R: Die Seele sei abgestumpft
P: Ja

10 SEKUNDEN GESPRÄCHSPAUSE

9,0

TONSTÖRUNG BIS 9,1

R: Die Seele sei abgestumpft
P: [GEFLÜSTERT] Kein Lichtblick mehr
R: Lichtblick
P: So finster alles
R: Finster
P: [GEFLÜSTERT] Ich möchte so gerne raus
R: Raus
P: Ja, oh, je, nach Hause
R: Nach Hause * nach Hause?
P: Jaja
R: [INISISTIEREND] Nach Hause, Tegernsee

9,5

P: (...)
R: R...
P: [GÄHNT] Tegernsee, je nachdem *6*
R: Wegen der Bienen * oder wegen der Mutter oder, äh einfach
P: [LEISE] Wegen meiner Mutter, oder einfach daß ich wieder frei bin aber ich kann nicht weil ich krank bin *4* der Mensch und das Böse, ist immer wieder da ** das Böse
R: Das Böse

10,0

P: Ja * und der Lebenshaß
R: Lebenshaß?
P: Ich hasse mein Leben

R: Sie hassen Ihr Leben?
P: Jaja *7*
R: Sie hassen Ihr Leben?
P: [GÄHNT] Ja *16*
R: Das Leben oder * die, Krankheit jetzt

10,5

P: Die Krankheit, des ist meine Krankheit *4* Lebenskränkung
R: Lebenskränkung?
P: [FLÜSTERT] Ja, ich kann nicht mehr reden, mir fehlen die Worte *12*
R: Lebenskränkung, einfach daß Sie:, sich gekränkt fühlen, daß Sie jetzt hier sind und, nicht frei sind und nicht bei

TONSTÖRUNG

11,0

R: sein können und * äh, nicht so wie Sie erzählt haben, daß Sie Bienenwohnungen gebaut haben und/
P: [LAMENTIEREND] Muß arbeiten

TONSTÖRUNG

R: <u>was Sie gar nicht wollen, womit Sie sich nicht verbinden wollen</u>
P: (<u>...</u>) Ja * jaja
R: So haben Sie das, jetzt, ausgedrückt
P: Ja, ja
R: Und da:

TONSTÖRUNG BEI 11,4; AUFNAHME BRICHT AB

Gespräch mit dem Patienten H. am 2.2.1993
(o) Band H. 2.2.

R: Also wo
P: Büro.
R: Im Büro, waren Sie da*
P: Haja heut morgen schon (und) in der Bibliothek.
R: (Ach) Jetzt haben Sie wieder angefangen, äh in der
P: Ja.
R: Bibliothek zu arbeiten. Jetzt (fehlt hier nochmal eben so): das Gespräch mit Herrn H. am 2.2.93. * [SPRICHT LACHEND] Stimmt doch das Datum, gell? Manchmal * (...) Was ham Sie heute gearbeitet?
P: Wir haben geprobt, wie man eine Buchausleihe macht, wie man Bücher empfängt* und wie man sie ausleiht.
R: Wie man Bücher empfängt und ausleiht.
P: Ja, * erst schaut man nach bei beim Empfang, ob alles, ob des Buch in Ordnung ist * dann schaut man nach, ob der Betreffende noch weitere Bücher hat, wenn man es ausleiht * und dann* ja muß man ein Vermerk machen auf dem (Rück der Rückseite) des Buches, ob das Buch beschädigt ist und ob es * zur zur

1,0

Reparatur muß * und wann es geschehen ist.
R: Wann es geschehen ist.
P: Ja, daß der nächste nicht sagen kann: [IMITIERT KORREKT BESCHULDIGTEN] Jaa, des hab ich nicht gemacht, das hat n anderer gemacht, daß man den Betreffenden dann zur Kasse beten kann.
R: Zur Kasse beten kann?
P: [BESTÄTIGEND] Zur Kasse beten
R: Also wenn das Buch beschädigt ist
P: das Buch beschädigt ist, daß man den angibt * den denjenigen welchen * der das Buch versaut
R: ja*ja ja
P: Hat. Wir haben eine Bibel drunten, eine* eine Bibel, eine
R: >Bibel?<
P: Jerusalemer Bibel, die war, da waren Seiten rausgerissen und war vorne reingeschrieben und hinten reingeschrieben und des Buch muß zur Repara-

tur, des kann man gar nicht mehr reparieren, s irreparabel praktisch, des Buch muß ja ersétzt werden praktisch, aber* man hat denjenigen nicht zur Kasse gebeten, weil er einfach * so durch die Lappen gegangen ist, no?
R: Durch die Lappen gegangen?
P: Durch die Lappen gegangen ist, ja *. er hat sich

2,0

R: und man hat das
P: entschuldigt und hat gesagt, [IMITIEREND] jaa des is Griechisch was=ser da reingeschrieben hat und es ** mja, es wurde er wurde nicht belangt deswegen, aber es ist ja eigentlich schade um des Buch.
R: Schade um das Buch, ja. Ist klar, wenn es so ein wertvolles Buch ist, eine Bibel und dann wird es beschädigt, dann ärgerts einen. >das ist ganz klar< Und da ham Sie jetzt dann heute morgen schon geholfen?
P: Geübt ja * die Ausleihe * mhm* ich müßt heut nachmittag auch wieder runter sitzen, aber * (sehn=se) s sind soviel Leut in der Bibliothek, da kommen=se richtig überflüssig vor.
R: Überflüssig?
P: [LACHT] Überflüssig, hah man weiß nicht, wo hintreten.
R: In der Bibliothek * kommt man sich * überflüssig vor
P: In der Bibliothek * ja ja, man weiß nicht wo hintreten vor lauter * ja
R: Wo hintreten vor lauter Leute?
P: Man tritt sich gegenseitig auf die Füße. * auf
R: Gegenseitig auf die

3,0

P: die Füße. Ich hab mir dann zwei Bücher geholt, Richard Wagner und Ludwig der Zweite
R: [ERSTAUNT] Richard Wagner?
P: Richard Wagner, ja ich studier ja grad den Parzival, den Klavierauszug
R: [ERSTAUNT] Parzival? Den Klavierauszug.
P: Ja Ja.
R: Können Sie Klavier spielen?
P: Nein, aber (ich spiele) Posaune. (…)
R: aber Ach, sie spielen (…)

P: Ich hab Posaune gespielt, ja. Ich hab meine Posaune (...) krieg ne neue bald, ich weiß net, ob ich wieder anfange, aber ich interpretiere (den) selber. * Die Stelle, wo zum Beispiel
R: Interpretieren selb
P: die Gralsglocke kommt: [SINGT DIE STELLE VOLLTÖNEND, TONAL UND RHYTMISCH KORREKT] Bam -bam - bam - bam - bam - bam - bam - bam dadada daa daa, dadadaa daa daa, nun achte wohl: bist du ein Tor und rein, welch Wissen dir auch mag beschieden sein, so ungefähr geht des dann.

4,0

R: [BEEINDRUCKT] Se ham eine tolle Stimme.
P: Ja ich war Sänger früher
R: Sänger?
P: Ja. In der Kirche.
R: Früher?
P: Früher, ja ich hab gesungen.
R: Sie ham gesungen. In der Kirche
P: Ja. In der Kirche. Oratorien: * den Messias, das
R: Oratorien?
P: Weihnachtsoratorium, den äh den die Historie der Geburt Jesu Christi, des äh Johannes die Johannespassion, Matthäuspassion und die musikalischen Exequien, die Motetten von Hein, von Josef Johann Sebastian Bach, von Heinrich Schütz, von Claudio Monteverdi und von Hugo Distler hab ich alles gesungen, im Chor.
R: Alles gesungen?
P: Ja
R: Im Chor, ja. Auch in Wiesneck?
P: Nein, in Wiesneck ham=mir andre Sachen gesungen. Da=am=mir die Schöpfung gesungen, zum Beispiel, etwas aus der Schöpfung, von Haydn, u:nd >was ham=mer noch gesungen * aah

5,0

was ham=mer denn da gesungen?< * haja so Scherze eben, so kurze Verse.
R: kurze Verse
P: (...)

R: In dem Chor?
P: [GEMURMELT] Nur hier hab ich keine Kraft mehr, (…) geht die Luft aus, ich hab hier meine Posaune dabei gehabt, vor zwei Jahren noch und ich hab an Weihnachten gespielt hier (…) >ich hatte kein Kraft mehr<.
R: >Keine Kraft?
P: (…) pausenlos (…) ich habe pausenlos geübt, * ich habe sogar den Rimsky-Korsakoff gespielt und von Richard Wagner hab ich gespielt und von Mozart hab ich gespielt, äh, alles hab ich gespielt, fder Posaune, des hab mir selb selber beigebracht. Ich war 4 Wochen (…) hatte mir in Würzburg als ich studierte, [SPRICHT LACHEND ODER WEINEND] u:nd dann war es *, mußt ich aufhören weil ich hab Weinkrämpfe bekommen in der Stadt, ich war allein, ich wußte nicht, ich hatte keinen Menschen.
R: Sie hatten keinen Menschen?
P: Ich hatte keinen Menschen.
R: Keinen Menschen.
P: >Ich war allein, ja<
R: Allein.

6,0

P: Ich hab Weinkrämpfe bekommen, ich konnte nicht mehr weiter studieren. * Zwischen Wach und dann hab ich Lachkrämpfe bekommen, ich mußte plötzlich lachen * als ich auf=fem Zimmer war, plötzlich wars (…) Blut und Tränen vor mir runtergelaufen, ich bin raus aus=scm Haus, in die Verbindung gelaufen, und hab gesagt: Helfst du mir, ich kann nicht mehr, [LACHT] ich muß so lachen * war alles so komisch und dann bin eine Nacht in die Poliklinik gekommen, ham=se mich dann verarztet, >und es war (auch echt) schön in der Poliklinik, war nicht so wie hier.
R: War nicht so wie hier?
P: So auf Dauer. * und so so hoffnungslos. (…) man hat immer
R: auf Dauer
P: den Schleier des Wahnsinns im Kopf, also ich weiß nich * Ich weiß nicht
R: Schleier des Wahnsinns?
P: wie ich es machen soll, ich bin also, ich bin… kurz vorm Wahnsinn.
R: Kurz vorm Wahnsinn?
P: Manchmal, ja.
R: Manchmal.
P: Das ist so, wie wenn wenn sich ein Leichentuch, wie wenn

7,0

sich ein Tuch über den Geist legt.
R: Tuch über den Geist?
P: Ein weißes Tuch oder ein Leichentuch
R: Weißes Tuch, Leichentuch.
P: Ein Leichentuch, ja.
R: Leichentuch
P: Ja, der Geist wird umnachtet.
R: Den Geist umnachtet.
P: Ja, ich hab keine Ruhe mehr.
R: Keine Ruhe.
P: Aber so gehts mir immer, ich steht immer kur vor der [LACHT] Umnachtung.
R: Kurz vor der Umnachtung?
P: [WIE SCHERZEND] Haja, * des wird dunkel, des wird dunkel.
R: dunkel dunkel.
P: Deprimiert, Depression oder was des=is, ich weiß net, was des=is, es kommt einfach über mich. Wie, wie, kann man
R: Kommt über sie
P: dem entkommen, ich hab mich vorhin hingelegt ins Bett und dann kams wieder, des*
R: Vorhin?
P: Vorhin, ja. Die Krankheit. Wenn ich im Bett liege, ich hab [FLEHEND/ BEWEGT] keine Ruhe, ich muß schaffen, ich >muß schaffen<, sonst kann ich kei:n Licht mehr sehen, sonst * geh wird=ich / krank. Wenn ich nicht schaffen kann,
R: Kein Licht mehr sehen

8,0

P: werd=ich krank. Ich habe zuhause geschafft ich habe überall geschafft, wo ich war. In der Schule.
R: In der Schule.
P: Ja, aber ** es ist bei uns Schwaben eben so Veranlagung.
R: Ja >ja< ja also des ist eine sehr gute Veranlagung.
P: mhm
R: Natürlich muß man auch Ruhepausen sich gönnen.

P: Ja
R: Weil das ist natürlich ja dann auch, ja.
P: Ruhepause (...) Sonntag.
R: Ja
P: [DEN ERZÄHLFADEN WIEDERAUFNEHMEND] >Ja< letzten Freitag war ich zuhause, bei meiner, bei meinen Arbeitern * ich war ja früher Chef, und da wir
R: ja
P: Ham zusammen gesessen und ham gevespert, gegessen, zu Nacht gegessen, das sind Mechaniker (...), Chauffeure, äh Stricker.
R: Stricker auch?

9,0

P: Stricker auch, ja. Textilfachmänner.
R: Ach, Textilfachmänner
P: Ja * und Mechaniker und Autoschlosser, einer ist Dampfmaschinenmechaniker, n sehr tüchtiger Mann, der hat mir den Ring geschmiedet für meine Brauerei zu Hause, ich mußte auf den Kessel auf den Untersatz, die Feuer, wie sagt ma=da, auf die Feuerung einen Ring setzen, damit der Kessel reinpaßt. Da war vorher ein größerer Kessel drin, der Waschkessel und den hab ich rausgeschmissen und hab=n neuen Kessel, en Einsatz reingemacht. Und da hat=er mir den Ring dazu geschmiedet, aber picobello, also Fachmann, ganz fantastisch und meine Dampfmaschine hat=er auch repariert.
R: Dampfmaschine?
P: Ich hatte eine Dampfmaschine, ja.
R: Eine Dampfmaschine?
P: Eine Dampfmaschine, ja.
R: Also nicht nur Bienenzucht, sondern auch eine Dampfmaschine.
P: [VERSICHERND] Jaja. * Wir hatten früher im Geschäft eine große

10,0

Dampfmaschine, die Strom erzeugt hat. Vor 60 Jahren glaub war des jetzt, zu meines Vaters Zeit, zu meines Großvaters Zeit hatten wir ne eigene Dampfmaschine.
R: Ach.

P: Mein Großvater wollte immer autonom sein, autark, also vollkommen unabhängig war er. Er hatte ne eigene Landwirtschaft, ne eigene Stromerzeugung, alles selber gemacht.
R: Toll. * Dann ist man nicht abhängig von irgendwie,
P: mhm.
R: Mhm wenn irgendwie Strom ausfällt oder
P: mhm
R: ja ja ja
P: Des hat mich immer unheimlich gereizt gereizt, die der der Fleiß der Schwaben, dieser (…) schwäbische Fleiß, ja.
R: der Fleiß der Schwaben?
P: Ja. Es=so lustig, wenn aus den Schornsteinen Rauch aufsteigt und die Dampfmaschinen laufen und es ist überhaupt Bewegung da, gell?
R: Bewegung?

11,0

P: Bewegung, ja. Die Machinen, die Rundstrickmaschine, die großen Strickstühle im Kreis herumgelaufen und due Flachstrickmaschine hin und her und die großen Fully-Feston-Maschinen, die sind vor und zurück gegangen, des war immer was los, da is da is was gelaufen bei uns, gell, des war schön.
R: War schön.
P: War schön. Von morgens um sechs bis abends um zehn. ham zwei Schichten gehabt im Stricksaal. * Jaja.
R: Zwei Schichten * im Stricksaal.
P: mhm. mhm. Un gute Mode gemacht.
R: Gute Mode?
P: Ja. Herrenmode und Damenmode Damenoberbekleidung, Strickmode für Herren und Badeanzüge und Badehosen. mhm*
Und eine zeitlang Unterwäsche auch.
R: Aha.
P: Die trag=ich heut noch, die Unterwäsche.
R: Oja.

12,0

P: [SEUFZT BEDRÜCKT] Jaja. * Alles tempi passati.

R: Tatsächlich.
P: [LACHT] Der schreibt ein Buch, ja. Aber er wird nicht mehr fertig,
R: Ihr Onkel?
P: ja. Mein Onkel ist jetzt achtzig.
R: >Ach< Jetzt schreibt er schon der
P: große Jäger und Weidmann, also großer Weidmann und auch ein Landwirt.
R: Landwirt?
P: Landwirt, ja, nebenher * eine Landwirtschaft am Tegernsee,
R: auch wie Sie
P: ja mit Kühen, mit schottischem Hochlandrind, schottisches Hochlandrind.
R: Ach.
P: Mhm. [FORTFAHREND] >Ja< ich hab hiern Bericht im Tegernseer, in der Tegernseer Zeitung, im Tegernseer Tal, da gibt's eine, so eine Zeitung, so ein monatliches Zeitung und da kommt ein großer Bericht drin über den Bauernhof, daß es da schon seit alters her Brauch war, daß man dort eben Rinder

13,0

gezüchtet Tiere Kühe gezüchtet hat und jetzt ausgerechnet das schott schottische Hochlandrind, das ja direkt abstammt vom Rind der Kelten, also von dem alten äh Urhaustier.
R: [ERSTAUNT] Vom Rind der Kelten?
P: Von den Rindern, von den Kelten stammt das ab, des [SUCHT] schottische Hochlandrind ** ja des etwas kleiner wie die [WORT] wie des wie die Milchkuh, bei uns, äh lebt ganz im Freien, braucht keinen Stall und bringt die Jungen (...) auf der Wiese zur Welt und da ist ein Bauernhof, dann ein (...) häusle und eine Alm gehört dazu, da sind Fischweier da, große mittelgroße Fischzucht, Forellenzucht und Fleisch.
R: Und Fleisch?
P: Und ich hatte (...) unten einen Brotbackofen, ne Teigknetmaschine und ne kleine Mühle * ich habe dann immer

14,0

selber Brot gebacken hab mirs Getreide gekauft von der Raiffeisenbank und dann gings los.

R: Ach, ja ach des des ha Sie ham Brot gebacken, Sie ham Bienen gezüchtet, äh Brot gebacken dann äh Sie ham sich mit Maschinen auch beschäftigt
P: mhm. Ja, mit Maschinen, mit Traktoren
R: Mit Traktoren, dann ham Sie äh, gejagt ham Sie nicht, das
P: >nein< [HUSTET] war nur ihr Onkel.
R: Da ham Sie unheimlich viel
P: >ja<. Ich war dann in der Landwirtschaft, äh habe Herdbuchzucht gemacht, also nach der nach den Zuchtrichtlinien des Deutschen Rinderzuchtverbandes *gezüchtet, äh auf dem Bauernhof von der mahlischen Gutsverwaltung hab ich das gemacht.
R: Von der Mahle-Stiftung?
P: Mahle-Stiftung, ja.
R: Da ham Sie
P: gelernt
R: gelernt. * A da ham Sie gelernt.
P: mhm. Ja
R: Und dann weiter gemacht ham Sie dann auf anderen

15,0

Bauernhöfen?
P: Ja, ich war vorher, des war der letzte Hof, wo ich gewesen bin, ich bin dann heim gegangen nach Tegernsee, nachdem ich dort entlassen war, äh fertig war, Landwirt studiert hatte, war fertig die Ausbildung dann bin ich nach Hause und wollte zuhause weitermachen. Da ist mein Vater gestorben dann bin ich krank geworden und dann gings nicht mehr.
R: Ach des war so wo Sie geschildert haben, wenn ich das
P: ja
R: zusammenfassen kann, daß ihr Vater gestorben ist und daß Sie dabei waren und daß es so war, als ob der Geist ihres Vaters rübergekommen wäre * zu Ihnen
P: ja so ein Aufwacherlebnis.
R: Aufwacherlebnis?
P: Aufwacherlebnis, ja. Er ist aufgewacht.
R: Er ist aufgewacht?
P: Er ist aufgewacht. Gestorben und aufgewacht.
R: Gestorben und aufgewacht. * Zum ewigen Leben.
P: Zum ewigen Leben ja

16,0

R: Und da hatten Sie das Gefühl, wie Sie das schilderten, daß er in Ihnen weiterwirkt.
P: Er hat mir das Vermächtnis, es war ein Vermächtnis.
R: Vermächtnis?
P: Ja, daß er mir hilft
R: Daß er Ihnen hilft?
P: Weil ich ihm geholfen habe, ja >beim Sterben<.
R: Weil Sie beim Sterben geholfen haben. Hilfe von der
P: mhm
R: geistigen Welt.
P: Guter Freund.
R: Guter Freund
P: >Guter Freund< mhm, bester Freund.
R: bester Freund.
P: mhm *8*
R: Aber es ist schön, wenn man das so * sagen kann ** und dann, danach äh* kamen sie dann *hierher.
P: >Ja, bin ich hierher gekommen<

17,0

R: Wenn man das so bißchen zusammenfaßt, so wie sie das geschildert haben.
P: Überhaupt Vergangenheit. Ich weiß nicht, was Zukunft bringt, was die Zukunft bringt, ich habe ich habe verschiedene Positionen abgecheckt, aber – hm, wenn man einmal hier ist, dann ist man hier so * drin, ne?, man ist nicht ganz da, aber auch nicht richtig, aber auch nicht halb, man ist schon da, aber es äh * ist so eine Sache.
R: man ist nicht ganz da, man ist halb da.
P: Man weiß nicht, wenn man wiederkommt, wenn man geht, gell, das weiß man alles nicht, wies Schicksal wird, wenn man,
R: wie das
P: wenn man in eine andere Psychiatrie kommt, die Menschen
R: Schicksal
P: Draußen sin=ja, die nehmen ja keine Rücksicht auf einen.
R: Die Menschen draußen.
P: Die sind, das Leben ist so hart.

R: hart?
P: Und (…) man kann sagen, fast geistlos.

18,0

R: Geistlos
P: mhm
R: Fast geistlos.
P: mhm
R: Draußen.
P: Traurig, ja
R: Traurig.
P: Mhm.
R: Das Leben draußen sagten Sie ja auch* und das
P: ja. Ich spinne mich hier ein, ich spinne mich ein in die Gedankengänge von Richard Wagner, von Ludwig dem Zweiten, von (Bach). In die Gedankengänge, versuch ich
R: In die Gedankengänge?
P: nachzuvollziehen.
R: Nachzuvollziehen?
P: mhm.
R: Nachzuvollziehen?
P: Ja.
R: Die Gedankengänge nachzuvollziehen.
P: Wie ist der Wagner zum Beispiel gekommen, daß er diese Stücke schreibt.
R: Aha, die Gedankengänge * die Gedankengänge nachzuvollziehen.
P: Er hat * ja, es gibt so vieles, ich bin erst am Anfang.

19,0

Aber wie kam er da drauf, den Parzival zum Beispiel zu schreiben * als Krönung seines Werkes und Siegfried vorher * eine wunderschöne Oper.
R: [REPETITION, KEINE FRAGE AN P] Wie kam er dazu
P: Ja was hat ihn bewegt, das frag ich mich >das frag ich mich< * da forsch ich nach.
R: Forschen Sie nach?
P: Ich hab allerdings wenig Zeit hier.
R: Wenig Zeit.

P: Um des mit Genuß zu tun.* Die Nachforschungen. Die
R: Mit Genuß
P: Nachforschungen hier.
R: Ja, mit Genuß die Nachforschungen zu tun, ja. Aber Sie ham sicher schon äh, wie weit sind Sie gekommen in den Forschungen.
P: [SEUFZEND] >Ach je< wie heißt es so schön? [WIE EINEN AUSWENDIG BEHERRSCHTEN TEXT VERSONNEN ZITIEREND] Gemüt ist mehr als Geist, denn das Gemüt besteht als Wurzel, wenn der Geist wie

20,0

Blütenduft vergeht, [TONLOS, SCHNELL WIE EIN GEMURMELTES GEBET] >es bleibt nicht ewig, aber ich denke an das, an die die Unsterblichkeit, daß dieses Menschen eben die Unsterblichkeit errungen haben durch ihr Schaffen und wie belanglos ich dagegen bin. Bald wird mein Name vergessen sein,
R: Belanglos
P: wie ich gestorben bin [BITTER] und keiner ja denkt mehr an mich und ich habe nichts aus mir geschaffen, möchte des=auch * nicht * so sehen, daß man unbedingt die Unsterblichkeit erreichen muß, weil man ja sterblich ist, sonst beißt sich die Katze [MIT HEITERKEIT LAUTER] und die Maus in den „Schwanz."< Ich weiß es nicht, find es jedenfalls schön, mich mit diesen Unsterblichkeiten zu beschäftigen, die unsterbliche Musik und die das Andenken

21,0

an den König, ** die eigene, * die eigene äh Borniertheit, die eigene Dummheit erkennen und selber sich erkennen wie klein man doch ist und wie vergänglich, das ist für mich der höchste Lohn der Arbeit: ein Bewußtsein erreichen.
R: Ein Bewußtsein?
P: Ein Bewußtsein ja
R: Ein Bewußtsein erreichen
P: ja mhm
R: Bewußtsein von den
P: [ERNST] Von der Vergänglichkeit
R: Achso und darin äh über die Vergänglichkeit.
P: mhm, mhm
R: Und auch über die Gedankengänge des anderen Menschen.
P: Ja.

R: Wenn Sie jetzt so Richard Wagner sagen, warum *
P: [FÄLLT VEHEMENT EIN] Ja, ja weil diediedie
R: er das gemacht hat.
P: [IN ERKLÄRENDEM TON] Wie sie so zur Unsterblichkeit kamen, was es damit auf sich hat, >gell?< * so etwas zu schaffen, ich möchte, ich bin ja [VERZWEIFELT MIT NACHDRUCK] auch ständig am Schaffen, aber es bleibt nichts übrig, es bleibt nichts da (...)
R: [UNTERBRICHT VEHEMENT] Des stimmt nicht jetzt würd ich de:m aber

22,0

widersprechen, weil wenn Sie auch zum Beispiel [BESTIMMT] mit Menschen sprechen, bleibt etwas von dem, was Sie gesprochen haben, in dem anderen Menschen. Kann ich selber bestätigen.
P: hm. Ja, ich bin aber kein A äh kein Evengelist oder Apostel.
R: [LACHT] >Nein<, aber Sie sind ein ein äh Mensch. * Und als Mensch,
P: Mensch
R: äh sind sie, wenn Sie mit einem anderen Menschen sprechen, [TON: ODER ETWA NICHT] dann bleibt doch davon etwas haften. *also mir
P: >das mag sein< ja
R: gehts auf jeden Fall so, wenn ich mit Ihnen spreche, da bleibt auch sehr vieles haften, weil das was Sie Sie sprechen immer sehr über sehr interessante Dinge, Sie sprechen auch nicht nur über Butterbrot.
P: [VERSUCHT ZU ÜBERNEHMEN] Ja, es würde (...)
R: [UNTERBRICHT] Nicht das Butterbrot äh mal auch interessant würde wenn
P: jaja
R: [SCHERZEND, LACHT] man Hunger hat. es äh.
P: ja, richtig, richtig. [LACHT] Und daß man ja oft vespern muß etwas, gell? (...)
R: [STIMMT IN DAS LACHEN EIN] Ja, und nicht gut ist, wenn man nicht vespert, wenn man
P: ja
R: auch mal Hunger hat, gell? Da ist es auch wichtiger als das
P: ja

23,0

R: [LACHT] ähäh * Geistige. Aber, Sie verstehen, wie ich das meine, gell, daß daß also äh ** von dem, was Sie mir erzählt haben is sehr viel, äh * irgendwie * geblieben, finde ich, also von ihnen, und so bleibt doch äh
P: >von mir<
R: Von * jedem Menschen inn Menschen.
P: ja was soll was wird die Zukunft ich werde bauen, ich werde bauen, werd ich in Zukunft.
R: [TON: GENAU!] Ja, Bauer.
P: Aber Erde bauen.
R: Bauen. Achso, jetzt hab ich
P: Bauer [KORRIGIEREND] Bauer! Bauer! (sein)
R: Bauer, Bauer sein und an den an die Erde bauen
P: (…) ja. Am Erdreich bauen, pflügen, säen, ernten, alles von der Zeit.
R: Ha, des is doch schön.
P: >Das is sehr schön, ja<

24,0

R: Das ham Sie doch äh auch vor der Klinik gemacht?
P: ja. Mhm
R: [HERVORGESTOSSEN, KONSTATIEREND] Hm. * Und in der Bibliothek ** sind Sie * noch so gerne wie
P: Haja des is (…) Doch, da lernt man schreiben, lesen und schreiben und
R: Auch!
P: [LACHEND] des= is ganz gut ich kann lesen und schreiben.
R: [LACHT (KLAR KÖNNEN SIE DAS)] Ja, also… /
P: Aber man man verlangt des ja mit der Zeit. Ich kann jetzt / mit der Schreibmaschine schreiben * und kann auch mim
R: Ach
P: Computer arbeiten und kann eventuell auch was lesen,
R: Ach
P: Ich lese viel in der neuen Na guten Nachricht oder mal ger de jetzt der Ludwig Ludwig les ich, von (…), ha dann von Hitler les ich auchn Buch …
R: Ah von Hitler auch.
P: N Buch von Joachim C. Fest.
R: [INTERESSIERT] Kenn ich gar nicht.
P: >Von Joachim Fest, ein dicke eine dicke Biographie. * Und
R: ach!

25,0

P: so weiter und so fort. So alles was die Richtung hat, äh*< Germanentum, deutsche Rasse.
R: Germanentun.
P: Germanen*tum, >die alten Germanen, was des betrifft, bin ich sehr interessiert, [BLOSS LEIDER] ich hab nur wenig Zugang dazu.< Es gibt ein Buch in der Bibliothek Die Kultur der alten Germanen * und des werd ich mir auch (irgendwie) später mal / unter den Nagel reißen n durchlesen und so ist es recht / Schön daß man hier halt sich die Zeit überbrücken kann mit dieser Literatur und diesen Gedanken*gängen der andern* forschen die * Wagner hatte ja auch kein einfaches Leben.
R: Wagner.
P: Wagner. Wagner, ja
R: Hatte kein einfaches Leben
P: Kein einfaches Leben ganz schwierig
R: Ja des is des hab=mer jetzt auch neulich wieder gedacht, daß die Künstler eigentlich alle kein einfaches Leben hatten
P: mhm mhm

26,0

R: also nicht alle, sondern sehr viele, [WIE AUFZÄHLEND] des also Beethoven …
P: [VERNEINEND] Nein, es ist nicht einfach, hmm.
R: Hatte auch gesundheitliche Sorgen.
P: Das ist die hatte ja auch die Angst vor der Umnachtung, die ist bei mir immer da.
R: Angst vor der Umnachtung?
P: Vor der vor der vor dem * vor dem Nichtstun od oder wenn so der
R: vor dem Nichtstun
P: Schatten des Todes kommt.
R: Schatten des Todes?
P: [SEUFZT] Ha wenn man so ans Sterben denkt, ans…
R: Sterben?
P: Ja
R: Ans Sterben dénkt.
P: Das ist scheußlich, mhm.

R: Scheußlich.
P: mhm * mhm
R: Ans Stérben denkt.
P: mhm. Ja.
R: Hier?
P: Hier *4* Jaja, in allen Klöstern denkt man an das Sterben, [WIE BELUSTIGT] hm, * ich glaube schon das die nichts anderes vorhaben als (ruhiges Herz) in die Se in de Ewigkeit, ind
R: >ja<.
P: die ewige Seeligkeit hinüberzugehen.
R: Ach Sie meinten jetzt auch äh nicht jetzt hier im Krankenhaus ans Sterben denken, sondern vor allen

27,0

Dingen weil Sie in der Bibliothek in der Klinik schaffen, daß äh da das Kloster äh nah is und der Geist des Klosters und
P: ja
R: daß man, daß die Mönche früher sich ja auch nur beschäftigt hám eigentlich mit dem äh Tode und mit dem ewigen Leben * also Leben nach
P: ja ja, ja
R: dem Tode und dar nicht so mit dem Diesseits, so haben Sies
P: richtig ja
R: gemeint ja ja
P: So hatte ichs, ja. So versteh ich des,
R: So ja ja
P: mhm
R: und …
P: Ja (…)
R: Im Leben.
P: Im Leben. Dem Leben vorwärts helfen
R: Ja ja! So ordne ich=es auch.
P: Ja
R: Ja.
P: mhm
R: Deshalb liegt es mir auch. Wenn ich daß so sagen sagen
P: hab mal das Gedicht gelesen von Herrn (…), nachdem die Tschernobyl-Katastrophe war, da stand drin, man soll den Tieren doch Kalb

28,0

zum Fressen geben, das hilft die Lebenskräfte zu aktivieren und die Strahlen zu neutralisieren nicht direkt aber es ist alles so bissle * schwierig zu begreifen, was da mit Anthroposophie zusammen is. >gell?< Grad wie soll mans erklären einem der nichts davon ... ich habe tausend Mal den Leuten erklärt warum die Komposte präpariert werden, da hat mir der Herr Tress von der Alb so schön in der Bauernschule erklärt: [MIT SCHMERZLCIHEM PATHOS] Das ist dann ebn wie ein Singen, wie ein Orchesterton, der äh aufströmt zum Himmel und der die Erde befruchtet und des is eben wie ein Singen und Klingen in der Natur, wenn die Präparate ausgebracht werden und dann die Kompostdünger da verstreut werden und alles wunderbar auf den äh Feldern wächst und gedeiht, da hilft man dann praktisch der Natur, die (sprießt).
R: Ja, ja
P: Nur daß eben diese kosmischen Ereignisse harmonieren dann
R: In der Natur helfen, ja
P: Mit dem Pflanzenleben und daß aus diesen Pflanzen immer eine

29,0

ganz besondere Saat wächst, * nämlich die biologisch dynamische Saat, weil es ist schon ein Unterschied, ich habe
R: ja, ja
P: lange Zeit gemerkt, was das für ein Unterschied ist, daß (es)
R: ja, ja!
P: nämlich viel kräftiger ist.
R: Es ist kräftiger. Ich hab auch sehr viel also Produkte gekauft von biologisch-dynamischen Landwirtschaft und dann
P: ja
R: wenn man ißt, dann wird man kräftiger. Aber * jetzt * äh * [LACHT] ich glaub ich äh jetzt läuft das Band leer. Äh Hätten Sie was
P: ja, macht nichts
R: dagegen, ich komme wieder nächsten Dienstag dann äh, also nächsten Dienstag komm ich noch und danach äh muß ich mich vertiefen und dann kann ich vielleicht auch Sie nomal äh anrufen oder fragen, wenn irgendwas wäre und vielleicht
P: jederzeit ja ja

R: können Sie für das nächste Mal nomal überlegen ob irgendwie Sie nochmal was sagen *äh möchten, was Sie nicht gesagt ham.
P: ja
R: Heute kam ich zu spät, weil die Technik mich
P: ja
R: Verlassen hat. [LACHEND] Ich hoffe, daß das jetzt funktioniert * gut
P: ja mhm
R: dann machen wir das so.
P: ja ich habe mich schon etwas innerlich drauf vorbereitet und=ch bin immer gern

30,0

also äh bin immer gut ansprechbar.
R: Ja des is auch ganz toll
P: Ja ich hab immer was, immer was zu denken, immer was auf Lager.
R: [LACHT] Des hab ich bemerkt. Des freut mich aber auch. * Und ich hoffe, Sie sind nicht böse, daß sie so warten mußten heute.
P: Nei:n!
R: [LACHT] Ich hab angerufen.
P: Des is scho richtig

BANDENDE 2.2. BEI 30,3

Gespräch mit dem Patienten H. am 9.2.1993 (vormittags)
Bezeichnung der Cassette: 1 H. 9.2
Datei HE92

0,0

R: (Sie) möchten nach Hause?
P: Ja
R: Ham Sie am Montag gesagt.
P: Ja. Also (gesagt) ich gehe am Freitag, und dann hab ich gesagt mir geht's nicht gut, ich muß doch hier bleiben, es ist so widersprüchlich, ich lebe in ei einem ständigen Widerspruch.
R: Widerspruch.
P: Mit mir selber, ja.
R: Mit Ihnen selber.
P: [RESIGNIEREND] Ja.* Ich komm nich auf grüne Zweig, [SEUFZT] es ist zum Kotzen
R: Zum grünen Zweig?
P: Zum grünen Zweig, im Zweig.
R: LACHT
P: FÄLLT LEISE EIN
R: Im Zweig. [LACHT] * JA, das kenn ich.

OFFENBAR MISSVERSTÄNDNIS

Jaja. Sie meinen auch das, was ich meine den Zweig, den
P: ja
R: antroposophischen überall. Sind sie schon in sonem Zweig
P: ja ja

1,0

R: gewesen.
P: Nein
R: Noch nie?
P: Noch nie
R: Ha, ich war öfters, doch, >das is< jaja jetzt lange nicht mehr, weil ich ja sehr viel auch zu

P: ja, aja
R: tun habe und manchmal
P: ja
R: is =es im Leben so, man kann nicht alles machen, was man
P: ja

1,5

R: will gell, * aber, und in Buchenbach war äh war ich auch >ich war da auch mal< unsere Tochter ging in die Schule in Freiburg.
P: mhm.
R: Und deshalb
P: in die Hauptschule in Freiburg
R: Kennen Sie die (...) Schule?
P: Ja. da bin ich schon gewesen.
R: Tatsächlich?
P: ja, ja
R: Ach.
P: Ja.
R: Find ich ja interessant.
P: Das war herrlich.
R: Des=is eine schöne Schule.
P: Ja, ich möchte so gern wieder nach Buchenbach, aber ich weiß nicht wie ichs anstellen soll.
R: [ZÖGERND, KRITISCH] Hm
P: Wissen Sie, äh es is so, ich will heim, ich will so vieles, [ZÖGERT] äh * es geht nicht, weil die mich nicht lassen, ich hab am Do am Samstag Sonntag wieder getrunken zu Hause. * und da
R: Oh.
P: war ich *
R: Am
P: war ich schwerkrank hinterher.
R: Samstag Sonntag? [MILDER SPOTT, LACHT] Kater gehabt?

2,0

P: Ja.
R: Ja da gibts nichts zum Lachen

P: Bin ich dorthin und hab mir Alkohol, Tabletten, *
R: oje!
P: [SEUFZEND] sehen Sie, s sind vier Drogen, die ich einnehme, es ist
R: jaja
P: furchtbar.
R: Ja, Sie sehen auch bissel blaß aus.
P: ja
R: Manchmal sehen Sie ja ganz * frisch aus, aber jetzt sehen
P: ja
R: Sie bißchen blaß aus.
P: mhm.
R: A:ber ...
P: Worüber sollen wir reden?
R: Ja
P: >Ich weiß es nicht<
R: Sie wissens nicht? Doch Sie wissen doch immer ganz * gut.
P: Nein. Ja, immer etwas.
R: Ja [LACHT] * vielleicht wär das auch ganz sinnvoll, äh s das zu machen, weil ich jetzt äh heute den äh das letzte Mal insofern da bin, weil ich jetzt dann ausarbeiten muß, gell.
P: mhm mhm mhm
R: Und äh ich hab aber meine Adresse und Telefonnummer im Stationszimmer gelassen, weil wenn ich Frage habe, erlaub ich
P: mhm mhm mhm mhm
R: mir, dann Sie anzurufen, aber dann können Sie genauso machen

3,0

wenn Sie irgendwie eine Frage haben oder wenn ihnen was einfällt oder irgendwie, dann können Sie ja auch, äh da ist meine Adresse und Telefonnummer im Stationszimmer.
P: aja ja
R: Und ich hab gesagt, daß äh, also ich hab ihren Namen auch notiert, also
P: ja
R: nicht nicht nicht jetzt andere Patienten, aber diejenigen mit denen ich gesprochen hab.
P: ja aha

R: und dann wird es wahrscheinlich schon so sein, so schätz=ich das jetzt, äh daß ich da doch nomal auch äh irgendwie mal eine Frage habe und, weil is oft
P: >Ja<
R: so, wenn man was äh ausarbeitet, dann fällt ihm, einem doch was ein, was einem nicht davor eingefallen ist, jo?
P: Ja mir fällt gar nichts mehr ein.
R: [LACHT] * Ihnen ich find das stimmt gar nicht Ihnen fällt immer was ein, * [LACHT] muß Ihnen auch mal widersprechen, gell?
P: Ja.
R: Nee, also, insofern äh hab I das jetzt so anfangs deshalb

4,0

gesagt, weil * äh vielleicht, ist irgendwas was Sie jetzt doch, äh besonders, was noch sagen möchten, was Sie bis jetzt nicht gesagt haben wir ham über vieles, wenn ich zusammenfassend äh sagen kann, äh Sie haben mir erzählt, wie Sie hierher gekommen sind, daß es Schwierigkeiten gab mit ihrem Bruder daß Sie Angst hatten plötzlich um Ihre Mutter
P: ja
R: Und das Sie dann auch so: fast täglich wurden einfach aus Angst und Angst mehrmals gehabt haben auch in Träumen und äh auch diese was Sie auch eben sagten, diese
P: ja
R: Widersprüchlichkeit, Sie haben sehr viel erzählt von Judentum, von Christentum,
P: (…)
R: von Anthroposophie und von äh also, die Schwierigkeit, was man eigentlich dann selber ist,
P: ja
R: ist man jetzt Antroposoph, ist man ä:h *
P: Christ, ja also äh… ist man Christ, ist ist man äh Wagnerianer

5,0

oder Tolstoianer oder Steinerianer, da gibt es so viele Möglichkeiten, * äh, die man begehen kann, gell? und äh
R: genau
P: ja also ich sage mir heute, ich bin Antroposoph, ganz einfach.

R: [FREUNDLICHER SPOTT, LACHT] Sagen Sie?
P: Ich hab mirs halt…
R: [UNTERBRICHT SPÖTTISCH, LACHT] Ja ich auch…
P: [ERNST] Ich hab es heute erlebt wieder und des kam mir wieder in den Sinn.
R: Des kam Ihnen wieder in den Sinn.
P: Des, äh, man macht soviel Geistiges durch, daß man nur durch die antroposophische Erziehung das überwinden kann, gell, also des, die Katastrophen, die man durchmacht, und des ist ja so, was einmal in die Seele gefallen ist, das wirkt darin [WIE 1 WORT] fort erhebend u nun zerstörend, gell und heute morgen war ich ganz zerstört.
R: Ganz zerstört?
P: Ganz schlecht gings mir.
R: Schlecht?
P: Schlecht, >ah mir war schlecht<
R: Ihnen war schlecht?
P: Im Kopf
R: Kopf?
P: [LACHT] Meine arme Seele [LACHEND] Jaha, die arme Seele, die hat keine Ruhe, die findet keine

6,0

Ruhe.
R: Keine Ruhe?
P: SEUFZT
R: Nachts?
P: Nachts hab ich Ruhe.
R: Nachts?
P: Aber tagsüber lassen Sie mich nicht in Ruhe hier.
R: Die hier lassen Sie nicht in Ruhe?
P: ja. Die Angestellten.
R: Die Angestellten?
P: Ich weiß gar nicht wozu soll ich arbeiten, ich brauche nicht arbeiten.
R: Sie brauchen nicht arbeiten.
P: nein
R: Sie möchten nicht arbeiten?
P: Ich möchte auch nicht arbeiten, nein.

R: Arbeiten Sie heute?
P: Ar/ ob ich arbeit?
R: Ja. Ich frage jetzt einfach, weil Sie sagten, daß Sie möchten nicht arbeiten und ich frag das jetzt deshalb, weil es viertel nach eins ist und äh Sie sonst zu spät kommen, wenn…
P: Ja, ich komme sowieso zuspät heute
R: Ja?
P: Ja ich möcht noch zur Frau Doktor gehen.
R: Jetzt?
P: Ja.
R: HamSie=n Termin?
P: Nein.
R: Nicht.
P: Nicht.
R: Nicht daß Sie, äh nur daß daß Sie, äh soll ich meine Uhr hierhin legen, daß…
P: [SANFT] Nein nein.
R: Nee?
P: Des brauchen Sie=s nicht.
R: Ach, Sie haben doch selber eine.
P: Ich hab eine Uhr.
R: Genau, dann können Sie ja selber dann sagen, wann wann Sie

7,0

äh das Gefühl haben, daß also * äh Sie dann. Ja: aber zurück zu dem, was Sie eben gerade
P: ja ja
R: gesagt haben, * äh mit der Ruhe.
P: Tja, * >man läßt einem keine Ruhe<, Gott läßt den Menschen keine Ruhe, er fordert mich immer wieder heraus.
R: Gott?
P: Gott. Gott ist ein ewiges * [DEUTL. EINATMEN] Auf und Ab, gell, ein Ewiges, die Liebe eben, gell, das Vertrauen, das Urvertrauen, das man auf Gott äh wendet, das ist allles, was ich zu sagen habe* es gibt nichts Neues unter der Sonne
R: Nichts Neues?
P: Nichte Neues, [LACHT BITTER] haha

R: Gott * aä läßt einen auch nicht in Ruhe?
P: Nein.
R: Nicht? *3* Weil man immer so bißchen denkt, daß Gott ist

8,0

doch etwas was * etwas Ruhiges
P: [GESTÖHNT] >Ja, in der Stille<
R: in der Stille?
P: *4* [TIEF GESEUFZT] >Achja.<
R: Aber nur in der Stille.
P: >In der Stille, ja< *6*
R: und aber insofern Ruhe, weil da keine Angst ist.
P: Ja.
R: Und äh nachts haben Sie Ruhe.
P: Nachts hab ich Ruhe, ja >aber auch nicht gut geschlafen heut.<
R: Nicht gut geschlafen?
P: Nicht gut geschlafen, heut morgen war ich ganz kaputt.
R: Kaputt?
P: Kaputt, ja. Es ist immer dasselbe, ich setz mich auch den Balkon und rauche eine Pfeife * und dann merk ich schon, daß der Tag schlecht angeht * oder er geht gut an, gell wenns mir schmeckt.
R: Wenns Ihnen schmeckt.
P: Ja.
R: Dann gehts gut an?
P: Ja.
R: Wenn die Pfeife Ihnen schmeckt.

9,0

P: Ja.
R: Dann merken Sie das=is…
P: Merk ich morgens schon.
R: Ja. Und träumen Sie manchmal dann?
P: Ja ich träume. Heute nacht hab ich geträumt, ich wär in Rußland.
R: [ERSTAUNT] Rußland?
P: Rußland, ja, ich träume viel von Rußland. Äh Vorgestern nacht habe ich gemei/geträumt, ich hätte ein Kloster gebaut, an einer Station gebaut, also so

im Urwald mit Holz und Steinen, / ein Haus gebaut für Kranke * es sind Träume.
R: Träume.
P:(Und) dann war drummherum plötzlich alles gebaut, da war eine Kirche da, da waren Mauern da, Wände und ich hab da in meinem Urwaldkrankenhaus eben gebaut und Gemacht * [LACHT] es war zu komisch, worin des immer endet, aber es sind Urträume, gell?
R: Urträume?
P: Ich hab die schon früher gehabt, dieselben Träume.
R: [ERSTAUNT] Dieselben Träume?

10,0

P: Jaja. * von disesm Urwald*haus von diesesm Waldhaus, daß ich gebaut habe.
R: Urwaldhaus?
P: Ja.
R: Das ham Sie schonmal gehabt?
P: Jaja.
R: Wann?
P: Ach schon * viele Jahre zurück
R: Und immer mal wieder oder kam es jetzt so?
P: (…) wieder.
R: Zum erstenmal?
P: Zum erstenmal, ja.
R: Ein Urwaldkrankenhaus?
P: Heut nacht hab ich geträumt, ich wär auf der Flucht gewesen.
R: Flucht?
P: In Rußland.
R: In Rußland.
P: Ja und da hätten=s da so eigenartige Bräuche gehabt.
R: Eigenartige Bräuche?
P: Äh Verpflegung und es gab (…)
R: Verpflegung
P: Essen, ja es war sonderbar.
R: Sonderbar?
P: Sonderbar. Mit Freunden bin ich gewandert.
R: Gewandert?

P: In Rußland
R: In Rußland
P: Ja
R: Gewandert?
P: Ja
R: Mit Freunden?

11,0

P: Mit Freunden.
R: Wohin?
P: Ich weiß nicht wohin, irgendwohin in die Berge.
R: In die Berge?
P: Ja.
R: Und Sie sagten, die hätten sonderbare Bräuche?
P: Ja.
R: Sonderbare?
P: Sonderbare Bräuche, also * ich kanns nicht mehr sagen im einzelnen * es ist mir zu fern jetzt.
R: Im im im * im weiten? So äh [AUFZÄHLEND] mit Feuer oder mit Elementen
P: ja.
R: Mit...
P: Mit Wasser, Schnee.
R: Mit Wasser?
P: Mit Schnee.
R: Und Schnee?
P: [MONOTON] Schnee, ja. *3*
R: Das Klingt ja toll.
P: [TONLOS KAUM HÖRBAR GEFLÜSTERT] > Ich weiß das klingt ja toll, mhm. Dann träum ich oft von der Husemann-Klinik.
R: Von der Husemann-Klinik.
P: Ja irgend von einem Krankenhaus träum ich oft oder von von

12,0

Trinker von einem Trinkerheilanstalt träum ich auch manchmal, da fahr ich vorbei und dann hör ich die drinnen stöhnen, ja so ist mein Traum, (immer) ein Stöhnen.
R: Ein Stöhnen.
P: Stöhnen, ja.
R: Ein Stöhnen?
P: Ein Leiden und ein Stöhnen.
R: Ein Leiden?
P: Ja. **
R: Sie leiden im Traum?
P: Ja.
R: Leiden?
P: Ja.
R: Leiden.
P: Leiden, ja.
R: Im Traum?
P: Im Traum.
R: Mit Körper oder mit Seele?
P: Mit Seele.
R: Mit Seele?
P: Mit Seele * ja
R: Mit Seele wie? *4* Sehnsucht, Angst?
P: Seele * ja. Erschöpfung.
R: Erschöpfung?

13,0

P: Erschöpfung, ja. [WEINERLICHER TON] Es ist mir ganz unklar, meine Träume zu beschreiben, es ist verschiedenartig, es ist meistens so, daß es in Wirklichkeit dann auch so kommt, gell?
R: In Wirklichkeit? * In Wirklichkeit auch so kommt?
P: Ja.
R: In Wirklichkeit?
P: Ja.
R: Also das sogenannte Wahrträume dann äh nach einer Zeit?
P: Ja. ** Die Träume sind wahr. Meine Träume sind wahr.
R: Ihre Träume?
P: Des äh ist überhaupt nichts mehr Sexuelles oder sowas. gell.

R: Nichts mehr Sexuelles.
P: Nein, gar nicht mehr, also * ich träume leider nie von Gott.
R: Nie von Gott?
P: Nein ** aber immer so im Zwischenreich, gell.
R: Zwischenreich?
P: Zwischenreich.
R: Zwischen…
P: Zwischen Seele und Körper.

14,0

R: Zwischen Seele und Körper?
P: Und * ja * ich hab hier soviel Durcheinander erlebt, man hat keine Ruhe hier.
R: Hier?
P: [GEHAUCHT] >Hier?<
R: Keine Ruhe?
P: Keine Ruhe. Man soll gesund werden, aber ich werde immer kränker.
R: Immer kränker?
P: Ich werde immer kränker, ja. *4*
R: Sie bräuchten Ruhe?
P: Ja. *7*
R: Und * äh was würden Sie dann machen? Lesen? Sie haben keine Zeit zum Lesen?
P: Ja* Ja.
R: Aber jetzt noch zurück zu den Träumen, weil äh ich weiß auch noch, Sie haben auch mir schon mal paar Träume erzählt * von einer Stadt.
P: Ja, von einer gläsernen Stadt ** ja

15,0

R: Von einer gläsernen Stadt, ja.
P: Ja, da bin ich drüber weg geflogen.
R: Geflogen?
P: Geflogen, ja. *
R: Darüber
P: Ich fliege oft.
R: Sie fliegen.

P: Ja. *5*
R: Und dann äh * von einem lustigen Teufel haben Sie geträumt?
P: Achso, des war in Wirklichkeit, des war als ich wach war * der kam aus=em Kamin heraus.
R: Der kam?
P: Aus=em Kamin heraus.
R: Aus dem Kamin?
P: ja.
R: Als Sie wach waren?
P: Als ich wach war da bin ich in Garten gelaufen, hat es geschneit, sehen Sie und ich habe ich war in der Küche, zu Hause, und es hat geschneit und ich stand da mit einem Spaten und habe Kräfte ab abgelenkt, gell?
R: Kräfte abgelenkt
P: (Also das war) so wie wie äh Stecknadeln kam es auf mich zu, ein heißer Wind.
R: Heißer Wind?

16,0

P: Aus einem Teller, aus einem Zinnteller * mit unserem Wappen drauf, gell.
R: Aus Ihrem Wappen.
P: Familienwappen, ja. Und dann hab ich mich hingestellt und hab diesen heißen Schauer über m ich ergehen lassen es war wie ein heißer Wind aus Pfeffer oder aus Stecknadeln, irgendsowas * Eigenartiges und dann plötzlich hat es einen Knall gegeben und über unserem Haus hats geblitzt. ** über der Küche. **
R: über der Küche?
P: Und dann hats geschneit, ja
R: und dann hats geschneit?
P: (Es) war aber alles wach, das war am Fasching Neunzenhunderteinund-neunzig.
R: Vor zwei Jahren.
P: Vor zwei Jahren, ja, jetzt bin ich zwei Jahre hier.
R: Äh * Sind Sie danach dann hierher gekommen?
P: ja.
R: Aber nicht an dem Tag
P: Nee.
R: sondern

P: Nicht am dem Tag, nein später. Später. Als ich betrunken war.
R: [LACHT AUF DIE ERNSTE REAKTION EINGEHEND] Betrunken. ** Jaja. und dann äh hatten Sie äh äh noch
P: Ja

17,0

R: diesen Traum * öfters
P: [GÄHNEND] Nein, den hab ich nur einmal gehabt
R: Nur einmal. Und dann haben Sie noch von einem Traum erzählt, von einem Meer, wo die Sterne * fallen, das war vor drei Wochen, wissen Sie das noch?
P: Nein, das weiß ich nicht mehr.
R: Ja: das…
P: Achso, daß mein, ja, daß ich im Sterne im Sternenhimmel wäre, ja
R: mhm. Im Sternenhimmel?
P: Ja* Und alles um mich herum ist Sterne* Um mich herum sind [IMMER LEISER WERDEND] die Sterne, steh auf du Schläfer, Sternenschäfer, steh auf du

18,0

Schläfer, steh auf du Todesschläfer, das Herz der Erde heilt die Leiden doch du mein lieber Sternenschäfer, die Sternenherde sollst du weiden oder so ähnlich geht des.
R: Toll! Also das * Sie Sie haben ein…
P: [RUHIG LANGSAM SPRECHEND] Und nachts die mich belastet und nichts das nach mir tastet steh auf du Todesschläfer, das Herz der Erde heilt die Leiden, oh du mein Sternenschäfer, die Sternenherde sollst du weiden. So heißt es im Parzival.
R: Das ist schön, Also Sie können unendlich viele Gedichte sehr schön sagen.
P: [GEPRESST] Ja, ich möchte mehr auswendig lernen [VERZWEIFELT UND LEISE] und ich möchte endlich raus aus dieser Psychiatrie hier, ich möchte, ich halt das nicht mehr aus * ich halt es echt / nicht mehr aus.
R: Halten es nicht aus?
P: Bloß wohin?
R: Wohin?

P: >Ich weiß nicht, wohin.< *5* Hm * in die Husemann-Klinik, das ist meine Frage, aber sehen Sie, es ist so, wie wenn alles verstockt wäre.
R: Verstockt?

19,0

P: Man kann nicht mehr reden, man kann nichts mehr sagen u:nd * alles verläuft im Sande, gell?, man ist krank und wird als krank bezeichnet und man muß leiden.
R: Muß leiden.
P: [HAUCHEND] Ach, ich leide so viel.
R: Sie leiden?
P: [FLÜSTERND] Ja * [LAUT MIR FESTER STIMME] Aber * jetzt machen wir mal=en Punkt und reden wir, (...) über was wir reden sollen.
R: [LACHT] Was Sie wollen. des des ich find des alles unheimlich interessant, wie gesagt, ich
P: Ja.
R: hab das auch Ihnen äh gesagt daß daß äh ich mich für alles interessiert hab sehr, was was Sie erzählen wollen und äh ** da ist auch noch ein wichtiger Bereich gewesen, was Sie immer
P: ja
R: mal wieder äh angepickt haben

20,0

oder etwas darüber erzählt haben, weil äh jetzt auch grad, äh
P: ja.
R: wo Sie sagten, daß äh Sie so im Zwischenraum sind oder
P: ja.
R: wo Sie sagten, daß äh Sie so im Zwischenraum sind oder
P: ja
R: Sexuelles gar nicht mehr erleben u:nd ...
P: ja ja. Überhaupt nicht mehr. Also das hab ich vollkommen verdrängt gell? und äh das die / Schwierigkeit ist, daß ich *5* bin halt allein.
R: Allein?
P: Und trockne langsam aus, ich vertrockne hier.
R: Trocknen aus?
P: (Ich) trockne aus, ja.

R: Trocknen aus?
P: [SEUFZEND] Mhm* die Arbeit und des alles, des Vielerlei, das hängt mir zum Hals raus. * ach morgen wieder kochen, ich kann * einfach alles das machen, was die anderen sagen, gell.
R: Was die anderen sagen?
P: Furchtbar, ja

21,0

R: Nicht machen können, was Sie selber wollen.
P: Ja.
R: Hab ich das richtig verstanden.
P: Ja. Ja.
R: Was würden Sie gerne selber machen?
P: (Ich) möcht gern Bienen züchten.
R: Bienen züchten? Das geht nit im Krankenhaus, das=is klar * De:s * Und Landwirtschaft?
P: Ja, des auch wieder.
R: Und da geht alles nicht?
P: (Es) geht nicht. Ich habe gesprochen mit meinem Bauern, mit einem Bauern, früherer Landwirtschaftsmeister vom Pfäfflerwaldhof (...) Gutsverwaltung und er versucht mir, eine Stelle zu verschaffen, aber es klappt nicht, gell, weil* es noch so lange dauert hier, weil ich noch so lange hierbleiben muß, ich seh kein Anfang und kein Ende mehr.
R: Kein Anfang.
P: [STÖHNEND] Ja.
R: Sehen Sie nicht mehr.
P: >Furchtbar<

22,0

R: Furchtbar?
P: Schwer krank.
R: Schwer krank?
P: Jaja. *5* Vergiftet.
R: Vergiftet?
P: Vergiftet, meine Seele ist vergiftet.
R: Seele?

P: Ja
R: Die Seele ist vergiftet?
P: Die Seele. Ja, durch dieses dauernde dumme Geschwätz von den anderen.
R: Von den anderen.
P: Ja.
R: Von den äh * Mitpatienten
P: Mitpatienten, ja
R: Von dem Geschwätz?
P: ja
R: Von dem Geschwätz *
P: Ja, was der Adam (R.) immer sagt und so.
R: R.?
P: R. ja * [LACHT] ha, (es ist) furchtbar.
R: Furchtbar
P: Ja ** aber ich möchte mich jetzt nicht weiter da hinein verrennen, lassen wir (ihn)

23,0

R: Ja, lassen wir das lieber jaja klar und Herr M.
P: [TON: KEINE KLAGEN] Ja, des ist gut. >Herr M. ist gut< Der sagt auch immer, mit diesem Besserwissern und Schwätzern hat er nichts gemein, soll ich mich auch fern halten.
R: Sollen sich fernhalten?
P: Jaja.
R: Und ham Sie keine Freude in der Bibliothek.
P: Nein, nicht mehr
R: Nicht mehr?
P: >Nein<
R: Letztes Mal glaub ich, wenn ich das so mich erinnere, da äh ham Sie das gesagt, daß Sie das sehr gerne * machen,
P: ja
R: irgendwie ham Sie die Pat äh die die Bibliotheksbenutzer informiert *
P: Ja
R: ham Sie erzählt.
P: Ja.
R: Wie man das macht oder wie man Bücher ausleiht oder was passiert,
P: Ja ja

R: wenn sie geschädigt sind
P: Ja ja
R: oder
P: Ja * ja
R: Stimmt das?
P: Ja das war so, ja.
R: Aber das hat Ihnen Spaß gemacht?
P: Das hat mir Spaß gemacht, ja. Aber * ich kanns nicht

24,0

behalten.
R: Nicht behalten?
P: Ich vergesse alles.
R: Sie vergessen alles.
P: Ja.
R: Und die Bücher jetzt, ham Sie eine Zeitlang was gelesen?
P: Ja ich habe Ludwig der Zweite gerade in Arbeit und Richard Wagner * und den Parzival.
R: (…) und Parzival?
P: Parzival, ja.
R: Parzifal auch?
P: Ich hab die Klavier äh Klavierauszug hier.
R: Den Klavierauszug.
P: Ja. >Ich hab Trompete gespielt, ja, nicht mehr.<
R: Nicht mehr?
P: [GEHAUCHT] >Ja<
R: Und da ham Sie jetzt den Klavierauszug etwas ausgearbeitet?
P: Ja, etwas studiert, ja, nur die Worte und des die Gesänge, den Gesang, was halt so interessant ist, gell.
R: Was interessant ist?
P: [SICH LEISE BESINNEND] Zum Raum wird hier die Zeit du siehst mein Sohn dem ist nicht so zum Raum wird hier die Zeit, oder Brüder getreu,

25,0

nehmet vom Wein und äh *5* wandelt es neu in * feurig >wie geht’s weiter< feurig wallenden Blutes oder so ähnlich, weiß auch nicht, die Gralsritter sind ja eine zölibatäre Gemeinschaft.
R: Zölibatäre.
P: ja, die leben ohne Frauen.
R: Ohne Frau?
P: ja.
R: Die Gralsritter?
P: Ja. *4*
R: Warum? * Ham Sie da sich je Gedanken gemacht drüber?
P: Nein.
R: Ich auch nicht, deshalb kommts mir grad. *
P: Ja
R: Wahrscheinlich weil sie sich äh so wie in * unter den Mönchen man auch* sich *

26,0

nur * dann dem Göttlichen widmet und nicht so sich mit dem
P: ja
R: Irdischen abgibt.
P: [PASSAGE RUHIG, LEISE UND EIN WENIG STOCKEND ERZÄHLT] Ja, so is=ses und Amfortas war ja der kranke Gralskönig, ja in den * in die Welt der Sünden sucht sich mit seim Mut sich ergossen hat und dadurch bestraft wurde durch den heiligen Speer, durch Klingsors Tat, der ihn verwundet hat u: nd äh dann erlöst wurde durch Parsifal indem er die drei Gralsfragen stellte äh was ist der heilige Speer, wo wer ist der Gral und warum leidest du so äh Oheim, was wirrt dir wörtlich die drei Fragen hat er dann noch ge*gestellt ** und des sind die Sternenfragen, also die, wenn die Sterne günstig stehen [SCHARFES AUSATMEN] dann * eben gefragt werden müssen * entsprechend * der

27,0

Gral ist ja ein komsisches Geheimnis.
R: Mhm. Ein kosmisches?
P: Ja.
R: Geheimnis?

P: Also Flegetanis hat den Gral, der Jude Flegetanis als Heide oder der Heide Flegeta*nis hat den Gral in den Wolkenhimmeln erschaut, da hat er eine Schrift gelesen, die hieß der Gral * und * aus diesen Wolkenhimmeln fiel ja auch der Stein aus Luzifers Krone, der lapsidex eis, der dann zum Gralsgefäß geschliffen wurde * dieser Stein aus der Krone und seitdem aus Luzifers Krone ein Lichtträger war ** u:nd äh ja, es gibt ja verschiedene Versionen [LEISER FÜR SICH] Dichtungen darüber, ha es beschäftigt mich immer noch *u:nd äh sein besonderes Friedenslicht.

28,0

R: Friedenslicht?
P: ja, für den Frieden.
R: Für den Frieden?
P: Mhm, für die Menschheit.
R: Für die Menschheit.
P: Mhm.
R: Für die Menschheit?
P: Ja.
R: Friedenslicht
P: Mhm.
R: Der Gral
P: Ja.
R: Wi:e? * Einfach * weil es was Höheres ist?
P: Unbeschreiblich.
R: Ja.
P: Unbeschreiblich, ich steig da selber nicht durch [HÖRBARES AUSATMEN] *das Licht auf Montsalvat ist ja eben das Licht der Gral.
R: Das Licht der Gral?
P: Des Grals.
R: Des Grals.
P: Ja *5* [HÖRBARES AUSATMEN] * Jaha. Ich habe früh schön den äh als ich noch Kind war im Religionsunterricht * etwas sagen wollen darüber, dann wollt=i ein kleines Referat halten über *

29,0

Gewissen u:nd äh Schuld * im Religionsunterricht das hab ich dann nicht gehalten und ich war sehr betroffen da drüber, daß ich gar nicht danach gefragt wurde, daß ich gar nichts sagen konnte darüber.

R: Sie wurden gar nicht danach gefragt?

P: Nei:n. Äh, es kam dann ganz anders, man hat über etwas anderes gesprochen und ich hab mich vorbereitet gehabt aus dem gesprochen und ich hab mich vorbereitet gehabt aus dem Parifal * aus den deutschen Götter und Heldensagen, da war

R: Was hatten Sie?

P: Trevrizent in der Klause * und hat Parsival belehrt * warum Gott den Menschen in die Schule oder Schuld schickt, damit er * eben * wichtige Aufgaben * lösen kann ** und des [FRAGEINTONATION] warum schickt Gott den Menschen in die Schule der Schuld der Schuld ist mir entfallen, wéiß ich nicht mehr, des stand da, aber es war halt s/ Ich hab dann argumentiert mit Albert Schweitzer [ZITIERTON] das gute Gewissen ist eine Erfindung des

30,0

Teufels * hat der gesagt und ich weiß es nicht mehr ob er es wirklich gesagt hat, gell= es kann auch falsch sein und ich weiß es nicht mehr aber ich habe (ich) >mir ist es so geblieben das gute Gewissen ist eine Erfindung des Teufels.<

Gespräch mit dem Patienten H. am 9.2.1993 (nachmittags)
Bezeichnung der Cassette: H. 9.2 –II
Datei HE0902.2

R: So jetzt. Ja wie wie ?
P: Parzifal fällt * dem Fälscher z/ nicht zum Opfer, er besteht den Kampf und * wird wieder auf den Weg geschickt, aber er bekommt von Grundri, la sorciére eine k/ Belehrung, daß seine Mutter gestorben ist als er weggegangen ist und daß er Parzifal heißt
R: Das kriegt er mit?
P: Das kriegt er mit * und * des ist schon nachdem er seinen Onkel, einen (ich glaub) Iter, d/den Iter getötet hat, gell
R: Iter?
P: Iter war ein Verwandter von ihr/ von ihm * al/ der der *

1,0

Ritter * Iter von Gawein *5* und äh diese Schuld hat er auf sich geladen * nur weil er also ein tumber Tor war, er wußte nicht, was er tat ** u:nd ich weiß auch manchmal vielnes/ viel (weiß ich nicht,) was ich tue, gell * und dann, dann bring ich mein Leben zu Gott und sage (ja hilf mir) ich weiß nicht, was ich tue * und des ist so auswegslos, aussichtslos * wenn man hier ist, man ist dermaßen * abgeschnitten von allem Kosmischen, von allem seelischen, von allen * (lauterden) Dinge * hier gibt es doch nur* schreckliche Dinge * Menschenschicksale, die gar keine Schicksale sind* und alles des (sowas)
R: Menschenschicksale, die gar keine Schicksale sind?
P: Also ich möchte wissen, ich soll dauernd arbeiten in der

2,0

Bibliothek, des fällt mir gar nicht ein *daß ich da mitmache * ich möchte meine Ruhe haben * ha *es/ es ist * ein Teufelskreis *man steht hier dauernd unter dem Druck des du sollst, du sollst, du sollst * und * äh auf der anderen Seite, ich lese [ENTFALTET PAPIER] ich habe sie immer dabei ** meine zehn Gebote *6* [LIEST] du sollst nicht töten, du sollst nicht ehebrechen, du sollst nicht* einen anderen seiner Freiheit und seines Eigentums berauben * und da steht immer du sollst, du sollst nicht, du sollst nicht und auf der anderen Seite

steht *morden, zersch/ ehebrechen * Vater und [STUTZT, WEIL JA KONTRA-INDIKT.] Mutter ** ehren, ja: aber des/ es ist ein Widerspruch dauernd, gell
R: Widerspruch?
P: Es ist ein Widerspruch, vergiß nicht den Tag der Ruhe denn e/er ist ein besonderer Tag, der dem Herrn gehört * ich*

3,0

vergesse den Tag der Ruhe ja=häufig, weil * ich * Sonntags auch nicht meine/ Sonntags auch ! nicht meine Seele putze * und imWerktag nicht gut wuerze * ich habe keine Kraft mehr.
R: Keine Kraft?
P: Nein.
R: Aber * darf ich nochmals zurückfragen * weil das fand ich jetzt unheimlich interessant * mit dem äh * weil da haben Sie dann angefangen auch über * äh Parzifal noch weiter zu erzählen.
P: Ja
R: Wo Sie sagten, daß Sie in der Schule * sich vorbereitet hatten * für den Aufsatz über die Schuld.
P: ja ja [GEQUÄLT] Ja, über die Schuld, ja * Ja: * ich möchte/ ich sprech darüber ungern, weil * ich den Zusammenhang selber nicht weiß wie des eigentlich weitergeht * die Geschichte * Parzifal kommt zum Gral, wird/ bekommt eine Gralsbelehrung * wird

4,0

gestärkt an der heiligen Quelle * und tauft äh seinen Bruder, seinen Halbbruder Feirefis * wird getauft * dann kommen beide in die Gralsburg * und Parzifal stellt * die drei Fragen und Amphortas wird erlöst * das zweite Mal, als er kommt, gell?
R: Das zweite Mal als er kommt?
P: Das zweite Mal, als er in die Burg kommt * ist dann sein * Königtum* er hat das Königtum erreicht *mit Konviramur, die cont vir amur, die Liebe führende äh hat ihm zwei * Kinder geschenkt * Gardeis und Lohengrin und /ja, das ist die Geschichte *eigentlich * Parzifal * schafft es*

5,0

praktisch * aber (dann) ist es so * daß diese ganze Geschichte eben * damals* die Katharer waren * und Parzifal ja einen großen Stammbaum hatte.
R: Aber/ das hab ich nicht verstanden äh
P: Die Katharer
R: Katharer?
P: Katharer * ja ** eben von der Kirche stark verfolgt wurden später, gell * weil sie Ketzter waren ** in den Augen der
R: Ketzer
P: Kirche *3* (und) da steh ich uch ein bißchen dazwischen, ich sage mir auch, äh ich bin ein

BANDSPRUNG

Ketzer, gell? * ich habe * diese Befürchtung immer wieder, daß ich ketzerisch Kreuzzug gegen den Gral, des war mein erstes Buch, das ich * in Wiesneck gelesen habe.
R: Kreuzzug gegen den Gral?
P: Kreuzzug gegen den Gral * Da wurden die Katharer dargestellt * als...
R: Die Katharer?
P: Die Katharer * jaja * als Menschen, die sich selbst oft das

6,0

Leben genommen haben * und dann * den Tod als * als Schönes empfunden, die lebten ganz aufs Jenseits hin * und waren eben **äh in einer bluehenden Kultur verankert* also die die Kirche nachher zerstört hat * in Südfrankreich ** ich weiß auch nicht genau, wo die Gralsburg jetzt eigentlich stand * in Südfrankreich, in Spanien oder in * ä:=a/ an der burgundischen Pforte, da wo jetzt das Goetheanum ist in der Gegend.
R: Sind Sie dort gewesen an der Stelle?
P: Ich bin nicht dort gewesen, nei:n * aber ich wollte gerne mal.
R: Ich war mal an der Stelle
P: sie wa/
R: ich war da, ich muß sagen, da
P: ja
R: ist schon so=ne * sonderbare Stimmung.
P: Stimmung ja

R: So des ist so * etwas weiter vom * Goetheanum * und dann so im Wald * und dann so * / natürlich man kann sagen, man tut da sich einiges hinei:n ** äh denken äh schnell äh äh
P: äh denken ja ja natürlich aber

7,0

R: [SETZT SICH DURCH] éinerseits aber andererseits war da so= ne sonderbare Ruhe
P: (...) ja * ja
R: Ich empfand einfach das alles so * [SANFT] ga:nz ga:nz ruhig
P: Ja.
R: Und * äh wie so versöhnt manchmal ist es doch in der Natur, daß das * brauscht und sauscht und gar nicht so versöhnlich
P: ja ja
R: (ist), gell? und da hatt=ich einfach so=ne * [SINGEND] ga:nz * gute Stimmung also wenn Sie in der Gegend sind, dann und jemanden
P: mhm mhm
R: * kennen, der die Stelle genau weiß, dann gehen Sie da hin
P: ja ja
R: Ist * sicher * ganz interessant wie hatten auch * eine Bekannte, eine Ärztin * und die hat das so stark empfunden, daß sie=äh sogar so Pferde * äh * rennen und und äh so...
P: Schwertgeklirr
R: Ja: das einfach so stark hörte * und äh natürlich ka=ma
P: ja
R: sagen au des=is verrückt (einfach) * [LACHEND] die ist eine * Ärztin,
P: ja, natürlich
R: [LACHEND] die sehr gut ist und nicht verrückt ** [LACHT] natürlich ähäh kla:r
P: ja

8,0

R: äh ja ** doch des/ ja und und da diesen Aufsatz haben Sie den noch?
P: Nein, den hab ich nicht mehr.
R: Aber das ist eigentlich das, was Sie jetzt so auch gesagt haben.
P: Ja

R: Wo auch Ihnen jetzt die Frage * ist * Parzifal hats gesagt, aber was dann? Lohengrin war Sohn Parzifals * und dann …
P: Ja, dann gings nicht mehr weiter
R: Dann gings nicht mehr weiter
P: Ja * ich glaube das (gramm kalk) hinter mir ** nein
R: Wie?
P: Des ist irgendwie ne Endstufe des Grals, gell? * der Parzifal.
R: ja * Endstufe?
P: Endstufe, ja.
R: Der Parzifal.
P: Ja * die/ * der Höhepunkt
R: Der Höhepunkt?
P: Ja
R: Einfach weil er dann die Erlösung fand.

9,0

P: Ja *ja * hm * des ist ein * Spiel, ein äh Ritter *spiel also insgesamt
R: Haben Sie darüber auch mit Herrn Y mal gesprochen?
P: Nein, nie, das kam erst später * Herr Y * nein
R: Aber mit dem ham Sie schon viel gesprochen wahrscheinlich
P: [ERSCHÖPFT] jaja * ja
R: Aber darüber jetzt nicht so
P: Nein *5*
R: Ja, das fand ich jetzt interessant.
P: mhm * [ABRUPT] Machen wir hier Schluß?
R: Ja * bald * dann * äh, ja

BANDSPRUNG

P: … König Ludwig nennen machmal* der Ludwig der Zweite (wenn ich maln Bart trage hier) und so * also * es ist * ich identifiziere mich (ein) bißchen mit ihm.
R: Mit dem Ludwig?
P: ja
R: warum? * mit dem Ludwig?
P: Weil er mir sehr interessant ist/ erscheint.
R: Erzählen Sie bißchen darüber, weil ich kenne den Ludwig gar nicht.

10,0

P: König Ludwig * wurde ja * also achtzehnhundertvierundsechzig vereidigt auf die Verfassung, wurde König, nachdem König Maximilian der Zweite gestorben war u:nd hat dann anfangs seine Geschäfte gut * ausgerichtet, sein königlichen Verwaltungs/ Regierungs/ hat regiert (und) dann kamen * eben ** die Einflüsse von außen und er hat viel gebaut * er hat ja die Schlösser gebaut in Bayern * und äh war* etwas * übers/* etwas genial * gell? und er wurde ja auch dann krank * ist mit dieser Welt * nicht mehr zurecht gekommen * und äh * hat sich das Leben genommen * im/ weil er/ er hat/ wahrscheinlich wars ein Zweikampf mit dem Doktor (gutten)
R: Mit dem...
P: Doktor (gudden) * hieß der * (guddn)

11,0

R: Wer war das?
P: Das war sein Nervenarzt
R: Ach das war sein...
P: Ja, er ist krank geworden bald * und äh * ist dann im Starnberger See ertrunken * man weiß nicht genau, wie es passiert ist, aber jedenfalls ist er da * umgekommen * der König * und der Doktor auch * im See
R: Beide? Ja* beide waren tot *8* In dem See * jaja
P: Ja. Daß ist so greißlich hier, daß ich oft davonrennen möchte.
R: Auch davonnrennen möchte.
P: [GESEUFZT] Katastrophal
R: Katastrophal ** Und der Zusammenhang?
P: Er ist mit der Krankheit *ähnlich.
R: Mir der Krankheit ähnlich * Weil Sie sagten auch * daß des *
P: ja

12,0

R: mit dem Schnurrbart und so dann * [ERHEITERT] kann/ kann man Sie* ja
P: ja:
R: dafür halten.
P: Äh Ludwig war ja * ein * äh Freund Richard Wagners
R: War das der Gönner von Richard Wagner?

P: Ja * ja.
R: Er hat ihn äh auch finanziell unterstützt?*
P: ja
R: Oder hab ich das falsch in Erinnerung?
P: Doch doch * [GAEHNEND] ja ja
R: Und * aber er ist dann vor Wagner ** gestorben
P: gestorben ja **
R: Und äh: * ha/hat er lange den * äh Wagner, Richard Wagner gekannt oder war das nur eine kurze…
P: Ich weiß nicht genau, wie lange er/so=n paar Jahre werden= s gewesen sein * ha nur ne kurze Zeit * dann hat er sich seinen Gebäuden gewidmet, seinen Bauten * und äh * ihm sind die Zähne ausgefallen [LACHT] ** es muß furchtbar gewesen sein
R: Dem Ludwig
P: Dem Ludwig, ja.

13,0

R: Wie wie sind Sie auf den Ludwig gekommen? ** Durch den Wagner?
P: Ja nun, weil ich das Glück hatte, selbst einmal in der Königslos/ loge zu sitzen * in * München, im Sta/ im Staatstheater * und * daß ich so Wagner-Fanatiker bin, gell * ich war mit sieben Jahren schon im Lohengrin * und mit acht Jahren ** und seither * beschäftigt mich das * [LEISE GESUNGEN] mein lie*ber Schwan oder nie sollst du mich befragen ** der Hochzeitsmarsch ist ja so schön * von Richard Wagner
R: Jaja, das ist eine bewe:gende…
P: Ja * [STÖHNT] bewegende Musik
R: Musik * ja * ich liebe das auch
P: Ja

14,0

R: Des **/ auch so des ganze in Lohengrin.
P: ja
R: Und * Parzifal
P: Parzifal
R: Sie kennen das auch, den ganzen Ring?

RAUSCHEN

R: Ja, Siegfried, den Siegfried hab ich im Alter von fünf in Finnland vom Bücherregal, also des Nibelungenlied * vom
P: ja
R: Bücherregal meiner Eltern gelesen * und * äh * habe * tagelang da äh gemalt * und aber, ich
P: mhm
R: Hab dann auch den Siegfried gesehen
P: STÖHNT
R: und äh * als Kind
P: [FREUDIG] Ja hab ich auch als Kind, ja * gemalt, ich hab ihn auch gemalt.
R: [LACHEND, ERSTAUNT] Ham Sie auch
P: Den Hagen, wie er den Speer hält
R: [SICH FREUDIG ERINNERND] Ja * ah Sie auch, ja: ‚ja:, genau: * das/weil das
P: ja: ja:
R: ist auch in dem Buch so schön abgebildet
P: ja
R: Der Siegfried mit dem, mit dem…
P: Dem Hagen.
R: Der Ha/ ja: * jaja der Hagen mit dem Speer aber davor, des mal, jetzt hab ich das verwechselt, davor * wo der Siegfried

15,0

dann kämpft *
P: ja
R: den äh Drachen besiegt.
P: Ja, den Drachen besiegt und mit der* Brünhilde kämpft*äh i/
R: ja*ja
P: achso, ja : d/ er kämpft für König Gunther, den Schwächling, gell * in der/ unter der Tarnkappe * und dann wirft er den Stein für König Gunther und (schwall) wirft den Speer am weitesten und besiegt Brünhilde und Brünhilde wird die FrauKönig Gunthers, [LACHT SCHALLEND] obwohl sie Siegfried liebt, eigentlich, gell?
R: Ei, Sie kennen das alles
P: Ja * die Walküre, das Rheingold

R: Die Walküre * das ist eigentlich mein Liebling.
P: [SINGT DAS WALKÜRENTHEMA] Do:do: etc.
R: [LACHEND] ist fast mein Lieblings*oper jaja, also * das ist so * bewegend, wo sie da so/ das
P: ja
R: Göttliche einfach da

16,0

P: Ja [SCHWÄRMEND] Herrlich * herrlich
R: Das fand ich auch toll
P: ja (es ist) wunderbar
R: jaja
P: [MIT GESPIELTER RESIGNATION] Und dann kehren wir wieder zurück [LACHT] * zur Antroposophie
R: ja
P: weil des ist mein Essen, bekomme immer wieder Stimmen, die des sagen, zum Beispiel Schlinge, Schlange, Schlinge * (gerundete * von dem Becher weg)
R: Ja, kenn ich auch
P: (...) gemacht habe
R: Ja?
P: Ja
R: Ah, die Frau X, die kenn ich nämlich auch * [LACHT] die ist auch Finnin.
P: Ja?
R: [GAEHNEND] Jaja
P: Ich habe immer gedacht, sie wär Norwegerin,
R: ne:
P: aber sie ist Finnin?
R: Sie ist Finnin, X ist Finnin, sie war jetzt neulich auch äh in Rußland kurz * zu so einem/Tagung.
P: ahja ja?
R: Zu so einer Tagung, ja.
P: ja * ja
R: Ja
P: Wunderbar
R: [LACHT] ja * / ja, aber vielleicht * ich weiß jetzt nicht * ob * Ihnen was noch * äh einfällt oder ob Sie was noch sagen möchten
[BEIDE LACHEN]

P: Nein, ich weiß nichts mehr

17,0

R: Aber das ist ja toll, das fand ich jetzt u:nheimlich toll, daß sie da so * äh über den Parzifal und den ganzen Ring und
P: ja
R: Jetzt so erzählt haben/ Aber jetzt noch/ äh den Aufsatz haben Sie nicht mehr?
P: nein, hab ich nicht mehr, ich habe auch nicht geschrieben, ich hab nicht viel geschrieben, ich habe auch nicht geschrieben, ich habe nur etwas dazu gedichtet, gell? * und des ist meine
R: Und des Gedicht?
P: Ich weiß auch nicht mehr, des existiert nicht mehr, des war ja schon viele Jahre her, (das jetzt) zwanzig Jahre her vielleicht.
R: mhm
P: Man wird älter und ich spüre des gar nicht so, dieses Altern * es kommt [VERZWEIFELT] und ich bin verzweifelt.
R: Verzweifelt?
P: (haufenmals) verzweifelt, tief verzweifelt * über meine Situation * [VERZWEIFELT] kann nicht raus aus diesem Korsett hier, (ich) möchte so gerne für mich sein, allein sein, [FAST WEINEND] ich will endlich allein sein.
R: Allein sein
P: [SEUFZT] Immer kommt ein Telefon oder es kommt ein Pfleger, es

18,0

[SEUFZEND] kommt die Schwester, (es) kommt der, (es) kommt jener * man hats nicht einfach [SEUFZT]
R: Man hats nicht einfach?
P: mhm
R: Ja * ham sie da auch irgendein Zusammenhang mit dem Ludwig?
P: Haja, vielleicht schon.
R: Einen Zusammenhang?
P: Eine Ähnlichkeit.
R: Ähnlichkeit?
P: jaja
R: Ähnlichkeit?

P: ja
R: Da kam auch immer jemand?
P: Unglücklich
R: Unglücklich
P: ja
R: Der Ludwig?
P: ja, unglücklicher König
R: unglücklicher König
P: Ja
R: Er war
P: Er war des *ja
R: Unglücklich war er?
P: Unglücklich * weil er* einfach * kein Glück hatte
R: Kein Glück?
P: Des is/ er war/ er fühlte/ er wurde krank, gell? und wurde gefangen gehalten
R: Gefangen?
P: Wurde praktisch entmündigt * durch ein Gutachten
R: entmündigt? R: Durch ein Gutachten?
P: Ja **

19,0

R: Entmündigt?
P: Ja **
R: Der Ludwig?
P: Ja
R: Entmündigt?
P: Ja
R: Durch ein Gutachten?
P: (Und) ich hatte diese ganzen furchtbaren/ diese Horrorvisionen auch, ich bin zu Hause aufgetreten, ich habe gesagt ich bin entmündigt, weil ich nichts mehr/ ich konnte nichts mehr sagen, es fiel mir nichts mehr ein *und dann hab ich protestiert * ja so geht es nicht, aber man hat mich trotzdem entmündigt praktisch, gell?, hat man * mich auch
R: Sie auch?
P: Ja
R: Entmündigt?
P: Ja **

R: Einfach entmündigt?
P: mhm
R: (und) Geld?
P: Ja
R: Sie hätten gerne * irgendwie geholfen?
P: Ja
R: Und dann hat man Sie entmündigt?
P: Ja
R: Oder hab ich das falsch verstanden?
P: Ja so ähnlich is=ses, eine Vermögens/ eine Gebrechlichkeitspflegschaft * Gebrechlichkeitspflegschaft
R: Gebrechlichkeits...
P: pflegschaft

20,0

R: pflegschaft
P: Ja
R: Was ist das?
P: Ja, des ist eine Verfügung, übers Vermögen* von einem Notar ausgehend * äh daß man nicht mehr selbst sein Geld verwalten kann, sondern es einem anderen überläßt zur Verwaltung ** praktisch so ist des/ so ist die Gebrechlichkeitspflegschaft
R: Und das hat Sie=äh jetzt
P: Das hat mich getroffen, aber ich bin auch * verrückt, ich könnte das nie machen * ne Steuerbescheinigung oder sowas pünktlich abgegeben * (ich) hab immer Angst vor den Briefen, die dann kommen * die Zahlungserinnerungen und die * äh * Bußgeldbescheide und * was alles gibt, gell? * da hab ich furchtbare Angst
R: Angst?
P: Ja * ich hab jetzt immer noch eine Rechnung droben von meiner Versicherung, wenn ich die nicht zahle, hört der Versicherungsschutz auf * aber ich weiß nicht, wie ich des bezahlen soll, ich/ mei/mein Vermögenspfleger ist krank, der

21,0

liegt * im Bett * im Krankenhaus * mein Betreuer * (es) ist furchtbar
R: Aber das äh : äh: berücksichtigt die Versicherung

P: [SEUFZT] Ich glaube schon, ja
R: Weil wenn es so=ne Regelung besteht, dann * ist es * wenn er ganz krank wird, dann wird ein neuer * äh Pfleger…
P: Bestellt
R: Bestellt, des ist/
P: ja ja
R: da brauchen Sie keine Sorgen haben, Herr H.
P: Ja ja *glaube auch
R: Das ist/ ne:ne:, das ist ganz sicher so, da brauchen Sie
P: mhm
R: Wirklich keine Sorgen haben, das weiß ich * also * das das/weil
P: mhm mhm
R: das ist ja klar * wenn wenn er jetzt nicht kann * dann muß ein anderer * sein Amt übernehmen.
P: Ja
R: Also insofern finden Sie das auch gut mit der * äh:
P: Gebrechlichkeitspflegschaft
R: Gebrechlichkeitspflegschaft
P: Ja
R: Aber es hat Sie auch beleidigt
P: Ja ja
R: Es hat Sie beleidigt?
P: (…) ist mir schwer

22,0

R: Schwer gefallen?
P: (Wahnsinn)
R: Schwer?
P: Schwer, ja
R: Aber Sie hatten das selber gewollt, oder?
P: Ja * mhm, ich war total fertig
R: Sie waren total fertig
P: Furchtbar
R: Furchtbar
P: Ach es war schlimm
R: Schlimm?
P: Ja * mit den Halluzinationen

R: Halluzinationen?
P: Ja
R: Halluzinationen?
P: Ja * hab ich gehabt
R: Ham Sie gehabt?
P: Ja * also gerade die Trachten (und Trachten gesehen) oder *äh * ein Bienenvolk * Bienenköniginnen * in übergroßen Dimensionen, die da zum Haus hinaus fliegt durch ein großes Loch in der Hauswand *
also es war völlig/ und dann diese komische Musik
R: Musik
P: und immer diese Blumenteppiche
R: Blumenteppiche
P: hab ich ge(...) Blumenteppiche * wie am Fließband, Blumen * und dann diese

23,0

Eigenartigen * Gebilde die/ dies/ diese Krone oder was des war oder wie so ein/wie so ein * äh so eine Krone, die sich immer gedreht hat über mir * also ganz sonderbar
R: Krone?
P: Eine Krone, ja.
R: Krone?
P: Ja
R: Die hat sich gedreht?
P: Ich habe sonderbare Dinge geschaut
R: Und die hat sich gedreht?
P: Die hat sich gedreht, hat sich bewegt.
R: Bewegt?
P: Sich meinem Blick entzogen immer wieder.
R: Entzogen?
P: Entzogen, ja
R: Ihrem Blick?
P: ja, wie einem inneren Blick
R: Innerer Blick?
P: Innerer Blick, ja
R: Inneren Blick?
P: Innerer Blick, ja

R: Entzogen?
P: Entzogen, ja*4*
R: Einfach
P: Verflogen im Nichts
R: Die die Krone?
P: Die Krone, ja
R: Ins Nichts?
P: Ins Nichts, ja * aber ich hör immer noch wieder die Musik und dieses eigenartige Gefühl in der Magengegend
R: Eigenartiges Gefühl?

24,0

P: Ja * so von diesen Welten, von diesen höheren Welten
R: Höheren Welten?
P: Höheren Welten, ja * >ich habe sonderbare Dinge durchgemacht<
R: Sonderbar?
P: Sonderbar, rätselhaft
R: Rätselhaft?
P: Rätselhaft, ja * Zeiten waren des in R...
R: Zeiten * in R...?
P: In R..., ja
R: Sonderbar?
P: >Sonderbar<
R: In Magengegend hatten Sie das Gefühl *
P: ja
R: mit der Musik immer
P: Ja
R: Und * ist das dieselbe Krone gewesen, wo Sie vor ein paar Wochen mir erzählt haben über den Träum/Traum * wo * Sie über den Herrn X geträumt haben *daß er so=ne Krone...
P: Nein, das war eine andere * das war eine andere Krone
R: Eine andere?
P: Eine andere Krone, ja * des war wieder was anderes beim Herrn X
R: Was anderes
P: Ja, des war was ganz was anderes * aber ähnlich auch **
R: ähnlich?
P: die Gestalten und diese Formen und diese Figuren

R: Gestalten?
P: Auch ähnlich, ja.
R: Ähnlich?
P: Ähnlich, ja

25,0

R: Die Gestalten und Formen und Figuren * ähnlich?
P: Nur weiß der Betreffende gar nichts davon
R: Wie?
P: Nur der Betreffende weiß es gar nicht.
R: Der Betreffende? weiß es nicht?
P: Nein, was ich geschaut habe bei ihm
R: Was Sie geschaut haben?
P: Ja
R: Bei ihm?
P: Bei ihm * ja* ich hab es ihm nie erzählt
R: Nie erzählt?
P: Nein * [ABRUPT] Können wir jetzt Schluß machen
R: ja * ja ja ja ja ja

SPRUNG

R: äh Sie * jetzt selber irgendwie so schlecht vor und er war dann/ äh ist es der Traum gewesen, woe Sie selber * so so sich so schlecht vorkamen * und er war dann so * K/
P: König * König
R: War das das?
P: Ja, des war das, des kann schon sein
R: Jaja, des war das, jaja

Gespräch mit dem Patienten L. am 17.11.1992
Bezeichnung der Cassette: L. 17.11
Datei Li1711.1

Aussprache mäßig verwaschen, mäßiger Hintergrundlärm: mehrere Personen unterhalten sich so laut, dass auch von deren Unterhaltung immer wieder einzelne Worte auf dem Band verstanden werden können.

R: (…) so viel wert
P: Nicht so viel Wert äh ** also wenn ich fünftausend Mark Wert hab hat ein Jude nur tausend Mark Wert äh: oder noch oder ich zehntausend Mark dann ({ein}) Jude tausend Mark
R: Jude tausend Mark
P: Und ich zehntausend Mark Wert *6*
R: Also mehr Wert
P: Ich bin mehr wert als ein Jude, ja *3*
R: Warum?
P: Ha * so hat mich Gott geschaffen
R: So hat der Gott Sie geschaffen * jetzt Sie haben doch gesagt, dass Sie diesen Auftrag haben *von Gott* dem Gott Wunder zu bringen
P: Ha holen kann ich nicht * ich kann höchstens so tun * Ich kann höchstens so tun
R: höchstens so tun
P: Höchstens so tun wie wenn ich's könnte aber * ich, ich hab so getan wie wenn, wie wenn ich ihn holen könnte * aber ich

1,0

kann ihn nicht holen es ist unmöglich ({jetzt}) * (… 6 sec.) seinen Gott und der Jude **
R: Der Jude
P: Und der und die Menschen von früher (…) an Gott
R: Die beten * und die heutigen Menschen nicht so ** was meinten sie Sarajewo?
P: Heißt denn G… Sarajewo? Heißt der Ort wo wir sind, Sarajewo? **
R: Nein, das heißt G… hier
P: G…, mhm

R: Und weil Sie sagten * äh das dass die Menschen hier in G... * sind äh ** also * gut * oder für Gott * zugeneigt
P: Sind Gott zugeneigt, ja
R: Und dann sagten Sie etwas über Sarajewo
P: Ja * ich glaub G... heißt Sarajewo **

2,0

R: Sie glauben, G... heißt Sarajewo
P: mhm
R: Sarajewo
P: Ja *5*
R: Warum?
P: Ha weil desdauernd im Radio kommt * dauernd kommt Sarajewo im Radio
R: mhm. Und ** ja: *und * äh ** meinen Sie das so, dass Sie sich so tief mit den Ereignissen in Sarajewo verbinden, dass es so ist, als ob es hier wäre. **
P: mhm *6*
R: Jaja: *3* Aber G... ist schön *3*
P: Was heißt schön?
R: [BERECHTIGUNG DER FRAGE ANERKENNEND] Was schön heißt ** Ja:
P: G... und T...
R: Ja: * G... und T...
P: [WEDER BEJAHEND NOCH VERNEINEND] Hm

3,0

R: Ich meine mit schön einfach, dass hier die Natur sehr schön ist
P: Haja * zwö/ zwei Flüsse * zwei Flüsse und eine <u>(Drogerie)</u>
R: <u>Genau</u> genau, genau
P: mhm
R: Und Bäume
P: (Hat's überall viel)
R: Ja:
P: äs es ist meistens so, dass * es Bäume und * Menschen gibt
R: LACHT
P: FÄLLT ETWAS SCHÜCHTERN EIN
R: Ja: * ja: stimmt** [LACHT]

P: FÄLLT EIN
R: das stimmt *6* jaja:
P: Halt die Sprache ist halt * {es ist} ne dumme Sprache, wo Ich rede, gell * dumme Sprache * aber ich kann/könne ** ich kann die S/ meine Muttersprache nicht mehr lernen * kann sie

4,0

nicht mehr lernen ** (… wenn ich wieder zum Gott muß…)
R: Ja: aber ich find des gar nicht so dumm * ich bemüh mich * [SEHR HEITER UND HERZLICH] also wie gesagt, ich komm auch aus Finnland wie Sie wissen, ich hab >auch eine andere Sprache< * aber * äh * ich find des gar nicht so dumm

VON AUSSEN KOMMT EINE FRAU INS ZIMMER, GRÜSST: „HALLO“

R: Hallo

TÜR WIRD ZUGEMACHT

R: äh * Sie äh/ ich versuche mich auch um ihre Sprache zu bemühen, weil des interessiert mich, des ist eine interessante Sprache
P: mhm
R: Des ist also äh ** sie haben da viele äh * Empfindungen in der Sprache
P: mhm
R: Manchmal fehlt auch der Sprache Empfindung
P: mhm mhm
R: Sie ham viele Empfindungen in der Sprache
P: mhm
R: Oder wie * erinnern Sie sich, wo wir über das Bild gesprochen haben
P: ja * mhm mhm
R: Des des * da sagten Sie doch auch, dass man den Gott da sehen kann

5,0

P: (…) es soll Gott darstellen, es ist kein
R: Gott dar/ ne, ne, ist nicht
P: Ist aber * ist nicht Gott, ne

R: Ne. Irgendein Maler hat halt Empfindung gehabt und hat versucht dann seine Empfindung * zu malen, so versteh ich des * aber es ist nicht der Gott
P: Ja * mhm. [SUCHPROZESSE, AUSATMEN] Aber äh *4* mit dem Namen. Ja, wie ich heiße
R: mhm *
P: Wie ich zum ersten Mal (getauft) worden bin, des weiß ich ja nicht **
R: mhm
P: Das weiß ich nicht *3*
R: Aber * ein Name ist K. L.
P: Ja * mhm
R: Und ein anderer Name ist * Guantanamera ham sie gesagt
P: ja mhm **
R: Andere Namen
P: Napoleon
R: Napoleon
P: mhm **
R: Napoleon
P: mhm

6,0

R: Des ist ein * schöner Name
P: mhm mhm *3*
R: Ham Sie sich mit Napoleon beschäftigt?
P: A die/ *6* [SUCHPROZESSE] nein ich hab (…) nicht (gelesen) * mein Va/Vater hat von Napoleon erzählt mein Vater * er war ja Franzose * Napoleon (der) Franzose
R: mhm *
P: Napoleon (der) Franzose
R: Er spricht/ hat auch eine ganz * andere Sprache gesprochen
P: mhm *5*
R: War ein * ein * großer Mann
P: Ein großer Mann, Napoleon, ja * ein großer Mann
R: Starker Mann
P: {Ein} großer Mann **
R: Ja ** ja * mir hat der Napoleon auch sehr gefallen

7,0

P: mhm* mhm
R: Sehr **

R STÖSST ATEM AUS, WIE NACH EINER ANSTRENUNG BEGINNT ZU LACHEN, P FÄLLT EIN

P: Ja, des ist alles wegen dem Geist, alles we/ ich ich ha/ {es ist} Gott, Gott redet für mich mich * Gott redet für Mich
R: Gott?
P: Ja redet für mich
R: Redet?
P: Redet für mich, ja
R: Redet aus Ihnen heraus *6* Redet aus Ihnen heraus?
P: Jaja * jaja *6*
R: Dann ist es wichtig
P: Ja *6*
R: [WIE MAN STAUNEND EIN GEHEIMNIS ZUR KENNTNIS NIMMT] >Aha: *3* ah ja:< *3* Aber ** im Moment redet er nicht so

8,0

P: Äh ne:
R: Aber manchmal
P: Der redet in/ * und gibt kein Recht (…) in mir ** gibt kein Recht * der Geist **
R: Gibt kein Recht/ kein Recht
P: Gibt mir kein Recht * Höchstens wenn ich (…) Uhr hab * wenn ich eine Uhr hab * dann kann er nicht mehr so viel *5*
R: Wenn Sie eine Uhr haben
P: Wenn ich eine Uhr hab **
R: Dann kann er nicht so viel?
P: Dann muss er sich an, an, an die Uhrzeit halten
R: Die/ der Gott?
P: Der Geist in mir
R: Der Geist * ach/ der Geist von Ihnen
P: Ja
R: Muss sich an die * Uhrzeit halten
P: Ja

R: Meinen Sie jetzt auch mit dem Essen?
P: (Jetzt grad) Sprudel * muss nachher noch Sprudel holen
R: Jaja genau

9,0

P: mhm
R: Aber * äh *3* die Zeit, weil sie sagten auch * das ist eine ganz *ferne Zeit * eine ganz äh
P: Also äh Zeitta/ ein Tanz durch die Zeit {des ist} (recht * für Tanzen durch die Zeit * des / (es ist)recht *(nur) gut *3* (und heut ist so=n Tag, wie wenn ich ins … mit den … hab ich hab ich ihn ** hab ich ihn **
R: mhm **
P: Und alles * ist/ äh: beenden wir unser Gespräch * ist gut heute * es ist alles gesagt
R: [LACHT] Ja * also des nächste Mal * äh

ENDE BEI 9,9

FRAGMENT

10,0

R: Verstehn Sie mich gar nicht
P: Ha* nicht immer * nicht immer
R: Nicht immer aber
P: Ja
R: Nicht immer aber * ich bemüh mich

ENDE 10,1

Gespräch mit dem Patienten L. am 24.11.1992
Bezeichnung der Cassettenseite: L. 24.11.
Datei Li2411-a.TXT

R: Gott hat nicht * äh, wa/ was hat der Gott nicht
P: nicht nicht. Nicht erfunden aber Gott hat sie geschaffen
R: Gott hat sie geschaffen die Welt
P: Aber nicht erfunden
R: Nicht erfunden
P: (Es gibt) äh eine Glühlampe zu erfinden * Glühlampe
R: Glühlampe?
P: Und den Ottomotor (...)
R: Ottomotor?
P: ja
R: Ottomotor?
P: Ja **
R: Glühlampe und Ottomotor? ** zum Erfinden
P: Ja (...)

0,5

KLEINERE TONSTÖRUNGEN

P: (...)
R: Und, und äh, äh, äh der Gott hat nicht die Welt erfunden
P: Erfun/ (...) ja, erfunden ** (...)
R: Den Menschen

SEHR LEISE

P: (...)
R: Aber die Welt nicht **
P: Ah dö/ dö/ ** ja der Mensch

1,0

R: Ja * der hat die Welt erfunden, was fü/ denken Sie drüber?
P: (...)

R: Mehrere Arten? * ah

TONSTÖRUNG

R: Mehrere Menschheiten
P: Die äh, äh * es gibt nur eine Menschheit auf der Erde
R: Eine Menschheit
P: (...)

1,5

R: Korpuskel und Menschheit, also das sind zwei * Korpuskel ist
P: ja
R: Eine Menschheit, und die andere Menschheit
P: Ja, Korpuskel (...) ja, es geht nur um (...), es geht nur um
R: Der Korpuskel
P: (...)
R: Existiert nur um Sie
P: ja
R: Korpuskel ** aha
P: (So heiß ich)
R: Sie heißen so * des ist die
P: STÖHNT
R: Nee, nee, nee
P: STÖHNT
R: Jetzt hab ich Sie falsch verstanden
P: Ah ah, (aber sie sind Scheinwe/ sie sind Scheinwesen)

2,0

R: Scheinwe/

DIE FOLGENDEN PASSAGEN SIND DURCH TONSTÖRUNGEN UNTERBROCHEN

[] ja ja * der da/ [...] [LACHEND] Sie merken schon [LACHT] Wie/
P: Ja

R: Äh ich […] und dann […] wieso […] Manchma/ […] die auch ganz […] so, so, was schöpfen […] Und […] ist mir das nicht so ganz geläufig, in der […] Sprachgebrauch
P: Ja
R: und […] (sehr lieb wenn Sie) […] [LACHEND] erklärt hab

2,5

TONSTÖRUNG 2,6–2,7

(…) oder der Korpuskel, ist das
P: Ein Korpuskel existiert nur für mich, selber
R: Das existiert nur für Sie selber
P: Nur für mich, ja, hm * (…) eine Scheinwelt, um mich rum, eine Scheinwelt (…) jemand (…)
R: Jemand

3,0

P: Wo jemand (malt) *3*
R: Ach * so wie im Bild
P: So wie im Bild malt und mir des vor meinem Auge erscheinen lässt
R: Scheinwelt
P: (…) die Menschen (…)
R: Die Häuser haben die Menschen gebaut
P: Ja (…) und (…) (Millionenstädte)

3,5

(…) (Millionenstädte (…) (und zwei Millionenstädte da) *3*
R: Zwei Millionen
P: Zwei Millionen (…) zwei (Millionenstädte) *3* (…)
R: Häuser bauen
P: Ich weiß nicht wie groß * es gibt (…)
R: ja * ja
P: (…)

4,0

(…)
R: P…
P: (…)ingen und P… (…)
R: R… und P… sind äh, zusammengebaut, Sie meinen dass ** des dort derselbe Mensch geplant hat, oder irgendwie, die sind doch ganz nah beieinander * R…
P: Ja
R: und P…
P: hm hm
R: Ja ja
P: Also wie die Welt aussieht, das kann man nicht wissen, (…) kann man nur beobachten *4* (…)

4,5

Beobachten aber * ich weiß/ ich weiß nur (…)
R: Ja, mit Fernrohr beobachtet
P: Mit Fernrohr kann man die Welt beobachten (…)
R: Die Welt * mit Fernrohr * aha
P: So weit man sieht, so weit man sieht
R: So weit man sieht? *aja
P: So weit man sieht
R: und ist das dann der Schein?
P: Des ist dann wahr, des ist denn

5,0

R: Das ist dann wahr
P: Das ist denn Tatsache, ja des isch Tatsache, ja des isch Tatsache, ja des isch Tatsache
R: Tasache. Tatsache
P: Ja
R: Also Tatsache heißt das, was wirklich ist
P: Ja
R: Nicht mehr Schein
P: Ja * das ist Schei/ ist Tatsache
R: Tatsache
P: mhm

R: Ja * meinen Sie/ * meinen Sie das so wenn ich zum Beispiel * öh, hierher komme und dann die/ *äh, die Welt, sehe, sehe ich dann die Welt, Ihres Erachtens wirklich, oder sehe ich auch nur den

5,5

Schein?
P: Sie sehen bestimmt mich/ Sie sehen bestimmt mich
R: Ja ich sehe Sie
P: Und Sie sehen die (...) wahrscheinlich, das kann ich gar nicht wissen, das kann ich gar nicht (...)

TONSTÖRUNG 5,7–5,8

R: des
P: Sie müssen mir sagen was Sie sehen
R: Ich sehe jetzt also hier * öh * in der * Wirklichkeit, in der realen Welt, sehe ich jetzt,

6,0

Sie
P: Ja
R: Und, äh, wie Sie angezogen sind, Sie haben blaue Jeans und Stiefel, und
P: Ja
R: Und, öh * so'n, wie nennt sich das, Parker ein Wollpullover und Hemd
P: Ja
R: Und haben so, öhm, [LACHT] Haare so ganz nett gekämmt
P: Ja
R: Und * sehen jetzt öh jetzt; gehe ich dann darüber wie ** wie Sie auf mich wirken, nicht nur was ich sehe sondern, wie Sie wirken jetzt * öh, wirken Sie äh, äh, nicht so müde wie

6,5

Letztes mal
P: Ja
R: Oder schon paarmal waren sie müder

TONSTÖRUNG

P: ja

TONSTÖRUNG

R: (…)

7,0

Gute Luft
P: ja * hm ja
R: Das ist so was, was ich so
P: (…)
R: Ja * ja sehn Sie dasselbe oder
P: Dasselbe ja
R: Ja * und fühlen Sie da dasselbe oder
P: (…) (wahrscheinlich) (…)
R: Ja, wie fühlen Sie sich dann

TONSTÖRUNG 7,3–7,9

P: (…)
R: Ah jetzt muss ich na/
P: (…)
R: Ja

8,0

P: (…)
R: Also dann war Korpuskel auch einmal Mensch ** oder * nee
P: Ja, ja Korpuskel war einmal ein Mensch
R: Korpuskel war einmal Mensch
P: (…) Mensch (…) Korpuskel (…)
R: Ja
P: (…)

TONSTÖRUNG 8,3–8,8

R: Ja * und dann kann der (…)
P: (…) was der Mensch war ** was der Korpuskel hört und sieht * der Mensch (…) der Korpuskel hört und sieht *3*
R: aha

9,0

Und das ist dann der Schein
P: Sch/ sch/ der Sch/ Schein
R: Ja, w/

TONSTÖRUNG 9,1–9,4

P: (…)
R: Des ist realistisch
P: Und es gibt auch/ gibt Licht * Feuer * Wasser * und Luft

9,5

*** und Wasser
R: Und Erde
P: Gibt's
R: Ja
P: Ah, und dann gibt's noch Glühlampe (…) Auto gibt's, Panzer und Auto gibt's
R: Panzer
P: Panzer gibt's, Panzer
R: Nicht Pan-zer, sondern Pan-za
P: Pan-zer
R: Pan-zer, Pan-zer
P: Panzer
R: Pan/
P: Panzer

TONSTÖRUNG

R: Hmh

TONSTÖRUNG

P: Und dann gibt's

10,0 TONSTÖRUNG

R: Ja * Tod

TONSTÖRUNG

Ja * ja ja, ja ja * und äh des mal auch [LACHT]
P: (…)
R: Der äh, Zimmernachbar
P: (…)

10,5

R: Ganz schlapp
P: (…)
R: ja * ja * ja ja * ja
P: Also Gott hat den Mensch erfunden, kein Mensch hat den Mensch erfunden, Gott hat den Mensch erfunden
R: Gott
P: Ja kein Mensch kann sich ja selber erfinden
R: Nee, das stimmt
P: Das kann er nicht,
R: nee
P: kann (…)
R: ja * ja
P: (…)
R: Ja * ja ** ja das stimmt
P: ja * ja
R: nee w/ * sagen Sie nur,

11,0

[LACHEND] Ja Sie sind (…)
P: Ja, höchste Wissenschaft, ja * ja ja * ja * ja ja ** Sie haben sich damit, ja auch sehr innerlich * äh * befunden
R: (…) der Mensch (…) der Mensch (…) der Mensch

11,5

Ja
P: (…)
R: Es war eine kleine Zeit um den Menschen
P: (…)
R: Dritte Weltkrieg
P: Vor kurzem war (…) also, wenn man so (…) ist kein Krieg * es ist halt/ ist halt * die Atombomben fallen
R: Dritte Atombombe
P: (…)
R: Atombombe

12,0

P: Das ist keine Atombombe, das ist (…)
R: Die Dritte
P: (…)
R: Ja * ja
P: (…)
R: Ja * ja ** und wie meinen Sie jetzt mit der Atombombe, einfach so, also
P: (…)
R: Sie ist nicht gefallen
P: Sie ist nicht *

12,5

Sie ist nur in/ in der Vision gefallen
R: In der Vision gefallen
P: Und gibt's so keine Atombomben * in der rea/ in der Realität
R: In der Realität gibt es das nicht * jetzt nee *
P: in der Rea/
R: aber in der Vision
P: so Vision
R: Ja * ich glaube dass viele Menschen jetzt ist durch dies äh, Jugoslawienkrieg, gell, und viele Menschen haben sicherlich den, Gedanken * dass da äh einfach die Gefahr ist, gell
P: Ja

R: Des/ und/ und wenn man die

13,0

Gefahr so richtig, intensiv erlebt, dann hat man einfach auch * leicht irgendwie schon die Vision, des weil/ wir wissen dass es zwei/ äh den zweiten Weltkrieg gab und was da passierte
P: Hmh
R: Und es ist alles schrecklich ja
P: Wo ist der dritte Weltkrieg in Jugoslawien
R: Nee, d/ da ist noch kein dritt/ dritter Weltkrieg und kommt auch nicht, aber da ist trotzdem ein furchtbarer Krieg ähm
P: In Jugoslawien?
R: In Jugoslawien ja, so wie Sie/ Sie haben

13,5

ja auch letztes mal darüber * auch öh gesagt das ist darüber, das ist Krieg * und, öh * ich denke auch darüber, das ist/ ist, also das bes/ beschäftigt mich und/ undso wie ich Sie jetzt verstanden habe, beschäftigt das Sie ja auch
P: Ah
R: Und bis dahin, dass man wirklich die Vision schon haben kann das da hm, bloß * also der Leid * hm * der Leid der Menschen dort ist furchtbar

14,0

P: Ja
R: Des/ und/ und/ da öhm also für uns ist kein dritter Weltkrieg, aber die die Menschen dort, ist es/ ist es/
P: (…)
R: Schon die dritt/ oder so wie dritter Weltkrieg * bloß für Uns nicht, ja * (…) das schon berechtigt
P: Finnla/
R: Für Finnland nicht, nee, nee * das ist also * in Finnland ist ganz/ alles ganz ruhig, genauso wie in Deutschland ist/
P: ja
R: ist es auch noch ruhig aber *
P: Hmh

14,5

R: Für die Menschen dort halt nicht * und wenn man Mitgefühl hat, dann * kann man leicht auch Vision haben * von Atombomben und, Weltkriegen und so
P: Atombomben
R: Ja
P: (...)
R: Ja * ja, ja ja ja ja * ja
P: (...) alles zerstört ist (...)
R: Nee
P: (...) Gott (...) die Atombombe wo er die Welt schuf **

15,0

R: Gott * sah die Atombombe die, die Welt schuf
P: Ja (...)
R: Gott die Atombombe?
P: Gott * so kann man's sagen (...)
R: Äh Sie meinen das jetzt bildlich
P: Bildlich ja
R: Also weil das jetzt so, meinen Sie dass * äh das ist so * öh, oder wie meinen Sie das? So/ s/ weil das auch gewaltig ist ** wenn/ wenn/ wenn Gott die Welt schuf, dann ist es gewaltig *
P: (...) Dann kann man das vergleichen

15,5

R: Mit/
P: (furchtbar) (...)
R: (...) ham Sie recht
P: (...)

BANDENDE BEI 15,6

Gespräch mit dem Patienten L. am 12.1.1993
Cassette K.L. 12.01.93 1
Datei Li1201.1

0,4

R: Und sonst so *3* waren Sie dann hier und haben bisschen gefeiert * aber Silvester sind Sie früh ins Bett
P: Ich hab diesmal {das} Jahr nicht so richtig angefangen wie s/ äh: * (diesmal) war's Neujahr kein Festtag für mich
R: Kein Festtag
P: Kein Festtag {das} Neujahr * mhm **
R: Kein Festtag
P: Kein Festtag, nein
R: Warum? ** Einfach so * weil * es Ihnen nicht so gut geht ** ja weil

1,0

P: (...) Ich bin nicht mehr ganz da gesundheitlich nicht ganz
R: Mhm mhm
P: >Gesundheitlich nicht ganz da<
R: Mhm mhm *5* jaja: ** Und mit dem Gott haben Sie sich
P: Aber
R: beschäftigt jetzt über Weihnachten
P: Aber ich weiß nicht (...wer das) Gott ist, überhaupt nicht * ich weiß es nicht wer das ist
R: Sie wissen nicht * aber ich weiß es genauso wenig, glaub ich ODER: war
P: Ja * (...) des gar nicht war * des mit Gott * (der ist ja) Schöpfer der Welt (da) unerreichbar für jeden Menschen
R: Unerreichbar
P: Unerreichbar (... Fronleichnam ... oder des Bild an Fronleichnam ...) Aber des kann ich nicht beweisen (...) bin ja von Gott wegkommen ** bin ja von Gott wegkommen

2,0

R: Von Gott wegkommen?

P: Ha ** äh {des ist} in mir * Gott * ist in mir
R: In Ihnen
P: Ja
R: In Ihnen
P: Ha nein äh nein
R: Ham Sie
P: Genau so wie in in Ihnen
R: Genau/ jaja
P: Ja
R: Jaja man sagt das * äh ** oder man kann das so auch erleben, dass * in jedem Menschen das Göttliche auch
P: Ja * mhm
R: wohnt
P: mhm mhm
R: Aber Sie hatten doch, wenn ich so'n bisschen zusammenfasse * äh von den letzten Gesprächen
P: Also ich weiß nicht, wer Gott ist * ich weiß/ ich hab/ ich hab (...) in der Urzeit (...) er könnte aber auch in anderen Zeiten gelebt haben (...) könnte (...) nochmal gekommen sein * und es könnte auch gar nicht wahr sein * >das kann auch sein< ** aber X geb ich jetzt (...) an (...) * der

3,0

Y war dem X sein Gott, der Y war dem X **
R: [RATLOS] We/ ** wer ist das äh?
P: (...) Fronleichnam (...) Fronleichnam (und fünfundzwanzig) aber * von dem hab ich nämlich ein Bild * das kann aber auch bloß das Bild von einem Menschen gewe/ des kann {aber} auch nur ein Mensch gewesen sein, (und der war im Herr X damals) * es kann auch nur ein Mensch gewesen sein ** also ich bin nicht so ganz auf'm Damm * nicht ** so gan auf'm Damm
R: Nicht so ganz *
P: Ganz
R: Auf dem Damm
P: Auf dem (...) * äh * ja
R: Mhm mhm * aber Sie haben sich sehr * äh * also auch mit Gott beschäftigt, ich weiß (...)
P: [UNTERBRICHT] Nein i/ ich hab ihn doch gesucht, ich hab ihn doch
R: Gesucht

P: Wir haben doch auch einmal über die zwei Menschheiten gesprochen (…)
R: Ja * ja
P: Des ham wir auch schon mal gemacht?

4,0

R: Ham wir * ja * ja * über die zwei Menschheiten
P: Also totes (…) und lebendiges Leben
R: Totes Leben und lebendiges Leben
P: Genau
R: Ja *3* ja
P: (…Zeitungs…Zeitungs…) beweisen kann (er halt) nichts * beweisen kann(s) nichts
R: Mhm * aber
P: (Solange wir hier sind) kann er nichts beweisen
R: Ja. Aber totes * und lebendiges * des ist *4* des kann man auch in der heutigen Zeit sehr erleben * dass wenn man nur des materielle * betrachtet * des ist * >auch< also *äh* die Gegenstände und *
P: Mhm
R: Den Wohlstand und so
P: Ja **
R: Des ist nicht immer so lebendig
P: Mhm
R: Äh *4* und dann haben wir noch ** also über die zwei

5,0

Menschheiten, über den Gott * und auch über ihren Auftrag, weil Sie ham doch auch erzählt dass Sie wo Sie geboren wurden * dass Sie dass Sie also:
P: Hat sich (…) viel von selber ergeben * hat sich viel von selber ergeben *
R: Viel von selber
P: Weil (ich) nicht sicher weiß, wer Gott ist (des fehlt mir) weil (ich) nicht weiß wer des des ist * ob der/ i hab (doch) Bilder gesehen und über Bilder ham ma auch gesprochen *
R: [ZWEIFELND] Ja
P: (…)
R: Momentmal, das andere war das
P: (…)

R: Ja * über das Bild * ja
P: Des soll/ und über Bild haben wir doch auch gesprochen/ aber * die Bilder (…)
R: Mhm ** also * ja, ich * äh * kann mich noch erinnern, dass dass/ wo wir über das * Bild gesprochen haben
P: mhm mhm
R: Dass man da so *3* so irgendwie Inspirationen in sich ** hat

6,0

und das ist aber für den Menschen auch wahr
P: Ja
R: Äh
P: Nicht immer * ja, wenn (…) aber wenn des Bild… die Bilder im Kopf sind äh (so) im Kopf * im Gehirn drin (sind) [LAUTES AUSATMEN] **
R: Mhm * mhm
P: Man kann Menschen (ja) auch Bilder eingeben * glaub ich schon, dass das möglich ist * Menschen Bilder einzugeben
R: Bilder eingeben
P: Bilder eingeben * glaub schon, dass es möglich ist *3*
R: Wie meinen Sie das?
P: (…) (das ist wie ein Bild vor den Augen * ist wie ein Bild vor den Augen)
R: Bild (von) den Augen?
P: Wie ein Bild von de/ vo
R: [PLÖTZLICH VERSTEHEND] Ach so ** ja
P: (Ein Bild von) *3* äh ich hab *6* Bilder *3* äh ich kann

7,0

mir's nicht erklären, wie ich überhaupt Bilder gesehen hab * wieso ich überhaupt Bilder gesehen hab *3* will man mich täuschen * will man mir Gott vorgaukeln *3*
R: Ach? *3* täuschen * vorgaukeln
P: Vorgaukeln, ja * Gott vorgaukeln, ja vo/ Gott vorgaukeln * mit Bildern * Gott
R: [UNTERBRICHT] Mit Bildern
P: Mit gottähnlichen Bildern
R: Mit gottähnlichen Bildern

P: Mhm
R: Vorgaukeln
P: Ja *6*
R: Dass es gar nicht Gott ist, sondern jemand ** der das
P: Äh
R: vorgaukelt
P: (Ein Mensch… ein Mensch…) (wo mir des) vorgaukelt, ja *5*
R: Und wer würde das tun?
P: (Möglich ist) des kann/ kann ich nicht wissen (…) jeder Mensch, wo in Not ist, wendet sich an Gott * ein Mensch wo in

8,0

Not ist, wendet sich an Gott **
R: Ja
P: Ein Mensch, wo in Not ist *
R: Wendet sich an Gott ** ein Mensch in Not
P: Gott. Gott soll helfen, (ja)
R: mhm * und sonst nicht * soviel
P: Ha * nicht so sehr * wenn's einem gut geht, braucht man Gott gar nicht * dann braucht man Gott gar nicht, wenn's einem gut geht ODER: {in letzter Zeit}
R: Mhm * wie geht's Ihnen (zur Zeit) * aber Sie beschäftigen sich auch * dann mit Gott, wo es Ihnen net so gut geht
P: ja * mhm
R: >ja< ja ja ich weiß * weiß noch wie Sie das erzählten * dass bei Ihrer Geburt das so war * dass Sie den Auftrag kriegten (…)
P: Nach Gott zu fragen * nach Gott zu fragen (…)
R: Und Gott runterzubringen
P: (…)
R: Und Sie wussten nicht, wo man den Gott suchen kann
P: Ich hab ihn (aber) schon im Himmel oben gesehen (aber des war er nicht…) ein

9,0

Bild im Himmel oben gesehen (…) sehr wahrscheinlich war
R: mhm

P: er's nicht
R: Mhm ** und Sie wissen nicht, ob man das * Ihnen vorgegaukelt hat
P: >ja<
R: oder ob es
P: (...vorgegaukelt war)
R: Mhm
P: (...) ich denk doch auch drüber na:ch * (...) * dann denk/ ich denk ich denk doch über Gott nach, (gell)?
R: Mhm * ja ja des meint ich vorhin, des
P: Ich hab doch schon mal gesagt, ich hab Gott (...) vom Himmel runter geholt und des war ein Bild *3*
R: Mhm
P: (Und es war alles) da hab ich ein Bild im Himmel oben gesehen und * runterholen (kann sies) ja nicht * (des könnte=s) höchstens (nur) mit einer Leiter aber des kann= sie nicht
R: Mhm mhm * ja ist klar
P: Hab ich (ihr) auch schon mal gesagt ** es äh/ hab ich ihr auch gesagt * (ihr auch) *6*
R: Aber des ist ja auch schon mal * sehr wichtig *dass, dass*

10,0

wenn Gott einem wichtig ist * dass man sich dann mit ihm beschäftigt *gell* nicht nur dass man ihn konkret irgendwie ** holen * kann man ihn auch gar nicht in dem Sinne * glaub ich
P: >Nene< Gott lässt sich nicht spotten **
R: Mhm
P: (...10sec.)
R: In Ihnen
P: In mir (...) jemand, ja
R: Mhm**
P: (...)
R: Was müssen Sie?
P: Ich muss (mir) immer immer über die Haare fahren, so (...) die Haare
R: Über die Haare
P: Ja * muss ich mir immer fahren
R: [UNDGLÄUBIG] Ja?

11,0

P: Ja ** (und grad da spricht jemand in meinem Inneren * in meinem Innersten * da spricht grad jemand)
R: Und da müssen Sie über die
P: Ja
R: Mhm
P: Also ** ob des Bild am Fronleichnam oder de/ im September neunzehnhundert{und}achtzig (war) *3* das kann ich nicht von selber wissen ** ob des Bild am Fronleichnam (…) das kann ich nicht von selber wissen
R: Nicht von selber wissen
P: Nicht von selber * ob des Bild war * (schon) ** (ich will) lieber über Gott gar nicht reden (…) nicht mehr über Gott reden (nehmen wir) ein anderes Thema * nicht mehr über Gott reden * Gott ist (so) unfassbar * nicht mehr über Gott reden, anderes Thema

12,0

R: Mhm * mhm * anderse Thema, ja
P: ja * (weil/) anderes The/ * nicht mehr über Gott reden, ich will nicht mehr über Gott reden
R: Mhm * mhm ** ist ja auch verständlich
P: Ja
R: Früher haben die Menschen über das Heilige gar nicht sprechen dürfen
P: Jaja * ich bin (ja in ner) Todsünde, wenn ich über Gott rede * ({in einer}) Todsünde bin ich ja dann (…)
R: Todsünde
P: Todsünde, wenn ich über Gott rede
R: Todsünde
P: Mhm Todsünde, ja
R: Wenn Sie über Gott reden
P: Mhm mhm **
R: [NACHDRÜCKLICH] Todsünde?
P: Todsünde, ja * ganz schlimm über Gott zu reden
R: Mhm *3* meinen Sie das so wie es im Spiegel/ in der Bibel auch steht, dass man nicht umsonst den Namen des Gottes selber
P: Jawohl
R: nennen darf

P: Ich/ so mein/ so mein ich's, ja * {so mein ich's, so mein
R: ja ja

13,0

P: ich's, so mein ich's * ja} ** aber ein anderes Thema *3*
R: Wenn Sie jetzt sagen ein anderes Thema
P: Ja
R: Mhm ** welches zum Beispiel * ham Sie selber eine Idee *7*
P: [SCHWER ATMEND UND UNTER DRUCK SPRECHEND] Ich (…) kommen Sie aus Nürtingen, gell
R: [WILLIG DARAUF EINGEHEND] Ja * ja * ich komme aus Nürtingen, ja ** aber selber, ursprünglich komme ich aus Finnland
P: Ja (…)
R: Bin keine Deutsche ** das hat man mir auch ** gesagt * das
P: (…)
R: ist also
P: Äh * ja *3*
R: [IN SCHERZENDEM TON] Die Dialekte ** die mir manchmal schwer fallen, gell
P: [NICHT DARAUF EINGEHEND] Ja
R: >Jaja< *3* Und sie kommen aus E… ** und gingen in
P: Ich komm aus E…
R: R… in die Schule
P: Jaja ** mhm *4*
R: Fühlen Sie sich wohl in G…? **

14,0

P: (Das ist ja ein Krankenhaus, wo wo/)
R: Aber im Ort so wenn Sie spazieren gehen und **
P: Mir gefällt's auch schon im Krankenhaus
R: Ja
P: Mir gefällt's (auch) schon im Krankenhaus
R: Mhm * ja des ist auch ein * sehr ruhiges **
P: (…) **
R: Mhm * was denn

AUTO FÄHRT VORBEI

P: Sogar (ein Ehemann pflegt sie da)
R: Wie?
P: Ein (Ehemann pflegt sie da)
R: Ehemann?
P: (...)
R: Mhm * ja ** ja, vielleicht (...) sogar so'n bisschen jetzt Pläne
P: Mhm
R: Machen und (haben) wenn es ihm ein bisschen besser geht
P: Mhm
R: Aber Sie sagten, dass * dass (es) körperlich auch so'n bisschen * schlecht jetzt gegangen ist
P: Ja
R: >Ja< * jaja * klar ** aber da tut es gut (wenn man bisschen)

15,0

so frische * Luft mal
P: Ja
R: Mja *3* ja, ich b/ vielleicht können wir nochmal * ich komm nächsten Dienstag * und dann komm ich ein Dienstag nicht und dann komm ich wieder paar Mal * und dann äh muss ich aber mich dann ** äh * vertiefen da rein, was ich jetzt so * einfach * äh * von Ihnen und von dem Herrn WXY und * Z gehört hab
P: Ja
R: Weil ä:h
P: Ja
R: Ich hab doch gesagt, dass ich

BANDENDE BEI 15,6

Gespräch mit dem Patienten L. am 12.1.1993 (Fortsetzung)
Cassettenseite L. 12.1.93 (Seite 2)
Datei Li1201.2

R: Wie gesagt, ich interessiere mich für die Sprache, weil ich meine, dass man sie auch * alle so * die so mit ähnlicher Krankheit hier sind im Krankenhaus * besser verstehen kann als
P: mhm
R: was man das sagt
P: Mhm
R: Und (…) hab ich so * viel * äh Vertrauen bekommen von Ihnen allen, Sie ham alles sehr schön * alles ganz offen erzählt, aber jetzt muss ich dann bisschen * mich da rein vertiefen ** und äh ** dann * aber wenn ich dann nicht mehr
P: (…)
R: komme, dann kann ich meine Adresse hinterlassen ** wenn Sie ** äh also hier nicht mehr sind, dann können Sie mir sagen, wo Sie sind, weil wenn ich dann mit der Arbeit fertig bin, dann kann ich das Ihnen nochmal dann * erzählen * was ich dann so * rausbekommen habe, wenn es Sie interessiert, nur wenn es Sie interessiert, da ist klar * gell ** des ist also ** aber ** [THEMAWECHSELND] Sind sie in der Arbeitstherapie (…)
P: (…) aber nicht mehr * nicht mehr jeden Tag
R: Nicht mehr jeden Tag aber (…)
P: (…) (nicht mehr so arbeiten, ich kann nicht mehr so arbeiten)
R: Nicht
P: Nicht mehr, nein
R: Aber das ist toll, wenn Sie wieder bisschen versuchen *6*
P: Ja ohne Hilfe kann ich (gar) nichts mehr * ohne Hilfe kann ich (gar) nichts mehr
R: Können Sie gar nichts mehr
P: Meine Mutter könnt mir vielleicht nochmal helfen * meine Eltern * sind nicht meine leiblichen Eltern * sind nicht da, bloß meine
R: Ihre Mutter
P: Meine Mutter, ja
R: Aber das ist nicht Ihre leibliche Mutter **
P: Meine leibliche Mutter ist neunzehnhundertundachtundziebzig gestorben
R: (Ach je)
P: neunzehnhundertachtundsiebzig gestorben

R: Ja
P: Mhm **
R: Mhm ** aber die: ** ist das Ihre Adoptivmutter dann oder
P: (...) zur Familie * (...)
R: Zu der/ ja
P: Sie gehört zur Familie zu
R: Gehört zur Familie
P: Gehört zur Familie, ja
R: Mhm * mhm mhm *3* aber * wie gesagt da/ * Sie können nicht so viel arbeiten ham Sie gesagt
P: {Ich} kann/ kann nicht mehr viel arbeiten
R: Ja
P: (Ich soll nicht mehr viel arbeiten ...)
R: Mhm mhm mhm * mhm * aber ** dann sind Sie vielleicht nächsten Dienstag sind Sie auf jeden Fall da
P: (...)
R: Ja dann darf ich wieder zu Ihnen kommen
P: Ja * ja
R: [SCHERZEND, LACHT] (Darf) ich klopfen an die Tür und stören

P: [LACHT] Ja * ja * ja
R: So dann alles Gute bis zum nächsten Dienstag

BANDENDE BEI 2,9

Gespräch mit dem Patienten B. am 24.11.1992
Bezeichnung der Cassettenseite: B. 24.11
Datei Br2411-a.TXT

R: Diese blöde Technik * ja [LACHT]

TONSTÖRUNG

R: Ja es läuft, ja. Ja *äh ** äh, Sie, haben jetzt, irgendwie Öh, was gesagt mit dem Schaden ** dass es nicht größer wird
P: ja, wie gesagt, i/ ich denke wir brauchten nix mehr (...) nicht * und wenn

0,5

(...) dann krieg ich's zurück, dann hat's ja gar kein Wert (...) wenn ich mich aufreg (...) nachher (...) was mir bringt (...) häufiger gangen (...) aus Urach nit (...) mein Zeug auf nit * was bei den (...) beim Postamt (...) ne, wie gesagt, das Zeug ist in d' Produktion gange, also des könnt jetzt da sein, und * des dürfe also noch größere Schwierigkeiten bereiten, das wird sicher (...) so hoch, so kann ich das (...) jedenfalls (...)

1,0

(...) kriegt er mal ein Geld dafür, nit (...) nit
R: Klappt nicht
P: ha des klappt nit (...) kann man (...) des können mir beweise, nachher ist der
R: [UNTERBRICHT IHN] (...) kann man beweisen
P: kann man beweisen, nachher ist natürlich alles hin nit, bei dem (...) schon mal gesagt * (...) Kreis kommen oder ausgeklinkt ** (...)
R: (...)
P: ja (...)

1,5

und denn ist * einer kommen und hat gesagt (...) nit (...) gelaufen, da konnt ich mich gar nit mehr wehren nit

R: Ohne Hirn
P: ja (…)
R: [UNTERBRICHT IHN] nicht wehren?
P: ja, ich <u>konnte</u> * es gibt ein Vogel, ne, bin ich da dra na
R: <u>nicht wehren</u>
P: gangen und so Zeig da nit * ich brauch (…) han ich a Vogel, des/<u>des</u>
R: <u>wie, wie</u> wie konnten Sie sich nicht wehren?
P: (…) wo genau stimmt nit *

2,0

wie gesagt (…) bei denen kommt nicht einmal an, ne, krieg quasi nit einmal zurück
R: kommt nicht immer an
P: ist scho/ angekommen is scho, aber i hens nit zurückkriegt <u>(…)</u>
R: <u>angekommen ist es</u>
P: Haja (…) muß es auch ankomme sein (…) nit * <u>(…)</u>
R: <u>(…)</u>
P: Das ist der Beweis dafür, da ß es durchgegangen ist <u>bloß</u> <u>(…)</u>
R: <u>durchgegangen</u>
P: nicht zurück krieg <u>ja</u>
R: <u>durchgegangen</u>
P: ja <u>(…)</u> i hens zurückkriegt, net * und wie g'sagt; i krieg
R: <u>(…)</u>
P: die Schuld krieg, (…) Haus außer bi mei Muttern was brauchscht denn <u>(…)</u>
R: <u>Krieg * im Krieg kriegen Sie es</u>

2,5

P: Dann kriegen mer das scho (…) * denn * immer den ganzen Fall wieder, das ist denn (…) passiert jedenfalls net (…)
R: Gemo/ <u>*äh was ** was * gemogelt wird * jetzt * wö/ * ich kann</u>
P: <u>(…)</u>
R: <u>das nicht</u>
P: <u>(…)</u> (…) mäßig net
R: <u>umweltmäßig</u>

P: (…) der/ äh der Einschreibebrief ist schon bei dem/ dem (…) bei dem, der für das Zeug (…) das beweist, daß es bei dem der, den Schrieb kriegt hat von mit net * des kann ja (im übrigen) auch (…) zurückkriegt net (…)
R: nichts zurückgekriegt
P: Wo das hängenbleibt also * obwohl's ein Einschreibebrief war *

3,0

obwohl ich eine Suchmeldung aufgegeben habe, des kann i net sage nit * wie g'sagt des (…) nit *
R: Das Haus (…)
P: ich sage, ich sage
R: (…)
P: Ich sage, wenn (…) denn gehört er zum Haus net, und wie g'sagt (…)
R: (…)
P: (…) net
R: Wieso?
P: Wie g'sagt, die hen a, ä/ (…) und es wird besser und besser und des stimmt nit, net * wie g'sagt, das war (…)
R: Moment, jetzt muss ich nachfragen. Den/ den KFZ-Ingenieur haben Sie gefunden?
P: Den/ der hat/ ich kann die (…)

3,5

R: Hat der gesagt
P: I hans jetzt nachg'prüft soweit (…) war mein eigenes, no net, wo i do (…) net * wie g'sagt (…) kriegt net und da ham wir (…) kriegt net, und hab i mi g'wehrt natürlich, ich bin in d' Post (…) gange und hab den Post (…) fragt was ist hier los nit, hier ist ein Einschreibebrief (…) oder mehrere (…) nit, und han nix z'rückkriegt nit (…)

4,0

wer do die Post einbehält, als wie ma kriegen müßte (…) weiße i nitte nit * des könne die ja auch nicht feststelle vo do, a nit es gibt den Fall der artet ins Uferlose aus nit * da muß i do mal (…) gebe, ja da verlierst net, wird als (…), wir als g'mogelt nit, des kann i net sagen nit * und wie g'sagt (…) drauße bin und gang auf (…) Urach bin (…), und da sollen sie mir das ganze zurückgeben was reingekommen ist (…) selber geschrieben hab net, wie g'sagt, das kriegt man also schon in Griff nit * w/ wenn i aus dem Haus draußen bin, wie g'sagt, im Haus liegen sie

4,5

* ne, da mogelt sie net, können sie mir die ganze Buchstab (…)
R: (…) im Haus, im Haus liegen sie?
P: (…) da kann ich nicht feststellen nit, das brauch ich gar nicht probieren net, da lauf (…) net * wie g'sagt das kriegen mer also schon, wenn ich aus dem Haus rauße bin und gang aus Urach [VIELLEICHT: Sie] bin, schau ich nach dem ganzen Zeug, wie g'sagt, was sie also schriftlich mir gegebe hab nit, und denn, bin ich der Meinung daß das (…) geschafft ist, et, daß es das wirklich gibt, daß er sein Geld hat, nit *

5,0

Ja** (…) ** ja und ** mein Gott wie g'sagt i hen eine Suchmeldung aufgegeben auf dem Postamt
R: Suchmeldung
P: Und hen trotzdem nichts zurückgekriegt net
R: Nichts zurückgekriegt?
P: Der Einschreibebrief ist am Patentamt angekommen, das nur beweis/ weil man des Zeug (…) den können sie ja vom Patentamt kriegen net * bloß i hen nix z'rück'kriegt net * i/ gig/ kann also (…) des brauch ich gar nicht probieren von innen aus, da hört man nix (…) also dr verdient dabei, nit
R: Ja
P: Ja

5,5

R: Damit ich das richtig verstehe, weil des/ ich muß immer (…) fragen, weil ich * öh * aus Finnland komm und mit der Sprache
P: hmh hmh hmh hmh
R: Schwierigkeiten habe und Sie ein bißchen Dialekt sprechen
P: mhm mhm

R: * manches haben Sie vielleicht, auch schon verinnerlicht daß es dann sonst schwierig ist wenn ich nicht nachfrage
P: hmh hmh
R: Äh äh, wie wissen Sie das/ daß das da in dem Mazda äh Produktion ist äh äh
P: Also die Motoren sind schon bei Mercedes drin und bei (...) und bei Porsche drin, im VW ist er auch schon drin nit * die verkaufen

6,0

also den Motor da unten net *
R: Und
P: Das ist also (...)
R: Könnte das nicht sein daß das/ das ein anderes äh Motor ist?
P: Noi noi noi, das ist ja des (...) einmal net, ja
R: (...)
P: (...)
R: Ja ja (...)
P: (...) So ne kleine Skizze mal g'macht net, wie des läuft net
R: Ja ja, genau
P: Ja
R: Hat das mit dem, IBM, äh was zu tun?
P: Ne IBM hab i jetz nix zum/,

6,5

IBM kriegt den ganzen Fall (...) Ich hab denn des
R: Nee weil Sie sagten daß die haben doch irgendwie des gegeben
P: Nee mit sechszehn Jahr (...) ausdenkt, mit sechszehn Jahr schon
R: Nee mit dem IBM
P: * aber dann hab ich jeden Tag so'n Kopf kriegt, jeden Tag in dem Gehirn drin, ich sag, ich war/ ich bin der Chef (...) net (...)
R: (...) [SCHREIT] wie raus raus, jetzt hab ich/
P: (...) holts Hirn raus und Watte rein und wieder zu, und dann
R: Watte rein und wieder zu
P: Ja, und wieder zu
R: Kopf aufgemacht und wieder zu
P: Kopf aufgemacht und jetzt ist passiert und in der Nacht net * ich

7,0

kann das beweisen daß ich tausend mal schon der Schädel auf (…) schon bevor ich in das Haus kommen bin, und hier drinnen noch tausend mal, nit * und da kann ich mit nimmer wehren dagegen, da han ich (einstweilen) ein Vogel (…) stimmt ja, wenn du ein Vogel hast (…) net, muss ich ein Jahr da bleiben und da krieg ich (…) Vogel nit also [LACHT] * lang an so Zeug immer na, wie g'sagt, (…) aus dem Krankenhaus rauße bin, net * dann ist/ sind es also/ ist ein ganz (reelle Pflicht), also das krieg ich (…)
R: Äh äh, wie meinen Sie das daß Sie das machen wenn Sie aus dem Haus, äh, draußen sind? Daß Sie wieder Motoren, planen?

7,5

Net daß/ daß ich/ daß Sie äh oder
P: IBM anruf net, und sag, die sollen das Zeug raufschaffen net; was ich g'schriebe hab net und was das Patentamt (…) und das
R: (…)
P: Patentamt an die Firma gegeben hat net
R: Und Sie öh öh/ hier gibts, doch auch Telefonzellen im Haus
P: Des gibts auch (…)
R: aber Sie meinten daß das Sie
P: Ja
R: das nicht vom Haus aus machen weil das eh nix bringt
P: Ja, ja, ja
R: Weil ide dann irgendwie
P: (…) Post ab, und nachher ist die ganze Sache wertlos, net, ja * kann i mi net kontrolliere, net, wer da was g'schriebe hat, net, wer da

8,0

(…) nit beweise kann, net * wie g'sagt wenn i aus dem Haus rauße bin, ruf ich die IBM an und sag solle die Zeug gucke, die soll des Zeug naufschaffe, eben ist alles gespeichert net, was die g'wißt het (…) und dann können die (…) sagen net, was do alle skaputtgange iust, was do einb'halte, (…) Schade gemacht (…) und das geht mi net an wider net, also das ist ja nur (…) das ist mir egal, denn es geht mir ja nit (…) reine machen, des goht net, des ist

8,5

[LACHT LEISE] morgen in der Kopf g'wese, und * des muss zahlt werde (...) [REDET IMMER SCHNELLER UND UNVERSTÄNDLICHER, JEDE PERIODE ENDET AUF EIN „NIT" ODER „NET"] Urkundenfälschung genmacht (...) ich hen da was rausbraucht net, das hat ja kein Wert, net, in meinem Fall (...) gesagt (...) das kommt also da nicht in Frage das macht da der also alles selber net * (...) dann ist bei ihm eben gespeichert net, des [LACHT LEISE FÜR SICH] könnt man also nit also des kommt raus, net * des kann man beweisen net * ja

9,0

R: Ah das kann man beweisen
P: Hmh, das kann man ja freilich beweisen * W<u>ie g'sagt</u>
R: <u>Wie?</u>
P: gegen das Patentamt kann man (gleich dicht machen)
R: Ja * wie wie, wie kann/ wie kann man das beweisen?
P: (...)
R: (...)
P: IBM ist das Zeug gespeichert was ich gesagt hab, net des
R: [FÄLLT IHM INS WORT] gespeichert?
P: Ja oh, aufm Band drauf, also selber (...) net, des kann (...) selber ausgedenkt net, und daß das mein Kopf war, und daß sie (...) und dass sie hypnotisiert war, und da hat sie gar nichts mehr
R: Hypnotisiert

9,5

P: Kein Gehirn drin (...) das merkt er nimmer nit, daß er jetzt einen Vogel hat, nit, (...) weiß nit was er geschafft hat, nit * ja
R: hm
P: und wie g'sagt, wenn ich aus dem Haus rauß bin, (...) zu Ende ist, han i das so in acht Tag, ja das ist ein ganz einfacher Fall nit * und wer mir da kommt (Sitzungen) macht, [LACHT LEISE FÜR SICH] da wird halt ein Mord g'macht, (...) das geht wieder zurück (...) einfacher Fall nit * des Geld schaffe mer, des verschickt man nit, des geht (...) nit kennt nit

10,0

*die sagen mir hent gnug verdient n/, und die waren ehrlich verdient * und die hab ich jetzt verlebt in Bad (…) nit, des hat jo kein Wert, (…) die also niemand mehr, durchkriegt hat (…) wo der nach g'sucht hat net * jo also, wir schaffen das scho, wie g'sagt, sobald ich aus dem Haus rauße bin, muß ich mich mit IBM in Verbindung setzen (…)
R: in Verbindung setzen?
P: Ja
R: Mit IBM
P: Ja, ja* so ist das Ding, das kriegen mir also scho/ da kann also gar nichts

10,5

passieren net, ja * so ist das Ding * und wie g'sagt also ** ja ** hm * des schaffe wir also sich auf nit, (…) kein Problem, wie g'sagt das Zeug lauft schon flott da unten nit und da hab ich ja gar nicht mit zum Tun net* und
R: Wie wie * nichts mit zum Tun?
P: Ha Mazda baut des in eigenständiger Regie net, vom (…)
R: Die bauen das?
P: Kriegt zum unterzeichnen und kriegt dafür net, und und * des, muß

11,0

halt über d' Bühne gange nit, ja
R: Die bauen des
P: Ja, ja * so ist das Ding net, wie g'sagt (…) und hat doch kein Wert, des kann man beweisen net, des kann ich wenn ich aus dem Haus daraußen bin in einer Woch' sagen
R: aus dem Haus, aus dem Haus, aus dem Haus
P: aus dem Haus rauße bin, ja (…) aus Urach bin, kann ich das so in ner Woch' ganz genau sagen wie des (…) ist, nit wo das herkommt nit

11,5

*(…) also weil es (in meinem) Kopf war nit, des ist also kein Problem nit
R: Und wieso kann man das im Haus öh Krankenhaus Urach machen
P: Ha des ist ein Krankenhaus und des ist (…)

R: Des ist (…) wie
P: ja des ist schon noch ein Unterschied nit, äh wie g'sagt, ist katholisch Haus hat der Papst die Finger drauf, nit der Papst sagt jetzt (werft ihr den) raus nit denn des g'hört dem Papst nit, so ist des Ding (…)
R: [ZÖGERLICH] Gehört dem Papst
P: [SICHER] gehört dem Papst, (…) so ähnlich ist das (…) da ham die nen Fall der wo genau stimmt nit und da (…)

12,0

R: Sie suchen deshalb nicht?
P: und lassen (…) Geld an den Papst (…), verwalten net (…) [HUSTET] wie g'sagt,w enn ich in einem Krankenhaus bin (…) nit, und wenn (…) krumme G'schichtchen (…) dann wirds ein Mord gemacht (…) da schieß ich gerne drin
R: Mord gemacht?
P: ha, des ist (…) verliebt hat verlebt hat, nit * des Geld will wieder des goht also nit (…) also ich bin kein Wohlfahrtsinstitut

12,5

der do (…) des hat jo koin Wert net ** so ist des Ding
R: hm * ähm, wie wie Mord gemacht
P: Ha ** weiß nit, erst erschießen und dann mit (…)
R: also Sie meinen wenn Sie jetzt hier vom Haus aus anfangen da so ** das zu untersuchen, und dann können Sie das so wie Sie davon jetzt überzeugt sind, daß das * öh * also daß sie das * gemacht haben, und

13,0

wenn Sie das dann rauskriegen und im Haus klären ** dann ist das
P: hmh hmh
R: *dann morden/ dann werden Sie ermordet
P: i will a/ noi noi noi
R: nee
P: i/ i/ i will mei komplett's Geld, i will mei komplett's Geld wieder das danebe rausgange ist, net * wenn da hundert Leute, es kann gut sein, daß da hundert Leute d' Finger drauf hent, und (…) nit

R: ach so
P: da mach ich die ganze hundert he damit ich (…)
R: also Sie meinen damit
P: (…)
R: daß äh äh äh äh, also Sie sind davon überzeugt daß Sie, das alleine geschaffen haben
P: Ja ja
R: und die anderen sagen (…)
P: die sagen (…)

13,5

R: also hundert Leute (…)
P: (…)
R: und wenn das Million ist, dann teilt man das * öh unter hundert
P: ja ja ja ja ja
R: geschafft *
P: ja ja ja
R: also gehört das ganze Geld Ihnen
P: ja ja
R: hab ich's richtig
P: so mein ich's ja
R: so meinen Sie's
P: so mein ich's, wie g'sagt, wenn sein hundert (…) krieg nit * (…) und des Ding läuft da (…) ins Uferlose aus, nit
R: hm
P: da brauch ich von dem Haus aus gar nit suche, nit, da krieg ich ein Zeug rein, da ist (…), wer da was gewußt hat, wird da Geld gekriegt hat (…) und daß er sagt, dass habe mir erfunde und, des goht also net durch des lauft also nidde nit (…) des lauft nit lang, des kann man beweisen nit * ja
R: Kann man beweisen?

14,5

P: Ha des kann man beweisen, IBM kann das beweisen (…) des kommt raus nit
R: (…) nicht wahr gewesen
P: ist nicht wahr gewesen

R: kommt raus kommt raus
P: des kommt raus, des kann man beweisen nit, des kommt raus, nit * ja
R: kommt raus?
P: bloß in dem Haus da nitte, wie g'sagt der Papst (...) des Ganze
R: nur im Haus nicht nit, Papst sagt immer das Ganze nit, wenn er sich etwas ausdenkt, net (...) Sie suchen nicht mehr (...)
P: in dem Haus nit sonst sagt der, des gehört alles mit, net * der hat nen Vogel net, das gehört mir nit, und des goht nit, gell ich bin nit der Papst, kommt gar nit in Frag nit
R: hm

15,0

P: bin auch nit katholisch (...)
R: öh ja
P: (...) des goht ja nit
R: (...) wie wie meinen Sie (...)
P: (...) da ist man fertig net, des braucht man gar net probieren
R: hirnlos und Medikamente?
P: (...) des merkt man ga/

AUFNAHME BRICHT AB, BANDENDE 15,3

Gespräch mit dem Patienten T. am 17.11.1992
Bezeichnung der Cassettenseite: T. (Seite 1)
Datei: Tr0000.txt

R: Das ist jetzt die

TONSTÖRUNG

P: (…)
R: So jetzt * wenn das läuft
P: Des ist ein Computer
R: Ja das ist so Art * kann man das auch so nennen, ja *das sind die öh

TONSTÖRUNG

und das ist dann dies Mikrophon, und das sind die Knöpfe
P: Das Mikrophon und/ und Aufna/
R: Ja
P: und Tonband
R: Äh genau, und, wie gesagt, deshalb hab ich das beschriftet
P: Mhm
R: Das ist nur das was, ich spreche und Sie sprechen
P: Mhm
R: Und nur des, und wenn Sie sagen Sie äh/ Sie wollens nicht

0,5

P: Mhm
R: dann geb ich Ihnen

TONSTÖRUNG

in Papierkorb
P: Mhm mhm
R: Verstehen Sie (das ist) meine Art zu arb/

TONSTÖRUNG

P: (…) wenn man es ablaufen läßt
R: Äh b/ zum Beispiel, oder Sie können das auch nächstes Mal * hören
P: Oder löschen
R: dann würde ich,
P: oder
R: oder löschen, das i/, genauso wie Sie das wollen
P: Ja ha
R: Also ich bringe das mit
P: Hn
R: und dann kann ich das Ihnen, vorspielen * wenn Sie; Lust haben, das zu hören
P: Ja genau, ja, ja
R: Und dann können Sie entscheiden
P: Ja ha
R: Soll ichs löschen, oder nicht
P: Ja ja, ahn
R: Und dann, wenn Sie, das wollen, dann geb ichs Ihnen

1,0

P: [AFFIRMATIVER GRUNZLAUT] Hn
R: Ja verstehen Sie?
P: Hn, ja ja, ist schon klar, ja ja
R: Und * und dann ** Und aber dann bin ich natürlich ganz traurig, weil dann kann ich nicht mehr Gedanken machen darüber
P: (Ja)
R: und, dann ist auch
P: Ist klar wenn da alles gelöscht ist, ist natürlich nichts
R: [LACHT] Nee
P: (…)
R: [LACHEND] Ja genau

TONSTÖRUNG

R: Ja. also jetzt wollte ich ganz kurz weil Sie, äh, einige Male jetzt mir so, zweimal, äh mir über die Stimmen ge/ äh, erzählt haben * da wollt ich Sie nur mal kurz fragen, wie ist es jetzt. Ja wir müssen dann aufpassen daß Sie nicht die Pause überziehen

P: Jo

1,5

Irgendwas irgendwas, ir/ich hab, ich hab in der Dings gelesen * Paranoia, paranoide Schizophrenie
R: Mhm
P: Letzten Donnerstag, wo ich beim Dings war, beim Augenarzt
R: Ach so * ja
P: Un/ und und
R: Paranoide Schizophrenie mhm
P: Ja ja die/ ja die Ärztin, also diese Frau Doktor X auf den Zettel geschrieben wo die, Augenärztin bekommen hat.
R: Mhm
P: Dann hab ich gedacht, ja Hergott Zacker, die Paranoia, (das) ist irgendwie ** und dann hab ich gesagt du * ob des irgendwas v/ mit Verfolgungswahn zu tun hat
R: Mhm
P: Paranoia, ich weiß es nicht
R: Paranoi/

2,0

P: I/ ich hab mal im Lexikon geschaut,
R: Mhm
P: ich weiß nicht mehr genau
R: Mhm
P: Jo: und (...) die Bewusstseinsspaltung und sowas gut, und da hab ich gedacht ja * denn ob i/ ich habe gesagt, fühle ich mich irgendwie durch die Stimmen verfolgt* und da hat, der Dok/ der Herr Y gesagt, ja so ungefähr, (...) heut morgen bei der Visite gestanden
R: Habe Sie/ Sie haben ihn gefragt
P: (...) Habe ich gesagt ja:, aber * die sagen nichts, wenn i/ wenn ich frage was ist jetzt Paranoia, die sagen nichts
R: Mhm
P: Die/ die/ die schweigen
R: Die schweigen
P: Ja ja

R: Und und
P: (...)

2,5

(...) nehm halt ein Lexikon zu Hause

HINTERGRUNDGERÄUSCHE, AUTOVERKEHR

R: Ja ja
P: Meyers Konversationslexikon oder sonst eins
R: Mhm
P: Nehm ich se/ nehm ich ein Lexikon

HINTERGRUNDGERÄUSCHE: GLOCKENSPIEL

R: Mhm mhm mhm
P: Da stehts drin aber
R: Mhm, und d/ und die Stimmen? äh die, jetzt
P: (...) hä, die sind über Mittag dort, da war/ da war ich so * da war ich wieder/ da kann ich ** da war war ich so auf/ so bervös, so so * so, so fahrig, so nervös, so so, bin im Bett gelegen * wollte mich ausruhen und und, dann dann kam, sie die, die die/ Scheißgefühl, ich weiß gar nicht was

3,0

für eins* so, ich ich bin am Verrecken oder was, ich ich ich *
R: Sie sind am Verrecken
P: Nee nich/ äh, äh am Sterben nicht, so nicht, aber am am am * vo/ i/ des so/ [PLÖTZLICH BEFREIT] so hab ich reagiert, ich wollt nicht mehr leben
R: Hm
P: Ich meine Schizophrenie und da ist aus,
R: Hm
P: hab ich gedacht
R: Hm
P: Da ist aus ja
R: Hm, äh Sie haben doch, mir erzählt, ich guck mal, mh warten Sie *
P: (...)

R: Sie haben

TONSTÖRUNG

R: sind noch in der Pause gell
P: in der Pau/ äh, was? ** nee

TONSTÖRUNG

R: (...) Sie die? Die sind/ d/ s/ (...) ich glaube nicht mehr, die sind nicht mehr in der Pause glaub ich * oder

6,0

jetzt
P: d/

TONSTÖRUNG

R: (...) sind noch in der Pause, ja, dann können wir * kurz noch sprechen
P: Ja
R: Äh wenn Sie das mir vielleicht nochmal, äh erzählen, Sie haben mir erzählt daß Sie, äh wie Sie hier her kamen/ daß Sie zu Hause waren und daß Sie
P: Ja
R: Können Sie das nochmal mir erzählen (...)
P: Ich i/ ichs/ ich lag auf=em Sofa ** hab gedacht, da draußen

NEBENGERÄUSCHE: AUTOVERKEHR

hats * Kinderstimmen, wo kommen die her * das klingt/ die klingen so unwirklich
R: Mhm
P: Da draußen sind hä/ sind Handwerker, sind die auch tatsächlich

6,5

da?, weil hab/ ich mußte zum Nervenarzt zu der Zeit * dann hab ich gedacht, ja was machst jetzt, jetzt bist allein in der Wohnung, mutterseelenallein * und

* äh, ujnd dann hab ich/ ist mir der/ der Gedanke gekommen ich könnte Schizophrenie haben, ich hab rausgeschaut, die Mädchen und die Jungens, mit ihrer Kindergärtnerin waren da, die haben da gespielt, also und/ und ge/ ge/ geschrien und, sind laut gewesen * und, die Handwerker haben tatsächlich (auch) an nem anderen Haus/ haben gearbeitet

7,0

*und dann hab ich die/ die Stimmen so unwirklich gehört irgendwie * und dann hab ich gedacht ja ja wie wie kannst du Stimmen hören, da sind/ die sind ja tatsächlich da * und da drüben sind die Leute an meinem/ an meinem/ an meinem, Zimmer vorbei liefen, da drüben im/ im Gebäude/ äh im/ im/ im/ im * auf der Station, wenn die an meinem Zimmer vorb/ ah Zimmer vorbeilief/ zuerst war ich/ lag ich unten, und dann oben, dann hab ich * ja hab ich ge/ hab ich rausgeschaut, und dann sind die von der 34 zum Beispiel/ sind da vorbeigelaufen und haben geredet

7,5

R: Mhm
P: Und ich hab gedacht das klingt so unwirklich
R: Mhm
P: Das sind aber keine Stimmen, d/ d/, das hat aber wie eine Stimme geklungen, aber das ist keine Stimme, die/ die * die sind vorbeigelaufen und haben geredet
R: Mhm
P: Die hat/ d/ die (Gestalten) hab ich in Umrissen gesehen, richtig * uäh, und (…) das hat so geklungen so unwirklich * also ich weiß nicht ob des ne Stimme ist oder, eine innere Stimme weil/ ich weiß es nicht
R: Hm
P: Weil ist ne innere <u>Stim/</u>
R: Innere Stimme
P: Innen/ des halt des

AUTOVERKEHR

P: Innere Stimme hab ich keine *

8,0

(seelisch) oder kei/ oder, ich wie/ seelisch ja oder, ich weiß auch nicht woher das kommt also, ist die Angst eine/ aber das ist keine Stimme die Angst, (das) ist, weiß auch nicht *5* die sind vorbeigelaufen und ich hab rausgeschaut zu Hause * und es hat so unwirklich geklungen
R: Hmh
P: Aber/ * da waren=s, da die Gestalt, die Gestalten * und die/ dies Gerä/

TONSTÖRUNG

R: Und dies

TONSTÖRUNG

P: Das war da * tatsächlich aber ich lag auf=m Sofa, und da hab

8,5

ich so * aus der Ferne was gehört, und da hab ich herausgeschaut, und das (...) hat gestimmt * die waren da
R: Die Stimmen
P: Nee ja
R: Nee die
P: die Stimmen und die/ die Leute
R: Die Leute waren da
P: Und die haben geredet, und die Stimmen (...)
R: Ja, die haben geredet ja hm
P: Ja die waren da, weiß ich auch nicht
R: Ja und dann ging es weiter, das haben Sie letztes Mal erzählt
P: Ja und dann kommt/ da kam der Hausarzt, und der sagt, ich habs/ gerade noch ein Auge auf den der/ auf den roten Zettel geworfen, da stand Schizophrenie, und dann kam am anderen Tag mein Vater und

9,0

sagt, wir müssen in die Klinik * du wirst eingeliefert, also öh

AUTO FÄHRT VORBEI UND MACHT 1 WORT UNVERSTÄNDLICH

ich bring dich hoch und dann (…) war ich hier drin * und dann hats hier drin auf der 9 angefangen das ist ja der Armin/ ich hab gesagt, zu den andern, i/ öh öh der Armin Hary, den bewundere ich sehr, den Olympiasieger damals
R: Haben Sie gesagt
P: (…) anderen, haben gesagt, wer ist das, dann sag ich ein Deutscher, Weltrekordmann im 100-Meter-Lauf und Olympiasieger *
R: Olympiasieger
P: Olympiasieger, ja, damals 1960 in Rom *

9,5

und dann hab i/ den (be) wunder/ und dann haben sie gesagt, d/ dann haben/ hat einer gesagt der bist du * dann habe ich gesagt, nein der bin ich nicht * ich bin * nur elf neun gelaufen und der zweimal zehn null
R: Hm
P: Des war seine Bestzeit * zweimal zehn null damals
R: Hm hm
P: Und ich nur elf neun/ des ist / und ich kein kein Hary des/ des bin ich/ des ist alles Quatsch
R: Hm
P: Dann hab ich eine Stimme gehört, aus der/ aus dem Eck i/ in der Dings in in in der Station, das ist ja der Armin Hary (…) wegen

10,0

den deutschen Mädchen und Jungen * und da hab ich gedacht, ja bin ich jetzt (verrückt) oder was soll das * wenn der gesagt hat da bist du/ und dann/ da bin ich für den da drin und wegen dem/ und des hab ich (…) hab ich gehört, wegen den deutschen Jungen und Mädchen
R: Wegen den deutschen Mädchen
P: Ja ja
R: <u>und Jungen</u>
P: Ja, und die/ und die kennen mich/ die (…) kennst sie auch nicht, und warum? * und so Zeugs
R: So=n Zeugs
P: Ja, so Zeugs hab ich gehört das ist doch keine Stimme, das ist doch jemand

R: Das ist doch jemand
P: Oh, da / d/ da/ keine Stimme ich sei der Armin Hary, w/
R: Armin Hary
P: Bei denen da drinnen, bei den andern da drinnen und, wenn die deutschen Mädchen und Jungen und so was *

10,5

ha da bin ich nie/ (…) ich bin richtig gelaufen oder/ Sportschule von der Bundeswehr, im Verein bei uns und in/ auf der Schule, auf der/ auf=m (…) / auf=m Gymnasium
R: Ja
P: Bin ich richtig gelaufen, aber nicht so gut wie der
R: Ja
P: Aber Leichtathletik hab ich gemacht, aber das ist ja alles,
R: Ja
P: ich weiß gar nicht
R: Ja, also das interessiert mich sehr, jetzt müssen wir nur wegen Arbeitstherapie, äh
P: (…)
R: Schluß machen
P: Ja :
R: Die haben/ jetzt sind sie dabei, je/ jetzt ist der Meister
P: Sie sind (…)
R: gekommen,
P: (…)
R: ja ja
P: (…) ich bin weiter vorne
R: Ja, jaja, dann dann äh, es interessiert mich sehr

11,0

P: Nh
R: Dann machen wir nächstes Mal weiter ja
P: O.K. ja
R: Gut

ENDE DER AUFNAHME BEI 11,1

Gespräch mit dem Patienten T. am 17.11.1992 (Fortsetzung)
Bezeichnung der Cassettenseite: 17.11. T kurz & M.
Datei Mo1711-a.txt

R: (…) Sie sagten dass Sie eines Tages den Ärzten dankbar sind vielleicht
P: (…)
R: Ja
P: Ich habe gesagt, vielleicht bin ich den Ärzten eines Tages dankbar
R: Ja
P: Wenn i/ wenn ich hier raus komme und * und schau es geht wieder * und hat doch was genutzt, der ganze Zeu/ das ganze Dings * und gequält ham se

TONSTÖRUNG

(…) wenn sie/ wenn sie mich überhaupt gequält haben
R: Ja
P: Die Stimme sagt, die quält man/ quält man aber

0,5

R: Ja * aber Sie sagen jetzt, wenn sie überhaupt * gequält haben vielleicht (…)
P: (…) Haben sie mich gar nicht gequält ja
R: Ja
P: (…)
R: Und da haben wir noch * öh
P: Das Gespräch (…) erlöst ein bißchen
R: Ja
P: (was heißt erlöst), ich kann schon sagen erlöst, doch v/ von dem/ von dem, Zwang (innen), von dem Zwang * da/ da wird man gelockert
R: Ja
P: (Der Jürgens da singt Zwänge, der singt) ich habe keine Zwänge mehr oder sowas, oder Udo Jürgens und sowas * ham Sie das schon gehört von dem Lied oder sowas
R: Ja
P: Vom Udo Jürgens? * der singt von Zwängen singt der, von

1,0

R: Ja
P: Von Zwängen singt der
R: Ja
P: (…) solche Zwänge oder sowas
R: Ja
P: Könnte sein, ich weiß da au/ oder * vielleicht, ich weiß nicht
R: Die Stimmen
P: Ja oder über/ ü/ Ü, ja die Stimmen oder sowas, ja
R: Ja
P: Sowas, ja
R: Ja
P: (So) ich weiß auch nicht ja
R: Vielleicht
P: Ja dann können wir, da * dann [SICH RÄUSPERND] weitermachen
R: Nächstes Mal, ja
P: [ZUSTIMMEND] Nhn
R: Ja
P: Schizophrenie (zu tun)
R: Was?
P: Bin ich/ bin ich jetzt ei/eine gescheiterte Existenz daß ich

1,5

hier gelandet bin * oder ah oder bin ich jetzt krank, oder was oder Probleme oder i/ ja, [PLÖTZLICH LAUT UND KLAR] da denk ich immer dran rum
R: Mhm ** aber
P: Hab ichs zu nichts gebracht, kein Geld, kei/ kein Beruf, kein Auto keine Wohnung keine Frau kein Kind kein/, hab i/ i/, wird zu verrückt immer wenn/ wenn ich da dran/ wenn ich da dran/ dran denke * meine Gschu/ Schulkameraden und sowas, und meine * meine Vetter und Brüder und so, die ham/ die s/ s/ , alle verheiratet,

2,0

die ham Familie und, n=guten Job und sowas und/ un/ un/ un/ schönes Auto und schönen Urlaub und so Zeugs aber ** (…) ich hock hier drin und da drüben arbeit ich (…) gesagt * äh meine ganze Vorbildung ist/ ist für die Katz, wieso arbeit ich jetzt und dreh Schräubchen ein (für ne Mark zehn) * ah aber, da sagt mein Bruder am Telefon, ja du kannst wa/ wahrscheinlich, kön/ kön/ kann man man euch, da drin nicht vollwertig einsetzten, draußen * das heißt das kann ich nicht gut * volw/ also vollwertig arbeiten das kann ich nicht hab ich gesagt * d/ d/ das stimmt, des/ d/ des/

2,5

vollwertig arbeiten (...) kann ich nicht * nicht mehr vielleicht oder noch nicht, ich weiß nicht * aber ich hab gedacht, meine ganze Vorbildung ist für die Katz * was soll das? ich * ja ich dreh da drüben Schräubchen rein und so Zeugs und ** na ja
R: Ja, aber des/ des äh finde ich jetzt wichtig wenn Sie so * äh das öh * bevor ich das Band

TONSTÖRUNG

3,0

R: das waren * wie haben Sie das jetzt ausgerückt mit der Melina Mercouri noch mal? Verliebt in sie?
P: Ja

TONSTÖRUNG

R: Ja

TONSTÖRUNG, 3,1–3,3

P: (...) genau/ genauso die Monroe, genauso die B.B.
R: Mhm
P: Oder irgend sowas
R: Mhm Mhm
P: Des=isch
R: Mhm ja, aber des
P: Alles Frauen die man nicht haben kann, des isch mir klar, die

3,5

kann ich nicht haben de=sch mir klar aber
R: Ja
P: Ah des isch, wo ich/ wo/ wo ich/ wo ich gelesen hab, äh die Monroe macht Selbstmord oder was * hat Selbstmord gemacht, des war doch (nur ein joke) praktisch * genauso der Presley macht Selbstmord und ist auch nur, noch mal ein joke
R: Mhm mhm
P: Und die B.B. die:
R: Mhm
P: [SCHMUNZELND] Die sei nichts mehr [LACHEND], steht in der Zeitung und so [LACHT]
R: Ja ja
P: Und da gedacht (…) B.B. die ist/ die ist klasse Frau und sowas ist gut, aber ich weiß/ kann man nicht sagen
R: Mhm
P: Kann man nicht sagen aber so (…)
R: Ja ja

TONSTÖRUNG

4,0

R: Weil Sie so

Gespräch mit dem Patienten T. am 24.11.1992
Bzeichung der Cassettenseite: 24.11. H. Schluß 24.11 Hr. T. (Seite 1)
Datei Tr2411-a.txt

BEGINN BEI 9,3

R: Wie gehts Ich/

TONSTÖRUNG

P: Heut gehts mir gut
R: Ja?
P: Ja
R: Geh/

TONSTÖRUNG

R: [LACHT] Und, die, Stimmen, sind die
P: He die/ zur Zeit ist nichts
R: Zur Zeit ist nichts?

9,5

P: Nee da ist nichts * (…) i/ ich kann praktisch sagen nichts
R: Nichts?
P: Nee ich kann pra/ ich kann praktisch / * i/ ich kann praktisch sagen nichts *3* zur Zeit, nee ich/
R: Seit wann?
P: Öh jetzt übers Wochenende war nichts und *
R: Aha
P: Übers Wochenende und dann jetzt Montag Dienstag *
R: Nichts, und am Wochenende auch nicht
P: (Da) war nichts nee
R: Toll * dann gehts Ihnen gut
P: Gehts mir gut, ja

10,0

R: [LACHT] Sehr gut
P: Wenn man so/ wenn man so sagen will, gut ja, wenn/ wenn die andern fragen, wie ge/ wie gehts, w/ wenn man die anderen frägt, fragt
R: Ja ja
P: Wie gehts Ihnen, dann sagen die gut
R: Ja
P: [BEREITET EINEN SCHERZ VOR] Ich denk immer wieso sag ich nicht gut, sag ich auch mal gut [LACHT VERHALTEN]
R: PLATZT MIT EINEM LACHEN HERAUS
P: So etwa
R: [LACHT] Genau
P: Hnh
R: LACHT
P: Ja das stimmt
R: LACHT
P: Das stimmt ja, hm öhmh
R: [LACHEND] Ja: * aber ist natürlich immer irgendwas, Kleines ist, was, noch, besser gehen könnte
P: Klar, es ist immer was zu tun ja
R: Also gehts * allen (…)
P: (…)

10,5

Also geht, geht so
R: Hmh hmh
P: Es geht so, ich glaube man kann sagen es geht so
R: Ja. Höja
P: Ja
R: Ja und äh, nachdem ich letzten Dienstag äh * weg war, ich glaub da hatten Sie auch nicht so viele * Stimmen, an/ am Morgen glaube ich hatten Sie:
P: Mont/ hatte ich
R: Ja, an dem Dienstag hatten Sie morgens, und dann
P: Das kann sein, ja ja d/ de /des ist möglich ja
R: hatten Sie glaube ich nichts so:, oder (…) im Raum oder so *
P: Nee jetzt hör ich nichts mehr, hör ich nichts mehr
R: und/ und so, Mittwoch Donnerstag * Freitag hatten Sie da, auch nichts, oder

11,0

P: Kaum
R: Kaum
P: Mittwoch, i/ das war/ genau weiß ich des nimmer (...)
R: Nee: klar klar
P: aber halt, jetzt das kommt überraschend *
R: Jaja
P: Einmal kommts, einmal kommts nicht
R: Ja
P: Einmal hör ich was, einmal nichts
R: Einmal hören Sie was und dann,
P: einmal wieder nichts
R: wieder nichts
P: Jetzt hör ich zwei Tage nichts, gestern nichts heut nichts, und i/ Sonntag
R: Jaja
P: und Samstag nichts
R: Jaja, jaja
P: Kommt drauf an was ich (tue oder)
R: Ja
P: Wenn jetzt/ wenn Weihnachten kommt und so, ich *3* ich glaub nicht daß die Stimme wieder einsetzt **

11,5

R: Aha, Weihnachten
P: Weihnachten ist Ruhe da ist Stille * und des ist gut für mich, des ist gut für mich
R: Ach
P: äh
R: Weihnachten ist immer still?
P: Eine a/ Weihnachten meine ich da is/ da ist Ruhe da ist Stille
R: Immer?
P: (...) hier drin schon, und draußen a/ * draußen bei mir auch, wars so
R: Ja
P: War auch Ruhe und Stille * was heißt Stille?, aber Ruhe war
R: Ija ja

P: Und halt * da d/ d/ wurde nicht so hin und her geschoben, gezwungen und das und das und das und das, hm * gings mir gut,

12,0

und wenn ich ins Bett ging dann so * wenn ich Kaffee trink dann mittags * wenn ich gutes Essen kriege
R: Mhm
P: (ein) bißchen Musik *
R: Mhm
P: geh ein bißchen raus wenn/ wenn schön Wetter ist und so dann * gehts mir gut des/ s/ so so solls sein
R: Mhm
P: So ist fürn/ für ein normal (…)
R: Mhm
P: Und nicht daß du da drüben arbeiten mußt, ist nicht normal für nen Kranken
R: Ist nicht normal?
P: Für nen Kranken mein ich
R: Mhm
P: Für nen Kranken ist das nicht normal
R: Nicht?
P: Ha ist/
R: [UNTERBRICHT IHN] Warum nicht?
P: Ruhig ists an Weihnachten des ist zuviel Ruh
R: Ach so jaja, klar
P: das mein ich das mein ich

12,5

R: Also jeder Mensch, öh öh:
P: ja
R: braucht auch Urlaub
P: [RÄUSPERT SICH] Ja sicherlich
R: Sie meinen (…), Sie meinen das só
P: Ja des/ so mein ich
R: klar
P: des ja

R: <u>Mhm</u>
P: und des/ des tut mir gut, und dann hör ich nichts praktisch
R: Mhm mhm
P: wenn sie dahin sitzt dann, dann kann ich auch nichts machen
R: Mhm
P: Ich kann das nicht steuern, nicht <u>steuern.</u> <u>Nee</u> das kann ich nicht nee [RÄUSPERT SICH]
R: Mhm mhm
P: Und, ich weiß auch nicht, ich hab immer gesagt das ist jemand, gut aber, die haben, gelacht das ist ä Stimme oder was aber
R: Die haben gelacht?
P: Die an/ die Ärzte und so, die haben *

13,0

ha die ham/ haben das leicht genommen, das ist ne Stimme oder sowas aber
R: Hams leicht genommen?
P: Ah die hams leicht genommen, das ist ne Stimme haben die zu mir gesagt * ich hab gesagt das ist jemand das tut jemand, jemand hört mich und sieht mich * sieht mich nicht aber hört mich
R: Nich/ äh äh Sie, sehen tut niemand
P: Nee sehen <u>tut</u>
R: <u>Sie</u>
P: mich niemand, glaub ich kaum
R: Hn
P: Und was ich gehört hab i/ i/ dich sieht man irgendwie dich sieh/ ich höre dich und sehe dich * und wer das war weiß ich nicht, eine Frauenstimme
R: Eine Frauenstimme
P: Ja war das, ja * ich höre dich und sehe dich und

13,5

bloß/ bloß fünf Mal, vielleicht i/ in fünf Jahren hat sie das, zweimal gesagt und, öfters nicht
R: Öfters nicht
P: Nee aber jetzt ist nichts, das weiß ich auch nicht
R: Und was sagt sie sonst?
P: (...) wat die/ was die sonst sagt?

R: Nee nee, sagt sagt
P: Sagt?, hn ** weiß auch nicht und und und * Bett und so Zeugs, ne Frau, zu mir, vom Bett und (…)
R: Ja ja ja ja
P: Du, du Drecksau, sei ruhig und laß mich in Ruhe, verstehen Sie

14,0

R: Mhm
P: Und so * die/ gut des
R: Des sagen Sie ihr?
P: Ja des war wie/ des war wie, spontane Reaktion, verstehen Sie, das mein ich nicht so
R: Ja
P: Drecksau und la/ und so
R: Ja
P: Das mein ich nicht
R: Jaja
P: Das (war die) spontane Reaktion
R: Sponta/ wahrscheinlich (…)
P: (…) immer wieder angefangen hat
R: Jaja
P: Immer wieder, nee nee (…) und dauernd da/darauf herumgeritten des/ verstehen Sie * (…) meine Ruhe, sonst leg ich Sie um oder s/ s/ so so (…) und solche Sachen. Wie gesagt
R: Also Sie haben gesagt, sonst leg ich ich dich um
P: Ja, jetzt mich in Ruhe
R: Ja klar
P: oder lassen Sie mich in Ruhe
R: mhm
P: sonst,
R: Mhm

14,5

P: sonst knallts
R: Mhm
P: oder irgendwie

R: mhm
P: aber da war niemand verstehen Sie
R: ja ja
P: Des ist ja grad des, und da hab ich gesagt, des ist eine Stimme
R: Mhm
P: Und ich hab gesagt des ist jemand nee nach dem was die gesagt
R: Mhm
P: (die) hat genau gewußt was ich denke * was die (…), das sind
R: Ja
P: Feiglinge
R: hmh
P: da drinnen
R: Jaja
P: Du hast noch nie eine im Bett gehabt und so Zeugs
R: Jaja
P: Und (…)
R: Ach so, hast nie, einen im Bett gehabt
P: Ja, öh i/ i/ ich hätte/ hätte noch nie eine im bett gehabt und so Zeugs
R: Mhm
P: Hat sie gesagt, ja, (und) hat gesagt daß sie bei mir da drin/ ich war da nicht * ich war (…) / du hast noch nie eine im Bett gehabt * du sollst

15,0

die jungen Mädchen, die/ die haben alle noch nicht * und hier drinnen drehts sichs um Mädchen und ich hab gesagt, hier drinnen seien=s nur junge Kerle, und um die Kerle drehts sichs hier drin und nicht um Mädchen, und so Zeugs * U/ und d/ d/ dann wurde ich (…) praktisch, und dann hat sie wieder gesagt, ja ich mach dich narret und die da drin machen dich narret * und so und so und so
R: Sie machen wollte Sie narret ma/

AUFNAHME BRICHT BEI 15,3 AB, BANDENDE

Gespräch mit dem Patienten T. am 24.11.1992 (Fortsetzung)
Bezeichnung der Cassettenseite: 24.11. Hr. T.
Datei: TR2411.1

R: So jetzt * ja/ ja: vielleicht noch kurz, da/ dann müssen Sie zum Arbeitstherapie, wie spät ist es, haben Sie * ich hab
P: nun, es ist
R: nämlich keine Uhr
P: Dreiviertel ist es
R: Auj, dann müssen wir * vielleicht noch ganz zum Schluß, äh ** wo des Band * wo des Signal kam * was ham Sie da gerade jetzt eben gesagt? *3* Daß Sie…
P: Vielleicht können die Ärzte helfen und **
R: ja, genau
P: u:nd
R: Ja die Wissenschaft daß weiter sei dann, oder vom bei/ daß
P: ja
R: die die
P: ja und * nochwas * vielleicht (können Sie ja jetzt) * wenn sie jetzt, wenn Sie jetzt sowéit sind
R: Ja und vom Patienten gelernt haben von den Dosis
P: ja: (wieweit), wieviel
R: Dosiert man oder so
P: Aus=so, aus=so, aus=so * naja, vielleicht (nicht) vom Patienten, aber äh einfach, wie/ wieviel Dosis man man da geben muß und so und was die (…) müssen an die Ärzte * und * mein
R: mhm
P: Blut wird ja dauernd kontrolliert
R: mhm
P: auf die (quillonen) die die
R: mhm
P: Lithium und so **
R: mhm mhm
P: und auf Zucker werd ich dauernd kontrolliert
R: mhm
P: *und Blutdruck und * und und dings und * undund Blutdruck und
R: mhm
P: und Puls und so wird (auch dauernd) kontrolliert und Gewicht und alles *
R: eben, (denk ich doch)

P: andauernd, jeden Monat
R: Ja und des des was ich, vielleicht kann ich zusammenfassen vom letzten äh Gespräch noch seitdem, weil wir so verblieben sind, daß ich vielleicht Ihnen das kurz nochmal sage, was wir *
P: mhm
R: gesprochen haben, das * wo Sie * in Anknüpfung daran, dass die Ärzte vielleicht doch helfen können
P: mhm
R: dass wie sagt mans, jeder hat Probleme * und dann * hab ich auch ein Beispiel gegeben, dass zum Beispiel mir geht es so, dass wenn ich ein Problem hab und ein ganz intensives Problem, dann ist es also * daß einen *
P: ja
R: also so äh * ja: * fast schon hörbar wird, also ich höre keine Stimmen, es es ist nicht so daß äh äh, nicht so weit, aber dann wenn man ein Stück weitergehen würde zum Beispiel * sagten Sie, daß Sie eine Sehnsucht nach äh * schon Mädchen, nach Mädchen oder Frauen gehabt haben **
P: mhm
R: und dann könnte man das doch
P: mhm hab ich, ja
R: äh * also dann ham Sie auch selber gesagt, daß * ja * vielleicht * wenn * Sie einfach Sehnsucht haben * vielleicht kommt so=ne
P: mhm
R: Sehnsucht einfach so, daß man schon fast so=ne Stimme hört und jeder hat halt seine, jeder hat halt so=ne Frauentyp auch und
P: (...) ja
R: vielleicht ist Melina Mercury bißchen äh
P: ja
R: oder Sie sagten Melina
P: ja
R: Mercury, Brigitte Bardot und
P: (Imponierende) Frau, die kann man nicht haben, hab ich gesagt *und Sophia Loren und (...) und Senta
R: jaja und die kann man nicht haben, jaja eben
P: Berger * und Elke Sommer und die/ ja, die sind/ die sind
R: Sen/ jaja genau, genau einfach wo
P: einfach an der Leinwand äh äh * im Kino *
R: ja genau, ja ja ja
P: da seh ich sie an

R: eben
P: oder in (einer) Illustrierten.
R: Eben, eben aber ich meine
P: Aber die die will ich ja gar nicht, die kann ich nicht haben, des des ist mir klar
R: Des ist klar, aber vielleicht verkörpern die Ihnen etwas, was so * äh was sie auch mögen, vielleicht gibt's auch andere Schauspieler, die sie gar nicht mögen, also mir geht es so, ich sage das aus/ nicht um sie zu belehren, überhaupt nicht, weil des des/ da hab ich keine Ahnung, aber * mir geht es auf jedenfall so, daß so bestimmte Schauspieler mag ich und
P: ja und
R: bestimmte nicht, und dann die Filme zum Beispiel guck ich eher andere gar nicht, (…) ich auch und * ja, und dann den ich mir * (ob das nun) (ja), wenn ich
P: so gehts mir auch
R: alleine bin und so, dann krieg ich plötzlich Sehnsucht * und das ist eigentlich des ist verständlich und vielleicht eben so=ne Hew/ so so=ne…
P: (…) kommt auf einmal dann * dann kommt auf einmal die Stimme, das kann sein * aber ich/ die lassen den Fernseher dauernd laufen, morgens, mittags, abends al/ und wenns wenn ich wenn ich wenn ich genug/ ich würde ausschalten, aber da muß ich gehen, dann gehe ich raus. Äh * alles will ich nicht sehen,
R: ja
P: alles / * äh den den größten Mist will ich auch nicht sehen * *
R: ne:
P: ah, was die alles bringen, ja das/ manches ist gut,
R: ne ne
P: manches ist schlecht, manches ist mittelmäßig * das was mir
R: ja ja
P: gefällt, schau=ich an.
R: ja aber so geht, aber so geht es mir auch
P: ja, isch klar, sicher*
R: Des ist also
P: Geht mir ja auch, jaja
R: ja, und damit muß man halt umgehen *
P: klar
R: oder wenn man *
P: ja

R: irgendwie so eine Sehnsucht hat da/ gu/ gut, weil si/ ich sage das deshalb, weil wir so verblieben sind, daß ich Sie erinnern kann * jetzt * weil Sie letztes Mal darüber sprachen, daß Sie *
P: mhm mhm
R: äh das dachten, äh daß *
P: mhm
R: in einem bestimmten Alter, wenn man so bestimmte Erfahrungen noch nicht gehabt hat, dann ist es zu spät
P: mhm
R: oder so,
P: mhm
R: daß hatten Sie irgendwie gesagt
P: Hab ich gesagt, ja, hab ich gesagt.
R: und ja
P: Hab ich gesagt, ja, hab ich gesagt,
R: jaja
P: ja, hab ich gesagt
R: und haben dann so sowas dann in die Richtung gedacht, gell?
P: Hab ich, ja hab ich gesagt, ja das stimmt
R: Und, und da haben wir darüber gesprochen, daß da so=ne Sehnsucht kommen könnte
P: Genau, das stimmt, ja
R: Und das könnte dann vielleicht, ich wéiß nicht, das das müssen Sie selber * natürlich
P: Doch, des stimmt schon, des stimmt, ja* Die Sehnsucht, die die hab ich auch gehabt, natürlich * wenn ich zu Hause im Bett lag und einsam war und * niemand war da oder irgendwie oder ** allein in der Wohnung und so * und ** oder allein spazieren laufen und so und des des mag ich nicht, allein zu sein mag ich nicht, ich möchte Gesellschaft, brauch ich * ich brauch Gesellschaft ** Oder ich brauch ich brauch eine Freundin und so
R: (…)
P: was, des brauch ich auch * und * ich * such mir eine, wenn ich raus komm und auch hier drin ei/ schon eine, von den Patienten, isch auch egal, ich mein, die sind, die sind zwar nichts da, die Patientinnen, nicht alle, gut, aber die meisten, womöglich gut aber, so zum zum zu/ daß man nicht alleine isch.

TONAUFNAHMEN ENDE, PATIENT MUSSTE IN DIE ARBEITSTHERAPIE

Gespräch mit dem Patienten T. am 1.12.1992
Bezeichnung der Cassettenseite: T. 01.12. (Seite 1)
Datei Tr0112.txt

P: (…)
R: Eben * das * das könnt ich mal * das ist sinnvoll * aber an und für sich, die Batterien kriegt man überall * die müßten gehen ** ja ja
P: Ja ja ja
R: Dann guck ich mal, warten Sie mal, äh, wenn Sie Sekunde/ vielleicht gehts noch, also dann guck/

TONSTÖRUNG

R: So jetzt, machen wir weiter

TONSTÖRUNG

0,5

R: Ja aber dann äh äh

TONSTÖRUNG

R: (…) jetzt äh äh gesprochen, erinnern Sie sich
P: (…)

TONSTÖRUNG

P: Und jetzt könnte/ kann nicht sein daß d/ die das hört und ich das nur höre, weil * wenn die das hört ich (…) wenn die das hört * dann sagt man zu dir, Sie hören Stimmen * würde man sagen ** w/ wenn die das auf einmal im Ohr hat verstehen Sie wenn sie irgendwo ist oder irgendso=m Haus oder isch/ oder draußen (…) kann nicht

1,0

sein

TONSTÖRUNG

1,5

P: Ja sowas, so kommt mers vor ** und des Geräusch ist/ ist im Raum, ist im Be/ ist im Raum drin * egal in welchen Raum ich geh * Grundstille ist nie, wenn ich jetzt mit Ihnen rede ist keine Stimme und nichts ** jetzt ist sie weg ** jetzt hör ich nur noch [AHMT RAUSCHEN NACH] öh sch sss * bloß noch das da * wie w/ wie we/ wie wenn ein (Strahl) Wasser läuft oder so * ist da aber nichts da und
R: Wie Was/ wie wenn Wasser läuft
P: Wie=n Strahl Wasser läuft, ja * nur schlimmer, [BESTIMMT] durchdringender

2,0

*durchdringender noch
R: Durchdringender
P: Ja, durchdringender * ich weiß nicht was das ist, das weiß ich nicht ** das (können aber)/ * die Dusch sein vielleicht, die Dusche oder sowas weil ich öh öh, von der Dusch (...) vieleicht (...) hatte keine Angst vor der Dusche aber, ich bin mal da unten in den Bach reingesprungen im/ im (...)
R: (...) reingesprungen
P: Im Bach reingesprungen, in die [UNVERSTÄNDLICHER FLUSSNAME] (...) bin ich wieder raus und dann haben (sie mich) unter die Dusche gesteckt wo ich rauf bin **

2,5

(...) da war ich noch irgendwie * da war ich noch ganz gut beieinander, das war nachher schlimm * da wußte ich äh
R: War schlimm
P: (...) alte Leute gehabt, und Altenstation, und Scheiß und des und des und des und/ und d/ da hab ich immer gedacht, des ist die Irrenanstalt, es war eine furchtbare/ ** da in dem Garten dahinten, wie man zum Hauptgebäude aus * äh äh äh, am Dom,

3,0

wo der Omnibus hält, wenn man da ** rechts reingeht, l/ ** rechts reingeht, in die Garten, des isch der Garten, da sind wir immer im Sommer * mit den Pflegern raus zwei Stunden mittags wenn die Sonne geschienen hat im Sommer * und da hab ichs/ bin ich mal in den Bach reingesprungen, ein- oder zweimal, und so Zeugs hab ich gemacht * ich hab Selbstmordgedanken gehabt und hab gesagt (…) hab ich gehört Ecki Ecki Ecki, das ist ein Schu/ Schulkamerad von mir, Ecki Ecki, der wird fertiggemacht und so Zeugs
R: Fertiggemacht
P: Fertiggemacht, genau ja, fertiggemacht (…) Ecki Ecki, R.

3,5

R., das ist mein Bruder son Zeugs hab ich gehört (…) fertig (…) macht selbst oder son Zeugs ja unmöglich ** (…) das [VIEL LEISER] mag Schizophrenie sein, ich weiß auch nicht
R: Wissen Sie nicht
P: Ne: ich weiß es nicht

TONSTÖRUNG

4,0

R: (…) jetzt zusammen * das sind also äh * die Stimmen quälen Sie und Sie hören die überall, aber nicht immer (…)
P: Nicht immer, ja, überall
R: Ja
P: und nicht immer, so ist es
R: Und so in Form von Zischen und/ und öh:, dann kommt so ne richtige Stimme
P: Mhm
R: Und * als ob es Sie quälen würde
P: (…) gequält von irgend jemand/ und der/ am Essen hör ich äh pfui Teufel, wenn es Essen gibt, das hör ich, genau dasselbe * äh pfui Teufel, wenn es Essen gibt, das hör ich, genau dasselbe * äh pfui Teufel, das ist jemand (…) (das ist keine) Stimme innerlich

4,5

von mir * da fragen sie mich, hats geschmeckt, sag ich ja:, das dürft's d/ d/ kann doch nicht von m i r kommen * das ist wis/ w/ wie mir das geschmeckt hat, dann sag ich doch (...) nein pfui Teufel äh in mir drin ist * wenn ich denke, äh pfui Teufel das schmeckt nicht, dann sag ich doch hat nicht geschmeckt * sag ich doch nein und a * äh pfui Teufel, das hör ich zum Beispiel, jetzt nimmer aber manchmal * manchmal hör ich, ja ** und so Zeugs ja alles/ alles so Zeugs hör ich

5,0

R: Das hören Sie
P: Ja das höre ich, das höre ich, ja das höre ich * das höre ich, Hören, ja von draußen (...) dieses Zischen da und * (...) und so weiter * ich weiß auch nicht, ich weiß es nicht
R: Sie/
P: (...) und so, das hör ich auch und * was tu ich/ was tust du eigentlich hier drin, die haben gesagt, du hast doch Abitur * du

5,5

bist doch gescheit, was willst denn du hier drin und so Scheißdreck * und da hab ich gesagt, ach da leckt mich doch am Arsch mit eurem Scheißdreck, jetzt mnach ich überhaupt nichts mehr, verstehen Sie * und so Zeugs halt und/ ** so=n so=n, du hast doch keine gehabt und so
R: Was tust du hier, du hast keine gehabt
P: Nee, es das sagt/ die Stimme sagt (...) weißt du noch, wenn ich (...) geworden bin und hab/ hab angefangen zu schreien oder wild

6,0

zu/ wild zu gebärden oder sowas, dann haben die gesagt weil du noch/ haben mich gefragt irgendwas, hab mich gefragt oder die gefragt * weil noch nie eine hattest * das war (...) das war (...) was die Frau gesagt hat * weil du noch nie eine hattest (...) und dir geht es genau wie dem (Alain Delon) und du wolltest dich umbringen und s o Zeugs * (...) wahrscheinlich, ich weiß es nicht * und so Zeugs ich * wie kann man denn des machen daß, daß

6,5

ich ich * in einem kleinen Dorf ...Zeug höre ** das/ das sind doch keine Stimmen, das ist/ ist (...) * vom Jenseits von Gott von Jesus und Teu/ vom Teufel von * von Pharisäern von/ von Islam und des/ des/ des sind Stimmen, meiner Meinung nach * und von Toten, vom Jenseits und so

7,0

(...) / gibt's doch gar nicht was ich höre * wie kann man denn in so einem kleinen Dorf in Süddeutschland das machen, das frag ich mich * über über weit/ über über Entfernungen von von Kilomet/ von hunderten von Kilometern hinweg, über tausende sogar *3* wenn das tatsächlich so ist aber/ ich nehm das stark an, denn das kann ja nicht sein, das äh äh äh ich hab äh so Zeugs noch nie gedacht *
R: Nie gedacht
P: (...) klar hab ich gedacht, aber nie *nie (innerhalb) daß/ daß daß einmal kommen würde krankhaft bei mir, oder was * oder sowas

7,5

Ähnliches wie/
R: Haben Sie noch nie gedacht
P: Doch geda/ aber daß das/ daß das mir/ bei mir mal krankhaft werden würde oder / wenn die sagen/ die sagen nicht krankhaft aber ich muß (...) krankhaft aber

TONSTÖRUNG BIS 7,9

R: Da wo es zum erstenmal kam oder so ** nichts dabei gedacht

TONSTÖRUNG

8,0

R: Seit wann denken Sie denn jetzt, danach * der, drüber nach
P: (...) weil du noch nie eine hattest ** das/ das (...) daß ich mit einer schlafen muß
R: Seitdem denken Sie ob=s denn

P: Ja, ja (…) hab ich gedacht, ja: aber * aber daß/ daß/ daß bei mir * daß das eine sagt zu mir, daß wenn du noch nie eine hattest,

8,5

das regt mich auf bis zum Verrecken verstehen Sie
R: Das regt Sie auf
P: Ja und äh äh äh
R: Warum
P: Ha weil, weil sie/ weil ich sie äh, andauernd denke, das kann nicht sein, ich hab doch auch schon eine gehabt oder sowas
R: [ZÖGERLICH] Ach so
P: Ja
R: Das ist der Punkt wo sie dann denken daß Sie/ vielleicht stimmt die Stimme doch nicht, also ich (fasse) jetzt ein bißchen zusammen weil ich

TONSTÖRUNG

äh, ich faß deshalb zusammen um sicher zu sein, daß ich

TONSTÖRUNG

9,0

P: Ja
R: Also Sie haben nie eigentlich

TONSTÖRUNG

R: Sie haben nie eigentlich daran gedacht, oder daran gezweifelt, daß daß die Stimmen wahr sind, also Sie
P: Doch, da habe ich daran (gezweifelt)

TONSTÖRUNG

P: Immer, jetzt zweifle

TONSTÖRUNG 9,3–9,7

P: Glauben, an mich selber und sowas, aber ich <u>weiß au/</u>
R: <u>An Ihnen</u>

TONSTÖRUNG

R: glauben Sie
P: An mich selber
R: Und wie glauben Sie an sich selber, wie wie ** meinen Sie das
P: Ob ich an mich selber glaube, das/ das ist * daß ich keine

10,0

Stimmen höre und daß ich nicht schizophren bin
R: Mhm

TONSTÖRUNG

P: Daß ich Stimmen höre, das könnt sein aber **

TONSTÖRUNG

P: Das glaub ich nicht ** nee das glaub ich ni/

TONSTÖRUNG

R: Äh, warum glauben Sie nicht dran * ist es dann irgendwie, einfach schon, Begriff, nhn der dann ganz schlimm ist
P: Ja ist es ist es, so ist es, genau, nhn
R: Und weil der Begriff so schlimm ist, dann, dann

10,5

P: Schieb ichs wieder weg
R: Schieben Sie es <u>weg</u>, ja
P: <u>Nhn</u>
R: Kann man das so sagen, habe ich das <u>richtig verstanden</u>
P: <u>(...)</u>
R: Ja

P: Im Lexikon hab ich früher (…) * im Meyers/ Meyers Konversationslexikon * hab ich früher geschaut, wo ich noch zur Schule ging und 16 18 war * und Schizophrenie (…) ist eine unheilbare Geisteskrankheit
R: Ja damals, im/ äh da wo Meyers Konversationslexikon gemacht wurde, wars vielleicht (unheilbar)

TONSTÖRUNG

11,0

R: glaube die heuti/

TONSTÖRUNG

R: hat sich auch verändert und ** da:

TONSTÖRUNG

P: Die Stimme war gut, der/ der Begriff war Schizophrenie * deshalb wollt ich mich umbringen, unter anderem, und weil ich, kein Mädchen mehr hatte und sowas hab ich gesagt zu denen
R: Haben Sie gesagt zu denen
P: Ja weil ich mich selbst befriedigen mußte, und so Zeugs

11,5

R: Ja
P: Da wollte ich mich umbringen * weil ich noch keine, und da kam es, du hattest noch nie eine ich warne dich, dann kam es * und weil du noch nie eine hattest * und der will sich ja umbringen weil er noch nie eine hatte, das hab ich auch gehört vor meinem Selbstmordversuch, und so Zeugs * hu, und dann hab ich zum Arzt gesagt wieso

TONSTÖRUNG

P: Mein Gott, ist das vielleicht Schizophrenie, und dann hab ich/ da hab ich wieder (…) hab ich nichts mehr * und da hab ich

12,0

gesagt, da hab ich mir selber gesagt das hab ich nicht, das kann nicht sein, ich hab keine Schizophrenie * und da hab ich mich umbringen wollen ** aus Liebeskummer auch noch, und so Zeugs, wegen=ner Frau und so ** die/ die Ärztin sagt, wegen einer Frau bringt man sich doch nicht um und so (…)
R: [LACHT, LACHEND] Umgekehrt auch [LACHT] Nee, das ist also natürlich eine ganz ernste Sache, da gehört das Lachen nicht hin, aber trotzdem, daß
P: Nun

12,5

R: [LACHEND] des/ wenn man des / muß auch humorvoll (…) * ja, äh, kann ich
P: (…)
R: dann noch kurz rückfragen o/ weil äh, i/ ich möchte jetzt nicht irgendwie dann äh * das mir nur so denken, jetzt habe ich Sie so verstanden und vielleicht hab ich Sie doch * falsch verstanden, deshalb möchte ich das einfach so zusammenfassen
P: Mhm

13,0

R: Äh * jetzt * also * Sie äh: * waren doch damals in/ in G., und äh haben da gelegen und haben dann gedacht Sie hören Stimmen aber dann, hinterher
P: Ja ich
R: (…)
P: (…)
R: (…) tatsächlich Leute und Handwerker und Kinder (…)
P: Ach damals zu Hause
R: Genau (…) zu Hause
P: Das stimmt, ja
R: Und dann äh haben Sie gedacht, ja Sie hören Stimmen, sind zum Arzt, und dann äh irgendwie kamm es dann durch verschiedene äh öhm Geschehnisse dann daß Sie dann hierher kamen
P: Mhm

13,5

R: und dann öh, wo es dann hieß, Sie haben Schizophrenie, dann wars ganz aus
P: Dann wars ganz aus, ja
R: Und weil der Begriff halt so=n schlimmen Nachgeschmack hat
P: Mhm, so ist es, ja
R: [INSISTIEREND] Hatte
P: Hatte mal, das kann man sagen, hatte
R: [INSISTIEREND] Hatte
P: Hatte, das kann man sagen, ich glaub
R: Weil Meyers Konversationslexikon, das ist schon bißchen älteres äh:
P: Ja, ich weiß, das ist von neunzehnhu/ neunzehnhundert/ null/
R: Büchlein oder äh Buch
P: null [REDET UNVERSTÄNDLICH WEITER]
R: Ja, aber überlegen Sie mal wieviel die Wissenschaft, äh schon Fortschritte gemacht hat, gell* und * genau * und und äh dann war

14,0

der Begriff so schlimm daß Sie sagten, nee des/ des/ des * also so bin ich nicht und das habe ich nicht, weil ich hab Abitur gemacht und Banklehre gemacht und * äh, das kann nicht sein, und dann in dem Moment wo Sie denn andauernd/ also Sie haben dann doch immer gezweifelt und in dem Moment wo die äh, Stimme sagte * du hast noch nie eine gehabt
P: Mhm
R: Äh, da dachten Sie vielleicht, dies ist doch eine Stimme, vielleicht bin ich doch schizophren, weil eine doch * schon gehabt

14,5

habe
P: Mhm
R: Kann man das so sagen
P: Gehabt hätt/ haben (konnte) * haben sollte
R: A/ ** gut daß ich nachfrage, sehen Sie [LACHT]
P: (…) normalerweise eine gehabt haben sollte * wie kommen die drauf ich hätt noch keine gehabt, die haben mich drüben gefragt ob ich schon hätte, die (Pfleger) mich und die anderen * da/ auf der 9 haben die mich gefragt, hab ich gesagt ** äh * s o wie im Film * und so wie ein Ehepaar noch nie, aber normal/ aber es anders schon, also einfach * Petting und sowas

R: Ja ja genau, ja ja

15,0

P: Also
R: Verstehe
P: Und ** ja ** hab ich immer gedacht, ja * da hab ich zu ihm gesagt, ich bring mich um (...) warum willst dich umbringen, das Leben ist doch schön und so * hab Selbstmordgedanken gehabt, verstehen Sie, hab ich gehabt und (**) (...) hast auf der Welt nichts mehr zu suchen, du hast * das wichtigs/ * das ist/ das ist ne Schande w/ wenn ein Mann von 40 oder 45 Jahren noch nie eine hatte * das ist ne Schande, ne furchtbare

15,5

*und dann hab ich mich umbringen wollen *4* so etwa
R: Und und * jetzt beschäftigen Sie sich auch ständig damit gell
P: No schon ja *mhm* Frauen sind auch hier und so, und da beschäftigt man sich sowieso damit
R: Ja, klar

16,0

P: Ja
R: Ja gehts Ihnen da irgendwie da so ** besser oder * jetzt wo Sie keine Stimmen gehört haben so, Sie haben doch keine

TONSTÖRUNG

P: Besser ja
R: Na ja klar * wenn * niemand da einen irritiert o/

TONSTÖRUNG

R: Ja * ja dann machen wir das nächste Mal wei/

TONSTÖRUNG, AUFNAHME BRICHT AB

Gespräch mit dem Patienten T. am 8.12.1992

16,5

R: [LACHEND] Gut, daß ich das doch probiert habe, gell
P: Tuts wieder
R: Gell, ja ja, jetzt gehts wieder
P: Tuts wieder, ja
R: [LACHEND] Ja, dann machen wir da weiter
P: Ja

TONSTÖRUNG

R: Äh

TONSTÖRUNG

R: Ja * heut ist 8.12., gell, ja ja * ja äh, vielleicht noch kurz,

17,0

erstens wie gehts Ihnen so
P: Gut, heut hör ich nichts, heut gehts mir gut
R: Heut gehts Ihnen gut
P: War schon bei der dings/ bei der Frau xy drüben
R: [LACHEND] Ja * waren Sie schon da ** und und vielleicht können wir kurz noch mal zusammenfassen, was wir letztes MaL; oder die letzten Male
P: Au ** ich weiß eigentlich gar nicht mehr * was war denn des ** jetzt hab ich mit der Frau xy e Stund geschwätzt über alles Mögliche
R: Ja LACHT
P: Ja, das ist wirklich wahr (…) wissen Sie was (…)

17,5

R: Ja * ich glaub, öh ** über die Stimmen auf jeden Fall * haben
P: über
R: wir
P: Stimmen

R: Ja
P: Ja darüber haben wir gesprochen, das stimmt
R: Ja * und dann äh: *3* was wir über die Stimmen gesprochen haben
P: [VOR SICH HIN MURMELND] Was wir über die Stimmen gesprochen haben
R: Ja daß es im Haus, öhm
P: Ach des Geräusch da, des g=hört zum Haus und sowas
R: Genau, darüber haben wir gesprochen
P: Darüber haben wir gesprochen, ja
R: Ja
P: Ja

18,0

R: Und dann noch * öh *4* warten Sie mal, ja, daß/ daß es/ ja:, dann äh über Melina Mercouri
P: Melina Mercouri haben wir auch gesprochen
R: Und Alain Delon
P: Alain Delon au/
R: Und das mit dem Verrecken
P: Öh * verrecken
R: Ja
P: Also was war das * daß mein Vater mich hier ** daß ich hier verrecken will oder nee, öh, öh, öh
R: Ihr Vater
P: Ich hab gesagt, warum läßt du mich hier verrecken, in der Klinik oder sowas ** aber * haben wir über das gesprochen?, nee ich glaub nicht über das * ich weiß nicht genau

18,5

R: Nee * nee, das wäre was Neues * nee (…)
P: Mein Vater ist tot ** (…) * das hab ich mal gesagt, warum läßt du mich hier verrecken, (…), auf der 9 oder sowas
R: Ihr Vater
P: Warum nimmst mich nicht mehr nach Hause und sowas * das hab ich mal gesagt
R: Ah

P: Ja
R: Das haben sie gesagt
P: Ja das (…) * zu Ihm nicht, zu ihm nicht, zu den anderen da oben * droben im/ im alten Gebäude unten, wo=s äh/ in der alten

19,0

Station damals
R: Damals
P: Damals, ja da hab ich gesagt, aber ** (…) der hat die/ meine Eltern waren so alt, die konnten mich nicht mehr versorgen, verstehen Sie
R: Konnten Sie nicht/
P: Konnten mich nicht mehr versorgen, ich konnte nicht mehr nach Hause, jetzt geh ich in ne Wohngemeinschaft, hab ich heut morgen mit der Frau xy darüber gesprochen
R: Mit der Frau xy, ja

19,5

P: (…) mal sehen * mal sehen, ich weiß auch nicht
R: In eine Wohngemeinschaft
P: Wohngemeinschaft
R: Mhm *4* ja noch um zurückzukommen * ähm nee, das mit dem Verrecken war, daß/ daß die Stimme, äh, Ihn/ gesagt (…)
P SPRICHT PERMANENT UNERSTÄNDLICH DAZWISCHEN
R: Ja * daß die Stimme Ihnen gesagt hat, daß/ daß äh * paß auf, sie quälen
P: Ach damals
R: Ja, damals
P: Die ha/ die haben mich solange gequält bis * bis ich es getan

20,0

habe
R: Ja
P: Oder sowas
R: Ja * des war das eine und das andere war * äh daß/ daß äh, weil äh, er noch nie eine gehabt hat
P: Ja, das hab ich ja dauernd gehört

R: Ja
P: Du bist/ das ist der Grund weshalb du hier bist weil du noch nie eine hattest
R: Genau, darüber haben wir gesprochen
P: Haben wir gesprochen, ja (...) weiß auch nicht

20,5

15 mehr ** viel mehr
R: Ja und über die Melina Mercouri
P: Über die Melina Mercouri ja, aber * daß sie gesagt/ daß die sagt
3 ich hab gesagt ** ich hab mir gedacht ** da * da* ich hör was von der Melina Mercouri und da ist niemand, verstehen Sie ** und

21,0

ist überhaupt niemand und/ * s=kann nicht sein und sowas
R: Ja
P: Ich glaub/ das glaub ich alles gar nicht was ich da hör, ich glaub des nicht * (...) ist alles Quatsch ** (...) ist alles Quatsch * das hat die gesagt, ist alles Quatsch, des gibts/ * des stimmt nicht, des/ des weiß ich genau, des stimmt ni/ so realistisch bin ich * (...) Quatsch, ich kann nicht einen Vogel haben wegen der * oder sowas, das hat doch keinen Wert * ich bin doch kein zweiter Alain Delon und kein zweiter Armin

21,5

Hari * und kein/ kein zweiter/ * und liebe die Rose Mittermeier und die Melina Mercouri * und so weiter * und lie/ liebe diese/ diese (...) die sehe ich (...) gern in Film, und mag sie auch gern, gut des/ des * kann sein aber das * aber ** wenn ich die deswegen liebe oder heirate oder * ins Bett wollte oder ** (...) das will jeder, (wenn er sie auf der Leinwand sieht) will jeder mit der ins Bett, das ist klar aber ** ab/ so realistisch bin ich

22,0

das ist alles Quatsch
R: Alles Quatsch

P: Das glaub ich/ das glaub i/ das glaub ich nicht, das=s Scheiß * daß, die zu mir gesagt hat, das glaub ich nicht
R: Was die, äh, Stimme gesagt hat
P: Das glaub ich nicht, das glaub ich nicht
R: Das glauben Sie nicht
P: [IMMER LEISER WERDEND] Das glaub ich nicht, nee, das glaub ich nicht * glaub ich nicht *nee ** mhm

HINTERGRUNDRAUSCHEN MIT STIMMENGEWIRR

R: Ja und da vielleicht in Anknüpfung daran, haben Sie gesagt daß/

22,5

vielleicht sind Sie sind Sie den Ärzten eines Tages auch noch dankbar, daß/ daß daß
P: Ah das hab ich auch gesagt, ja, d/ daß/ daß sie * daß sie mir die Medikamente geben oder was oder daß sie/
R: Ja
P: daß sie mich
R: ja
P: behandelt haben
R: Ja
P: Wenn ich/ wenn ich tatsächlich heilbar krank bin
R: Ja
P: dann bin ich Ihnen dankbar daß sie mich geheilt haben ** wenn ich unheilbar krank bin dann * kann ich nichts mehr (…) Schuld ihnen nicht geben ** also * der Dings sagt immer das sind Schweine und d/ die sind/ d/ d/ sind * schuldig und so, das ist Quatsch is/

23,0

*wenn ich unheilbar krank bin kann ich den Ärzten die Schuld nicht geben daß ich nicht mehr gesund werde * aber wenn ich heilbar krank bin kann ich wieder/ bin ich ihnen dankbar daß sie mich geheilt haben, wenns so weit kommt, das weiß ich nicht, wenns so weit kommt
R: Mhm
P: Ja

R: (...) aber die Stimmen die haben * äh jetzt, haben Sie keine Stimmen gehört
P: Nee jetzt hab i nichts, jetzt=is überhaupt nichts, drüben bei der Frau xy, s=isch klar, es ist *3* hör ich keine Stimmen mehr [ATMET SCHWER DURCH] *3* weiß ich auch nicht was ich machen soll ** nach R... will ich

23,5

vielleicht
R: Wie
P: Nach R... will ich vielleicht, nach R... will ich vielleicht
R: Ja
P: Vielleicht in ne Wohngemeinschaft, Wohngruppe ode sowas * wann weiß ich noch nicht, nächstes Jahr * im äh, Mai äh Oktober äh [SICH KORRIGIE-REND] Mai äh August oder Juni oder sowas *4* ich will/ ich will mal raus hier und sehen wie des ist *4* d/ hat eigentlich den Anstoß gegeben da drüben * der ** der A:, denn kennen Sie nicht nee

24,0

R: Nee
P: (...) mit mir darüber geredet, d/ drei vier Mal, und dann haben sie gesagt ich soll doch versuchen daß' ich weg komm * wie gesagt, ich geh mal nach R... in ne Wohngemeinschaft * kann/ wenn ich=s gesundheitlich kann
R: Die kleine Frau, die *d/

TONSTÖRUNG 24,2–24,4

P: Den Anschluß hab ich nicht * der A.

TONSTÖRUNG

R: Ach so
P: Mit dem hab ich drei vier Ma/

TONSTÖRUNG 24,5–24,9

R: Weiter * eigentlich

25,0

P: Äh ich bin weiter
R: Wenn Sie so
P: Ah die Stimmen die Stimmen, ja, das stimmt, ja
R: Und wenn sie des dann so * eine * äh

TONSTÖRUNG

Wohngemeinschaft finden * dann ist es sicherlich gut
P: Mhm, ist gut ja
R: Und dann lassen die Stimmen Sie

TONSTÖRUNG

R: wenn Sie jetzt

TONSTÖRUNG 25,3–25,6

R: ist doch jetzt also * kann man auch ganz nett Weihnachten verbringen, wenn es vielleicht so/ jetzt so Ihnen besser geht oder so
P: MURMELT DAZWISCHEN
R: Ich kann mir vorstellen wenn die Sie ständig plagen, dann ist es nicht so
P: Nicht so das Wahre
R: [LACHT] Nee
P: Ja so
R: Aber können wir dann so machen daß ich äh ** ich komm dann am/

26,0

ich glaub am/ das ist der 15.
P: Ja
R: Januar, am Dienstag
P: Mhm
R: Und dann äh ** komm ich zu Ihnen, und äh * dann können wir nochmal bißchen miteinander reden
P: Ja bißchen
R: Wenn Sie nichts dagegen haben

P: Nö nö, wir haben bis jetzt geredet, da red ich auch weiter
R: [LACHT] Gell
P: MURMELT
R: [LACHEND] Ja dann darf ich ein schönes Fest Ihnen wünschen
P: MURMELT
R: [LACHT, LACHEND] Ade dann, ja

AUFNAHME BRICHT AB BEI 26,5

Gespräch mit dem Patienten T. am 12.1.1993
Bezeichnung der Cassettenseite: T. 12.1. (Seite 1)
Datei Tr1201-a.txt

R: So, also * das Gespräch mit Herrn T. am * 10.1.93 nee 12.1.92 ja, ja ich fragte * äh

TONSTÖRUNG, 0,2–5,1

P: Daß ich nicht mit der schla, da ist doch keine Sau * wo/ wo ist denn da jemand, das geht doch gar nicht * ich höre doch niemand, ich hör was, was soll ich denn machen * ich höre/ hab keine Adresse keine/ kein/ überhaupt nichts, was soll ich denn da machen * und da hab ich gesagt, wenn Sie/ wenn Sie jetzt nicht aufhören leg ich Sie um * leg ich Sie um oder/ oder Sie/ oder ich lasse Sie verrecken wie die Monroe * wenn Sie jetzt nicht aufhören mit dem

5,5

Scheißdreck * so hat mich das genervt, entnervt verstehen Sie
R: Also dass Sie würden
P: Als/ des tu ich nicht aber
R: Ja Sie nicht, ich verstehe wie Sie das meinen, also Sie/ dadurch daß Sie Stimme
P: Wenn sie jetzt nicht aufhören, leg ich sie um oder ich / ich lasse sie verrecken wie die Monroe * dann gehts ihnen genauso, dann verrecken sie halt, aber ich (kann) ihnen nicht helfen, bei meinem Selbstmordversuch hat mir auch niemand geholfen *3* da hab ich zur Schwester drüben gesagt, bitte D. hilf mir, ich soll

6,0

Selbstmord machen * ich soll Selbstmord machen, hat sie gesagt

TONSTÖRUNG, 6,1–7,3

P: Ist das klar

TONSTÖRUNG

R: Daß das jemand war
P: Ja das war jemand * diese Sti/

TONSTÖRUNG

P: Und wie/ wie die des gemacht haben, das hat sie mir nicht

7,5

verraten wie sie das macht * wie ich sie höre (...) hat sie mir nicht verraten
R: Hat sie nicht verraten
P: Nee das hat sie mir nicht verraten ** das könnt ein Computer sein, das könnt en/ en/ en Roboter sein, das könnt ein Sputnik sein das könnt alles sein, oder auch nichts * (...) nichts nichts, nee das nicht aber, des kann alles sein, wie/ wie sie das machen

TONSTÖRUNG

Die können doch alles Mögliche machen ** und so des, das hab ich

8,0

gehört, na hab ich gesagt, was soll der Scheiß * ich mein, ich sitz hier drin ich *5* ich soll mit der schlafen ich soll ** da red doch kein Mensch, da ist doch/ das=is alles/ ist ja alles Quatsch ** und ich hätt noch nie eine gehabt und da denk/ da hab ich gedacht, na * da drüben hab ich gesagt, laß mich in Ruh was willst du bei mir du (...), du hast doch genug andere, du hast doch alle * du hast doch ganz Europa und Amerika * so=n Filmstar wie die Mercouri, oder so=n Gesangstar * ein Filmstar * (...)

TONSTÖRUNG

8,5

P: was will die von mir * hei, was soll denn/ weiß ich nicht * bin ich der Richtige, das glaub ich kaum, ich nicht
R: Mhm

TONSTÖRUNG

R: Und und äh:

TONSTÖRUNG

R: Schleierhaft
P: Ja, also es ist/ is/ schleierhaft, wissen Sie was das heißt
R: Ja ja ja ja schleierhaft heißt, daß man das nicht weiß was da

9,0

eigentlich läuft, ja, das ist wie Schleier vor den Augen ja ja ja
P: gell
R: Ja so
P: Des/ so meinen ja
R: Ja, deshalb sagt man schleierhaft, wie Schleier vor den Augen
P: REDET UNVERSTÄNDLICH ZUR GLEICHEN ZEIT
R: Ja mhm mhm mhm
P: Unverständlich, sagen wir so,
R: Mhm
P: das ist mir unverständlich
R: mhm mhm
P: Na ja
R: Mhm mhm mhm
P: (…) die die die Dings * der xy hat gesagt, wenn beim Dings/
Beim

TONSTÖRUNG

9,5

Vielleicht haben die Ferien, die Stimmen * da hab ich lachen müssen, gut aber
R: [LACHT, LACHEND] Hat der xy gesagt
P: Ja ja, des
R: LACHT
P: SPRICHT WEITER, IST ABER WEGEN DES GELÄCHTERS NICHT
MEHR ZU VERSTEHEN

P: oder Urlaub oder was
R: [GELÄCHTER, BERUHIGT SICH] Ja ja

10,0

P: Und so Zeugs, ich weiß nicht, ich weiß nicht i/ ich weiß nicht, [MIT FESTER, VERSTÄNDLICHER STIMME] wollt nochmal was sagen, jetzt ist es mir aber entfallen ** i/ was ab ich * Moment *8* [WIRD WIEDER SEHR LEISE] ich weiß nicht, ich weiß/ ich weiß nimmer, vielleicht s=nächst Mal wieder * (...) [KAUM VERNEHMLICH] ich kann ja nicht überlegen, ich weiß ja nicht was es ist *3* ich/ mein Gedächtnis/ ist alles * äh äh ich überleg * (...) überleg

10,5

R: Ja * aber des/ des * wenn man des ein bißchen trainiert und übt und so des/ des

TONSTÖRUNG

bißchen dann ** ja ja * aber Sie haben * vielleicht krieg ich das nochmal, Sie * äh S/ ** Sie sagten etwas von dem FBI
P: Mhm
R: Daß das äh

TONSTÖRUNG, 10,9–11,1

R: Daß das da drinnen * ist normal
P: Und * wenn ich ** Pech/ nicht wenn ich Pech habe/ wenn * falsch reagiere oder was falsch mache, dann (schlagen die mich halt), oder wenn ich sie beleidigen will, dann schlagen die mich halb tot hier drin * dann hab ich mir gedacht, wenn das Feiglinge sind, dann schlagen die einen nicht halb tot sondern das tut nur ein

11,5

Mutiger * der schlägt zu, aber warum schlägt ein Feiglicng zu, das ist mir schleierhaft * Sie, wann schlägt ein Feigling zu, macht dann, und schlägt den

anderen k.o. * und äh und der andere ist keiner und der auch/ das ist ja der wo nicht zuschlägt ein Feigling, dann bin ja ich einer, wenn/ wenn der mich auch schlägt * und der keiner * also, das ist/ da komm ich nicht mit * hö
R: Also der ist
P: Normal schlagen Feiglinge nicht zu ** sondern ah/ der King der schlägt zu * so ist es normal
R: Der King schlägt zu
P: Der King schlägt zu
R: Der King

12,0

P: De/ und zwar d e n Feigling * man müßte * wenn ich bin, das weiß ich nicht * da müßte ich den zusammenschlagen * ich den Feigling zusammenschlagen wenn das Feiglinge sind * und i/ ja und du/ du bist keiner mehr, das hab ich gehört, dann müßt ich ja auch einer gewesen sein und so Zeugs * und jetzt bist du keiner mehr, seit meine Eltern tot sind, oder, ich weiß nicht, warum weiß ich nicht * ich weiß es nicht
R: Seit Ihre Eltern
P: Das hat sie nicht gesagt, das denk i c h, das denk ich, weil

12,5

R: Sie denken das
P: Weil Eltern mich zu/ zu/ zuviel ** zu/ zuviel verhätschelt haben oder sowas * mit fuffzig noch
R: Was haben Sie mit diesen Eltern
P: Zuviel zu/ zu/ zu sehr gegängelt oder sowas
R: Ihre Eltern haben Sie zuviel gegängelt
P: Die sind zu/ zu/ zu sehr an mir gehangen * und haben mich deshalb verwöhnt zu sehr
R: Ach so
P: Vielleicht war ich deshalb ein Feigling, ich weiß es nicht
R: Ach so
P: Wenn die/ wenn die sagt du bist jetzt keiner mehr, warum, weiß ich nicht * und die anderen sind oder was * komm da nicht mit, ich komm da nicht/ weiß nicht

13,0

R: Und äh * jetzt sag ich einfach einen eigenen Gedanken, <u>also</u>
P: <u>Mhm</u>
R: jetzt so, losgelöst von/ von äh:, von dem daß ich versuche Sie jetzt nur zu verstehen
P: Mhm
R: was Sie sagen, jetzt sage ich Ihnen einfach einen eigenen Gedanken * äh * kann das nicht sein daß/ daß äh irgendwie öh

STARKES NEBENRAUSCHEN UND KNISTERN WIE BEI ALTEN SCHALLPLATTEN

der Mensch hat auch selber innere Stimmen, nicht daß jemand

13,5

anders irgendetwas sagt, sondern der Mensch hat einfach sogenannte innere Stimmen

DAS RAUSCHEN WIRD SO STARK, DASS SICH DAS GESPRÄCH NICHT MEHR VERSTEHEN LÄSST

AB 14,2 NUR NOCH GRUNDRAUSCHEN DES TONBANDS

Gespräch mit dem Patienten T. am 12.1. (Fortsetzung)
Bezeichnung der Cassettenseite 12.1 (Seite 2)
Datei Tr1201-b.txt

R: Ja, wir müssen wir aufhören, das ist äh Gespräch am 12.1.93 Fortsetzung mit Herrn T., ja

TONSTÖRUNG 0,1–0,4

R: seit äh haben Sie die Krankheit Schizophrenie, woran Sie ja

0,5

auch selber nicht glauben, Sie sagen Sie
P: Mhm
R: sind ganz normal ** ja
P: mhm
R: wenn man Öh/ wenn ich mich mit Ihnen unterhalte, Sie unterhalten sich genauso wie jemand anders
P: Mhm mhm
R: Wenn ich da so
P: Mhm mhm
R: Über alles, ja
P: Mhm
R: Deshalb hab ich das Wort nicht jetzt daß es so ist, sondern ich habe einfach, öh * so ein Frage gestellt
P: Mhm
R: Könnte es eventuell sein, daß Sie * äh: ** (...)

1,0

P: [SEHR LEISE] (...)
R: Aber des daß Sie meinen das kann nicht sein, das muß jemand sein
P: Daß ich Schizophrenie habe?
R: Nee
P: Daß/ daß/ daß/ daß die Stimmen da/ das mein ich, das muß jemand sein
R: Mhm

P: Des isch/ des isch/ des is so deutlich und * beschäftig sich mit dene Ärzten, mit mir, mit den Patienten, mit den Therapeuten, mit den Pflegern, mit den Töchtern, daß das einfach/ das einfach äh * das kann nicht sein, W/ d/ d/ des=s so deutlich und klar *

1,5

Alain Delon, Armin Hary * xy, meine/ meine Freundin aus Erfurt, ehemalige Bekannte zum Beispiel * Melina Mercouri * Rosi Mittermayr * und so Zeu/ alles so Zeugs, das sind deu/ d/ a/ a/ deutlichs/ und dann hör ich du sollst die Melina Mercouri vögeln, das hab ich auch gehört * auf einmal ** und des vielleicht vo/vorm Vierteljahr ** und/ und so Zeugs und * ich lasse sie (...) [MÖGLICH: vergewaltigen]

2,0

3 das ist niemand, da ist niemand und die kommt nie im Leben, des d/ d/ do/ so vermessen bin ich nicht das zu glauben verstehen Sie * das ist alles Quatsch dies * wenn der/ wenn da ein Auto vorfährt und da steigt die Mercouri aus und sagt * äh, wir gehen ins Bett im Hotel Post oder äh in Stuttgart oder in München o/ oder bei m i r oder, ist ja alles Quatsch das/ das glaub ich nicht des, äh idiot/ die hat genug andere, was vo/ will die von

2,5

[WIRD IMMER LAUTER] m i r , die hat genug andere hat die, dann hör ich, ich bin der (Natonalheld) und so Scheiß, und so Zeugs, das glaub ich alles nicht, das ist alles Quatsch das ist * weiß nicht * das ist/ das ist jemand, d/ d/ das ist keine Stimme * die Stimme vom Teufel oder vom Herrgott oder vom Jenseits oder vom * oder vom Ku-Klux-Clan oder vom * Islam oder/ das=s die Stimme für mich *3* hör ich aber nicht
R: Ku-Klux-Clan oder Islam oder was oder der Teufel

3,0

P: Ha ja, das ist die Stimme vom/ hör ich aber nicht hör ich aber nicht ** nee
R: Hören Sie nicht
P: Nee

R: Nee äh jetzt vom Herrgott, sagten Sie oder vom Ku-Klux-Clan
P: (...)
R: Von Islam
P: Zum Beispiel zu Beispiel
R: Ja zum Beispiel
P: Das könnten Stimmen sein, wenn äh äh, wenn einem Böses will oder sowas ** auch vom FBI (...) *3* und von der Mercouri und vom Alain Delon, ich/ mir gehts genauso wie=m Alain Delon, ich/ und so

3,5

Zeugs das ist/ i/ i/ ** das kommt von außen des * das macht mich verrückt, des/ die will mich verrückt machen oder irgendetwas ich weiß auch nicht * oder will mich/ will mich * warnen * ich warne dich und so Zeugs isch (...), ich habe nichts getan, ich bin kein Gangster ** was will der FBI von mir, ich bin doch kein Gangster, was will der von mir * mich warnen, ich werde zusammengeschlagen * die: ja:
R: Mhm * ja ich verstehe

4,0

P: Mich hat man damals, mich hat man einmal zusammengeschlagen, da saß ich auf meinen Hocker in der (...)-Stube und hab gesehen, in der Laubsäge * sah ich da (einen) aufgestanden vor mir und der saß neben mir * aufgestanden und der mir voll darein/ voll hier rein * ohne Grund (...) ich sah wie der stand, voll (...) da hab ich was gehört (...) ich soll die Polizei anrufen (...) das hab ich gehört (...) * und das ist (...)

4,5

R: Vorher nie/ war nie was
P: Nee, vorher war nie was
R: Mit dem Menschen * <u>der sie geschlagen hat</u>
P: <u>Die Stimmen die Stimmen</u>
R: [AUFGEREGT] Mit den Stimmen
P: Ja, die (...)
R: Ah deshalb mit den Stimmen damals angefangen

P: (...) (ich bin) vom Hocker runter, dann hab ich gehört, Sie sollen abhauen, Werner, Sie sollen die Polizei anrufen Werner, das hab ich gehört * mehr weiß ich nicht, und seither

5,0

R: Wo Sie geschlagen wurden
P: Ja wo ich geschlagen wurde ja
R: Mhm ** ja, ich verstehe ** aber machen wir nächstes Mal weiter
P: Mhm ja
R: Nächsten Dienstag weiter, sonst
P: Mhm
R: [LACHEND] müssen Sie/ sonst kriegen Sie kein Essen gell
P: Nee, äh ich esse auch oben (...)
R: Ach so ja, jetzt müssen Sie sich vorbereiten fürs Kochen ja klar
P: Nee das muß ich nicht aber/ heut nicht aber äh äh, erst am Donnerstag Freitag Samstag aber, die sind schon fertig mit Kochen wahrscheinlich, die essen schon

5,5

R: Ja al/ äh
P: Ich weiß nicht ob die wirklich
R: Jetzt, machen wir nächsten Dienstag dann weiter

DIE AUFNAHME BRICHT BEI 5,6 AB

Gespräch mit dem Patienten T. am 9.2.1993
Bezeichnung der Cassette T. 9.2 a
Bezeichnung der Datei: TR0902.1

R: So * Gespräch mit Herrn T. am neunten zweiten * so jetzt * stell ich das einfach hin und dann äh machen wir wie gewohnt * dann äh/ kann ich nochmal nach einem Weilchen nochmal probieren *
P: (...)
R: [AUF DIE ÄUSSERUNG VON P BEZOGEN] ja genau.
P: >mhm<
R: Ne: also, was ich so * am * Anfang, wo ich reinkam fragte >des des also< * ä:h * vielleicht ** wie es * Ihnen jetzt so einfach geht
P: Mir
R: Ja.
P: Ha des/ heut ging mirs gut * heut ging mirs gut, über Wochenende auch
R: übers Wochenende auch?
P: Ging mirs gut, ja.
R: Und...
P: (Deswegen * die sagen) alle gut, ich sag auch gut, (ich setze) alle gut, ja
R: Mhm
P: Wenn ich dann wieder arbeiten muß * [SCHERZEND] dann geht mirs nicht mehr gut [LACHT] * aber ** aber sonst so, wie ich beinander bin jetzt grad, geht mirs gut, ja.
R: Jetzt grad
P: Ja * ja
R: Jetzt sind sie
P: Ha (ich) bin nicht fit, aber ich bin nicht, ich bin

1,0

nicht äh voller Tatendrang und fit und und dings aber * wenn jeder we/die wenn man dich fragt da draußen, wie geht's ihnen * sagen sie gu:t ** da denk ich mir, jetzt mußt du auch mal gut sagen
R: Jetzt muß...
P: Ich schwitz=en bißchen von der * Bewegungstherapie noch her, aber (es)/ äh äh der Sport da, der der strengt mich=en bißchen an, verstehen Sie?
R: jaja

P: Und jetzt o/ wenn ich/ wenn ich da* / ob ich jetzt gut/ (das) kann ich vielleicht nächsten Sonntag sagen, es geht mir gut
R: Nächsten Sonntag?
P: Oder jetzt (über)/ wenn ich halt heut mittag schaffen muß ** dann * dann gehts mir nicht mehr gut
R: [LACHEND] Dann geht's Ihnen nicht <u>mehr gut</u>
P: [LACHT] <u>Dann</u> gehts mir nicht mehr gut
R: FÄLLT EIN
P: [LACHT] Achso ** also wenn mans so ausdrückt, ich muß des anders ausdrücken des ist * halt wenn ich/ wenn ich Therapie hab oder so
R: Ja
P: Wenn ich morgends aufsteh ** und nachher/ nach=em Kaffee

2,0

gehts mir einigermaßen gut
R: Nach dem Kaffee
P: Nach=m Kaffee, ja * Und dann muß ich die Therapie/ die Therapie mitmachen ** u:nd * jenachdem was es ist, gehts mir * schlechter oder besser * je nachdem, was ich da mitmachen muß gehts mir entweder schlechter oder besser. Aber heute im sozial/ im sozialen Training * haben wirs Telefonbuch gehabt * Telefonbuchsuche und so Zeugs * d/ da gings mir auch gut. Habe reden können * mit=m (...) und so * frisch von der Leber weg reden können * gehts mir gut und jetzt des Ding bin ich nicht mehr gewohnt die Bewegungstherapie, jetzt schwitz ich ein bißchen und bin bißchen/ bin bißchen müde und so * aber s/ sonst gehts mir auch gut, ja * und die Stimmen sind weg heut
R: Die Stimmen sind
P: Heut wieder weg und gestern auch * <u>ja</u> * man darf des
R: <u>gestern auch</u>
P: nicht sagen, sonst komm=se wieder * des darf ich nicht sagen * ich darf nicht sagen die Stimmen sind weg, sonst kommen =se wieder.
R: Sonst kommen sie wieder?
P: Ja, so etwa ah des, des so*/ wenn ich sage die Stimmen si/

3,0

nächste Woche k/ * [LACHT] wenn wenn i/ wenn i/ dann wenn ich da irgendwie * im Schaff/ beim Schaffen oder so es kann sein die kommen wieder,

aber ich glaub nicht ** aber wenn das Stimmen sind das das kann ich nicht begreifen, ich kann das nicht begreifen, verstehen Sie, das das was die sagt, oder dann/ was die Stimme sagt und so * äh über über normale Menschen, Stars und Sport und Weltmeister und so * daß das mich betreffen soll, das kann ich nicht begreifen, verstehen sie
R: Stars und …
P: Stars * über Filmstars und und über Weltmeister über * über Sprintweltmeister, über über Skiweltmeisterinnen * über [SUCHPROZESSE] über über über Filmstars also Alain Delon Melina Mercu/ und so was, (das) kann ich nicht begreifen
R: Können Sie nicht begreifen.
P: Das kann ich nicht begreifen, [SUCHPROZESSE] das das das was ich was (die) /ich fang damit nichts an * des=sin/ die=sin mir zwar bekannt * ich hab davo/ davon in der Zeitung gehört oder Film gesehen von denen * [VERWASCHEN] od/ oder die im Fernsehen gesehen oder sowas aber *

4,0

wieso wie/ was das diese Stimmen (oder) wo die herkommt oder was das was das fürn Hintergrund hat oder fürn Sinn oder was des ** manchmal ist des sehr wichtig, was Sie sagen
R: Wichtig?
P: Wichtig * ja für mich sehr wichtig, was Sie sagen
R: Für Sie?
P: ja * ge/ gedanklich zum Beispiel für/ (für hier drin (…) von anderen/ von anderen und wieso ist/) ich hab gesagt ich lauf ins offene Messer in der Klinik (und) bei den anderen. (Ai)/ des heißt soviel wie ich la/ ich ich ich ich
R: Ins Messer?
P: ich laufe ins offene Messer * das heißt soviel wie * ich ich ich merk es nicht * ich/ ich schlittre rein verste/ ich schlittere rein (in) irgend=en Unsinn oder (in) irgend* eine eine eine eine eine in irgendetwas was ich nich=wollte oder so
R: Unsinn?
P: Äh Ich schlittere rein und irgend/ich / in irgendetwas ** (ein) Geschäft machen oder * Uhr tauschen oder * da schlitter ich rein und blick das nicht und ich merke garnicht weil, es sind Hunde da, des sind Hunde ziemliche, nicht alle aber es

5,0

hat Lumpen drunter, verstehen Sie?
R: Lumpen?
P: Hats drunter, hats drunter ja * und * also ich ich ich * wenn ich sage ich laufe ins offene Messer * des etwa so, wie [AUSGEDEHNTE SUCHPROZESSE, VERWASCHEN] we/ ich ich (tu) ich ich di/ die die die ich ich/ ich merke es nicht [AUSGEDEHNTE SUCHPROZESSE, VERWASCHEN] und und und und und und und und * mach das was, was ich nicht will oder sowas

5,4 UNTERBRECHUNG DER AUFZEICHNNUNG

R: So da * äh * ins offene Messer?
P: Ha kein Messer natürlich, kein Messer * nur im übertragenen Sinne!
R: Im übertragenen
P: Im übertragenen Sinne sagt man so ich lauf ins offene Messer * also der der * d/ der ist hinterlistig * und
R: Hinterlistig
P: Der der (lei)/ der will was von mir und ist hinterlistig und gemein und * und ist/ ich lauf ins offene Messer * ich * wenn ich/ wenn i/ wenn ich wenn ich wenn i=eine Patientin * wenn ich mich an eine Patientin ranmache oder die sich an mich

6,0

dann komme ich in in Angelegenheiten die ich nicht will * zum Beispiel ich lauf ins offene Messer ich fall auf die rein sag=ma so ** ich/ich (könnte) des wär/ wäre ein Beispiel oder ich fall auf=n Patienten rein, der was von mir will und ich * und ich/ ich bin da nicht drauf vorbereitet und so * (des ist) im übertragenen Sinne gemeint, ich lauf ins offene Messer * nicht ins offene Messer also nicht ins Messer (etwa in) nicht so * aber [SUCHPROZESSE] ich ich ich ich ich fall auf was rein, sag=mer so * nicht unbedingt äh nicht so, aber aber (irgend) wie auf * auf irgendeinen oder irgendeine * fall ich rein und * merk das zu spät oder sowas und komm in=ne Angelegenheit, die/ dies nicht/ die sich verwickeln und so und alles mögliche
R: In Angelegenheiten

P: Äh Angelegenheit, nicht Angelegenheit aber (was sag ich denn) * Dinge undund/ Dinge, die * die ich nicht nicht will unbedingt * nicht [SUCHPROZESSE] die die/ die sind hinterlistig oder sind ich
R: Hinterlistig?
P: Zum Beispiel, also ich * da bin ich nicht drauf

7,0

vorbereitet, verstehen Sie?
R: Nicht vorbereitet?
P: (Da bin ich) nicht drauf vorbereitet, ich fall drauf rein oder ein oder ein
R: Fallen rein?
P: [BESTÄTIGEND] Ich fall drauf rein
R: Sie fallen rein * wenn Sie nicht vorbereitet sind * das
P: Jaja
R: (…)
P: (wie=e alte Auster[1]) ja so zum Beispiel * des könnte sein also * ich
R: Könnte sein
P: Ich hab mir da schon überlegt, da des *3* da ** (das ist alles so (…) auch Schweine drunter, verstehen Sie * da unter denen da [SUCHPROZESS] (…) des weiß ich gut ** und und auch Gangster und sowas hats
R: [ERSTAUNTER AUSRUF] Gangster?
P: Hats auch, haja * die sind gerichtlich eingewiesen das sind Verbrecher
R: gerichtlich
P: das sind für mich Verbrecher
R: Verbrecher
P: Sind des (…) Gangster oder Verbrecher * wie man sagen will * hats auch, ja (die) sind aber auf=ner anderen Station wie [ODER: wir] hier, einer ist da, der Herr X, der (…)
R: a:h
P: der ist da
R: Ja den kenn ich
P: (Der hat gesessen) sieben Jahre oder sowas
R: Sieben Jahre?
P: Ja und und dann zwölf Jahre
R: Warum? [ODER: wegen]

1 Möglicherweise regionale Redewendung, Röhrich und Krüger-Lorenzen verzeichnen sie nicht.

8,0

P: ah weil beim * Diebstahl und beim Bü/ ä:h Betru:g und so Zeugs und/ solche Sachen
R: Sieben Jahre?
P: Soviel ich weiß * ja * soviel ich weiß (...) auf=er anderen Station als[2] auch * ich mein * des darf man nicht so (ausnehmen) aber (...)/ und wenn ich wenn ich so immer die Stimme hör * du du sollst Selbstmord machen, du sollst
R: Selbstmord
P: Du sollst Selbstmord machen * des hat die gesagt * des hat die Stimme gesagt * bis er (es tut) und genauso weit ist wie am Anfang, bis er genauso weit ist wie am Anfang und bis er den/ er kann es noch nicht tun und dann kann er es noch nicht tun, nicht melina, nicht melina, nicht melina, eine Mädchenstimme * nicht melina, noch nicht, melina, noch nicht * melina und bis ers tut und so zeugs * ha da muß ich annehmen, daß sie mir Böses will, wa/was will die von mir
R: Böses?
P: Ja, ich will mit ihr schlafen und so (das nur als Beispiel)
R: Schlafen
P: (...) ** ha ich weiß nicht jeden/ was das soll/ da ist niemand niemand ist hier, (den)
R: Niemand

9,0

P: In ganz G... in ganz Deutschland ist niemand, und (es ist) ja so, da redet jemand mit mir (sie will Selbstmord) und ich soll ihr helfen und so Zeugs
R: Sie sollen ihr helfen <u>ihr helfen</u>
P: (<u>Ich soll ihr helfen mit Selbstmord machen)</u>
R: Sie soll Selbstmord?
P: Sie will Selbstmord machen * sie will (nen versuchten) Selbstmord machen
R: Sie sollen helfen?
P: S/ ja und ich äh ich/ und ich fang es auf, bis ich wieder (bloß) soweit bin wie am Anfang und dann tu ichs nochmal und so Zeugs
R: So Zeugs?

2 = manchmal.

P: Ja, so Zeugs ich/ weiß nicht, da komm ich gar nicht mit da fall ich (auch nur rein wenn ich sowas höre)
R: Fallen sie rein?
P: Ja ich (fall ich drauf rein) ich ich * überleg schon aber ** ich weiß nicht ws ist/ was das soll, das *3* [GEMURMELT, SUCHT] ä:h zur Zeit ähäh ((weiß doch nicht)) was/ was soll=n das das weiß ich nicht, das äh in (ganz Deutschland) ist niemand, weil die (mercury ist es auch nicht, die schnauft [ODER: sauft] (?) ja nur), die ist Griechin oder Italienerin oder was (… 3sec)

10,0

hab ich gehört (…) und so Zeugs (…) ich weiß nicht ** und ich will sie umbringen und ich und ich * und ich soll ihr [ODER: dir] helfen, (und da) hab ich gedacht [ODER: gesagt] nie, da hab ich gesagt ich helf dir nicht ich werd verrückt (…) ich kann auch nichts dafür * wenn du Selbstmord machen willst * (sie hats ja auch getan) (…) hat machen können. (…) tun müssen
R: Tun müssen? (…) tun müssen
P: (…) tun, des müs/ muß er tun. Des muß er tun
R: Müssen sie tun
P: Ja (und was weiß ich nicht) (und dann) denk ich was was soll das * ich soll ihr helfen und ich soll Nationalheld bereits mit achtzehn und so Zeugs (…) wenn ich das jemand sage der hält mich für verrückt sofort * wenn ich sage (…) der hält mich für sofort verrückt * wenn ich das außen jemand sage * der sagt wieso und warum und wo:/ ich weiß nicht, der hält mich für verrückt * verrückt hält der mich
R: Verrückt
P: Ha sofort * der erklärt mich für verrückt sofort ** wenn

11,0

ich das jemand sage
R: Wenn Sies jemand sagen * wenn sies sagen
P: Ja wenn ich es sage
R: Wenn sie es sagen, daß ä:h daß sie diese/ daß die melina mercury das ihnen gesagt hat
P: Ja daß daß ich ihr Freund sei äh und daß ich * daß ich äh **>was noch moment * daß ich ihr Freund sei und daß *4* was hab ich noch gesagt * moment *3* (muß mich nochmal erkundigen) * daß ich ihr Freund bin< *3*

[WIE PLÖTZLICHER EINFALL] daß ich der Nationalheld sei und sowas * gewesen sei mit achtzehn
R: Nationalheld
P: (Sagt sie) ja * ich soll der National (…) und so Zeugs ha die ist verrückt oder wie oder was * spinnt die oder was * ich sei der Nationalheld der Ideen dadrin ich soll ich soll der Armin Hary, der Sprintweltmeister sein von sechzig, der (…) deutschen Jungen und Mädchen * ja gut hab ich gefragt, sie

12,0

sind aber nicht der Armin Hary, (sag ich) nein der bin ich nicht * ich bin weniger gelaufen, viel weniger gute Zeiten * wie der * der (…) der deutschen Jungen und Mädchen und die/ und der (…) sei(en) Feiglinge * ich soll aufpassen (…) und ich soll nochmal aufpassen und so Zeugs * was soll ich davon halten ich weiß nicht
R: und so Zeugs
P: ja (son Zeugs)
R: Son Zeugs
P: ja so zeugs hör ich * ja
R: sie hören, sie hören das
P: des hö/ hab ich gehört hab ich gehört hab ich
R: haben gehört
P: hab ich gehört * jaja * (des) hab ich gehört * ja *11* und du heilandssakrament du verreckts, wenn ich was sage * was Spaßiges oder was was/ irgendwie * oder was anzügliches oder * sonstwas (ja) du heilandssakrament, du verreckter * da hör= i dann * was bitte *ich hab gesagt, du Arschloch hör doch auf endlich mich mich zu quälen mit deim Scheiß/ mit deim

13,0

Scheißgeschwätz * isch aber niemand dagewesen, niemand ich hab
R: niemand
P: ich habs auch draußen gesagt, vo/
R: Draußen
P: zu niemand * für mich nur * draußen hab ich gesagt
R: ihnen nur
P: nur für mich * äh hör auf zu quatschen mit deim Scheißdreck i/ du arschloch du blödes * und dann hat/ was bin ich ein Arschloch aber/ du Heilands-

sakrament, du verreckter, das hab ich gehört (aber wo soll) ich das hören irgendwie, aber wie soll ich das hören komischerweise * was bin ich ein Arschloch, du Heilandssakrament du verreckter, ein Arschloch bin ich, du Heilandssakrament, du verreckter, wo soll ich das hören? Das/ so ein/ des kam dann des kam dann des kam des kam das * ja
R: Wie
P: Ja die, das kam das du a/ du Heilandssakrament du verreckter was bin ich ein Arschloch (sag ich ja, weil du nicht aufhörst) und ich höre dich (...) niemand da und es geht nicht *10*
R: Und ist niemand da
P: mhm * niemand da * niemand * die sind bei mir drin gewesen als wi:/ äh (des hat sich gehalten) des hat die Stimme

14,0

irgendwie aus der Stimme hab ich des rausgehört aber des des kann nicht sein, des des <u>gibts nicht</u>
R: <u>Kann nicht sein</u>
P: (Des) kann nicht sein
R: Kann nicht sein
P: Könnte sein, es könnte sein * es könnte sein
R: Könnte sein
P: Ja es könnte sein, ja, es könnte sein daß die mir/ vielleicht zwei Tage oder eine Stunde oder so, auf Besuch oder so aber als Patient
R: [UNTERBRICHT] Eine Stunde
P: Als Patientin nicht, ich weiß es nicht, ich weiß es nicht
R: Zu Besuch?
P: Zu Besuch vielleicht (aber) ich weiß es nicht * ich weiß nicht mal woher woher die mich kennt, des weiß ich nicht
R: Woher sie Sie kennt?
P: Ja, des weiß ich nicht * wenn sie mich überhaupt kennt (aber) sie muß mich ja nicht *ich mach mir da keinen Reim draus ganz * die schweigen * die die Ärzte * Psychologen die Schwestern die Pfleger die schweigen
R: Die schweigen
P: Wenn ich sie frage, die schweigen, (...) Stimmen die winken ab * wissen sie was Neues * aber so/ weiß ich nicht
R: Die winken ab?
P: Ja die winken ab

R: Die Stimmen winken ab?
P: Ne: ne: (…) [BELUSTIGT] und so, die winken ab * die winken ab, wenn sie was (…) was soll ich machen? So jetzt grad nicht aber schon schon seit Weihnachten nicht mehr aber
R: Seit Weihnachten nicht mehr

15,0

P: Wenn ich so Zeugs höre * so zeugs hör=i, so Zeugs haja
R: Son Zeugs
P: Ja, so Zeugs hör ich *jaja* *5*
R: Hören Sie
P: Gehört hab ichs
R: Gehört haben sies
P: Vielleicht hab ichs mir eingebildet wie die sagen
R: Eingebildet?
P: Glaub ich aber nicht * ich kann mir das nicht einbilden
R: Sagen die
P: Die anderen sagen des bildest die ein
R: Die anderen
P: Zum Beispiel * des bildest die ein aber (des kann nicht sein) des kann nicht sein
R: Kann nicht sein
P: Glaub ich nicht. Des ist so deutlich und und auch
R: Deutlich
P: So so deut/ jetzt nicht aber ä:h
R: jetzt nicht
P: seit ichs gehört hab so deutlich * leise flüstern und deutlich und wie ein Geräusch drüben
R: [UNTERBRICHT] Flüstern
P: Äh nicht Flüstern aber leicht deutlich deut/ deutlich so
R: deutlich
P: leise und deutlich und laut und deutlich, so laut und deutlich, daß ichs höre
R: Laut und deutlich
P: Laut und leise und deutlich aber ich höre …
R: Leise und deutlich * also gut hörbar
P: Gut hörbar, jaja *4*

16,0

R: Gut hörbar
P: Ja hörbar * jetzt hör=i nichts
R: Jetzt nicht
P: Nichts * jetzt hör= i nicht, nein

GERÄUSCHE, P WENDET SICH VOM MIKROPHON AB, DESHALB (…)

weiß ich nicht
R: Wissen sie nicht
P: Ne * Ha (da) ist ja niemand * ist ja <u>niemand</u>
R: <u>Ist</u> niemand
P: (Die Stimmen sind) also * akzeptiere ich die Ärzte
R: <u>Wenns</u>/
P: Stimmen
R: wenn Stimmen sind
P: dann akzeptier=ich das, was die Ärzte mir
R: Akzeptieren <u>Sie.</u> <u>Natürlich</u>
P: Wenns keine Stimmen sind, dann geh ich
R: Wenn es keine Stimmen sind
P: Dann geh ich
R: Dann gehen Sie?
P: Ja
R: Gehen Sie?
P: Ja ich gehe. Nach R… oder irgendwo hin
R: Nach R…, wo es <u>keine Stimmen</u>
P: <u>Wenn ich wieder</u> wenn ich da wieder hör, dann komm ich wieder * (und) wenn ich keine höre dann dann äh * dann weiß ich daß daß i/ daß daß es/ daß das nicht richtig war **
R: Dann kommen Sie wieder
P: Muß ich

17,0

R: Müssen Sie *4* wenn es keine Stimmen sind
P: [NICHT BEJAHEND] Hm
R: Keine Stimmen

P: Wenns keine Stimmen sind, ja ((was weiß ich)) * Stimmen * ob die krankhaft sind oder was das weiß ich
R: [UNTERBRICHT] Krankhaft
P: Das weiß ich nicht * Ob die Stimme krankhaft ist oder was, das weiß ich nicht * ich hab bis jetzt noch nie
R: [UNTERBRICHT] Die Stimme krankhaft
P: Die sagen ich hätt Schizophrenie * (ha dann) muß die Stimme ja krankhaft sein * wenns an der Schizophrenie liegt, daß ich Stimmen hör
R: Wenns an der Schizophrenie liegt
P: Ja *5*
R: Und Sie äh Sie sagten selber, Sie glauben * nicht dran weil das so deutlich ist und
P: mhm ** ich glaub das nicht, was ich da höre daß ka/ das kann ich nicht glauben * (das) kann ich nicht glauben
R: Was sie da hören
P: Ja
R: Was die Stimme sagt
P: ja das kann ich nicht glauben
R: Können Sie nicht glauben
P: Nö

18,0

R: Mit dem Armin Hary und Melina Mercury äh und
P: Das schon, aber
R: Das schon?
P: Das ich der sei * wegen den deutschen Jungen und Mädchen sei ich der Armin Hary * und ich sei der Freund von der Melina Mercouri * und ich sei der Nationalheld gewesen mit achzehn * und ich sei der Nationalheld wegen denen da drinnen wegen den
R: Wegen denen da
P: andern wegen den anderen hier drin, wegen den andern Patienten drinnen (...)
R: Wegen den anderen Patienten * sind Sie hier drinnen
P: (...) Ein Patient hat mir gesagt (ich wär) wegen denen da drinnen *3* sei ich der Nationalheld wegen denen da drinnen und so was (...)
R: Wegen denen da drinnen
P: Wegen denen da drinnen und so Zeugs

R: Seien sie des/der Nationalheld
P: Ja und so Zeugs * ja * ich weiß ja nicht * kann mir da kein Reim drauf machen und ich kann
R: [UNTERBRICHT VEHEMENT] Des find ich jetzt interessant, wie wie wie lange Sie das jetzt, also das * muß ich jetzt versuchen zu verstehen, ich
P: ich soll
R: hab das nicht verstanden
P: Das ist der National/ neinnein das ist ja der Nationalheld der in denen da drin hab ich gehört
R: Äh wegen den Patienten

19,0

P: Ja: muß ich annehmen, daß das so an/ bei denen ankommt *3*
R: Dass Sie Nationalheld sind
P: Ich bin der Nationalheld bei denen da drinnen
R: Wegen denen da drinnen
P: Wegen denen da drinnen, ja * die bilden sich ein ich sei er oder, ich weiß nicht warum ich * komm da nicht mit
R: Die Patienten?
P: Die bilden sich ein ist der unser Nationalheld oderw/ ich weiß es nicht, ich weiß es nicht * und der ist tatsächlich nicht so, die bilden sich ein da hockt der Armin Hary * und ist tatsächlich nicht so * und so Zeugs * ich weiß es nicht ** ich nehm an, daß es so sein soll * ich weiß es nicht
R: Jetzt muß ich doch verstehen äh zu äh versuchen zu verstehen ich hatte das nicht ganz verstanden * äh ** also das sind Patienten hier
P: ja
R: das ist klar also so weit hab=ich das jetzt richtig verstanden *
P: jaja
R: und weil das Patienten sind
P: (…)
R: [MISSBILLIGEND] Ne: * ne:
P: Haja weil das ** [STOCKEND] ich bilde der e/ * das ist ja der

20,0

Nationalheld * der das der T. W. ist ja der

Nationalheld wegen de/ wegen denen * mit denen mein ich die anderen Patienten * da drinnen ist der / hier, [RÄUSPERN] des Haus *3*
R: Nationalheld
P: Der sei ich * ich weiß ja nicht
R: Sagen die anderen Patienten
P: Weil ich die (...) angefangen hab oder was * ich weiß (...)
R: Nein äh
P: Die kam die kam die kam rein auf der Neun kamen die Mädchen und die/ kamen die die die Frauen und die die die Mädchen und die Jungen [UNTERSTREICHT GESTE] und Heil Hitler so * hab ich gesagt seid ihr verrückt geworden, jetzt in neunzehn/ neunzehnhundertzweiundneunzig (oder was unter) neunzehnhundertachtzig damals * was wollt ihr mit Heil Hitler * die die die/ die vergasen euch doch ** ä:h ja * da wars aus (und) die hams dann nicht mehr gesagt aber also (auch)

21,0

(soweit) * >was wollt ihr mit Heil Hitler, hab ich gedacht< aber nicht gesagt * der vergast euch doch wenn ihr zur/ wenn ihr (beim Hitler) in so= eim Haus * was wollt ihr mit Heil Hitler * seid ihr stolz drauf, des (doch) idiotisch * ist man nicht drauf * keiner hier * doch, hier schon, aber aber in der Regierung kaum jem/ kaum einer (meiner)
R: Ja * ja gottseidank
P: Ja klar aber so so Zeug also
R: Son Zeugs
P: Hab ich mir gedacht ** und dann was i/was was was was sonst noch** ich weiß auch nicht
R: Sie meinen jetzt daß die Patienten
P: Ja
R: Halten Sie **
P: Ja:
R: Für einen Nationalhelden
P: Ne: glaub ich (nicht) des des stimmt nicht, des stimmt nicht * des stimmt nicht, des glaub ich nicht
R: Des glauben Sie nicht ** Nee weil sie sagten
P: (...)
R: (...)
P: des glaub ich nicht, des er/ (da wär ich nie dadrin) des hab ich gehört

22,0

R: [MIT EMPHASE] Jaja * nene des sind zwei verschiedene Sachen sie glauben
P: nein
R: nicht dran
P: nein nein das glaub ich nicht
R: [SUCHPROZESSE] Aber ä:h
P: Und die auch nicht
R: Aber die Sti/ aber die Stimme
P: Ja, die glaubt man
R: Die Stimme
P: (…) hat das gesagt
R: Die Stimme hat das gesagt
P: Hat das gesagt, ja (…) das kann nicht sein
R: Das kann nicht sein
P: Wieso soll ich (jetzt) der Nationalheld sein, ich bin seit zwanzig Jahren in der Klinik * da möchte ich wissen und * dann sagt die Stimme (dann) er darf es nicht glauben * er darf es nicht glauben und er darf es nicht begreifen und er kann es nicht begreifen * er darf es nicht begreifen * er kann es nicht begreifen * u:nd er darf es nicht merken * was mit ihm geschieht
R: Was mit ihm geschieht
P: Darf er nicht merken, jaja
R: Darf er nicht merken
P: Darf er nicht merken, jaja
R: Was mit ihm geschieht
P: Jaja de/denk ich mir immer *w/
R: Denken sie
P: Was ich sonst (…) weiß ich nicht, was was sie mit mir tut/ so etwa * (da hab ich ne Schwierigkeit) des hab ich
R: Sie tut?

23,0

P: (Was sie) mit mir tut, darf ich nicht merken
R: Wer * die Stimme?
P: Ne ich darf es nicht merken * ich * darf (er) nicht merken
R: Sie dürfen nicht merken, was die anderen * mit ihnen tun

P: Ja so
R: Oder die Stimme
P: Oder die Pfleger (und) die Ärzte mit mir tun. (da hab ich)
R: Und die Ärzte
P: Die Pfleger und die Schwestern und die Ärzte und die anderen was die mit mir tun das darf ich nicht merken * das darf ich auch nicht wissen * was man mit dir tun will, sonst machst du Selbstmord, sofort * hab ich gehört
R: Ham sie gehört
P: Die (hams nicht [ODER: mich] wissen lassen, wie der wie der tun will) was er mit ihr [ODER: dir] tun will wieder * wieder oder nicht wieder, das weiß ich nicht * aber ich darfs nicht hören, was (sie) mit (dir) tun will, sonst machst=u sofort Selbstmord *3*
R: Sofort Selbstmord
P: Ja machst du * hab ich gehört
R: Ham sie gehört
P: Ja hab ich gehört, ja * wenn du das meinst oder wenn es (zu dir) jemand sagt, dann machst du sofort Selbstmord
R: Machst du sofort Selbstmord

24,0

P: mhm * so etwa *10*
R: Wenn du ä:h wenn du es äh * kapierst, wenn du es * begreifst * wenn du es verstehst
P: mhm
R: Ä:h * was die mit dir machen
P: mhm
R: Äh dann machst du Selbstmord
P: Ja so etwa
R: So sagt die Stimme
P: So sagt
R: [UNTERBRICHT] Hab ich des richtig verstanden?
P: Ja, so sagt die Stimme so sagt die Stimme, ja
R: Und die Stimme meint, Sie seien der Armin Hary * sie hätten ä:h * Verhältnis mit Melina Mercury
P: mhm * so Zeugs
R: Und sie wären so wie Alain Delon
P: ((ja so meint sie des * aber egal)) so meint sie * ja so

R: Die Stimme
P: Ja so meint sie, ja (...)
R: Und sie glauben nicht dran, weil sie:
P: Das glaub ich nicht, weil ich sonst für verrückt erklärt werde
R: Und wenn sie nicht die Gefahr laufen, dis/ daß sie verrückt erklärt werden ** äh dann ä:h
P: Glaub ich das trotzdem nicht
R: Glauben Sie trotzdem nicht

25,0

P: nhn ** ich halt ich halte ich halt das zwar ** für möglich, daß man mich für verrückt hält aber *
vielleicht nicht für verrückt * aber für * für schizophren, dann kommt dann kommt das als * wenn sie Stimmen hören, haben sie Schizophrenie * das ist (das ist ein) und dann und dann ist es aus * dann ist aus * [ALS FREMDDIAGNOSE LAUTLICH WIDERGEGEBEN]sie hören Stimmen, folglich haben sie Schizophrenie ** (nicht) für verrückt ** weil die alle gesagt haben, das sind nur Verrückte hier, das sind lauter Verrückte hier drin, das (ist) der Volksmund * verstehen Sie * (es) sind lauter Ver/Verrückte hier drin, des seien andere Patienten, (hab ich (noch) nie) gesagt * Aber wenn sie Stimmen hören, stellen die automatisch die Diagnose, sie sie sind schizophren, so ist des, so mein ichs *3* [RÄUSPERN]
R: Und wenn das jetzt * also ** also * Sie ham jetzt gesagt, also wenn sie sagen, sie hören Stimmen
P: mhm
R: Dann heißt das Schizophrenie
P: (Ja)
R: Ja
P: Ja * ja
R: Und ** und wenn ä:h *3*
P: STÖSST SCHARF WIE SEUFZEND LUFT AUS
R: also wenn sie Stimmen hören
P: ja * (wenn ich) Stimmen hören (kann, hab ich) Schizophrenie, ist klar
R: Ist klar
P: Glaub ich wenigstens
R: Glauben sie wenigstens

P: Ja: und andererseits * du bist verrückt oder *3* (bist) verrückt nicht, aber * verrückt ja, verrückt ist was anderes wie Schi/ wie Schizophrenie * wieder was anderes ** Aber wenn ich Stimmen höre heißt das, ich bin bin ich * schizophren
R: Schizophren
P: Die sagen ja immer Stimmen, ja * w/ wenn des Stimmen sind * aber ein anderer, des (…) des glaub ich nicht * (…) jetzt nichts höre, ich hör jetzt nichts
R: Und verrückt * wa/ äh * weil sie sagten, es sei ein Unterschied
P: (…) [EMPÖRT] ein ein Laie

27,0

R: ja
P: [WOHL WIDERGEGEBENER DIALOG] Wo waren sie * in der Klinik (sag ich) ja: und ich (hab) Stimmen gehört (und er) hatten Sie Schizophrenie und (…) Schizophrenie * sagt er, dann sind sie verrückt * ein Laie zum Beispiel (…) einem Laien sagen ** könnte einer sagen, nicht unbedingt * könnte jemand sagen
R: Könnte jemand sagen
P: Ja
R: Ja *3* Und und verrückt
P: (Ach Gott ne:) verrückt bin ich (nicht)
R: [BESTREITEND] Weil ma/ ne: ne:
P: Der Dings der X auf der Neunten hat der gesagt als, den kennen=se nicht, der hat mal gesagt, du bist verrückt, na sag ich * im ersten Moment hab ichs gemerkt (und sag ich) ja das bin ich, (weil) * kann sein, daß ich mal vor zehn oder zwölf Jahren oder verrückt was oder * ich hab ich habs äh * (ich) weiß nicht * für für eine zeitlang oder so für paar tage oder paar Wochen lang, des kann sein * (da) wenn ich wenn ich nichts mehr gesch/ gecheckt hab praktisch oder so * (wenn ich) nicht mehr mitk/ mitk/ mitgekommen bin aber *
R: Mitgekommen bin
P: (Wissen Sie) denen kann man nichts glauben
R: Also nicht mitgekommen

28,0

P: Patient (…Bandrauschen)

R: Patient jaja klar, des kann man nicht ** und und

P: Weil sonst haben sie verrückt noch nie zu mir gesagt

R: Verrückt ä:h sind sie nicht dadurch * äh **

P: hat noch niemand

R: schizophren das könn/ das das * ist die Diagnose

P: Ja (so stimmts)

R: Die Diagnose

P: (...) so ist es, ja *4* (...) wenn ich wenn ich krank bin, wieso ich was schaffen soll *4* des seh ich nicht ein

R: Das sehen Sie nicht ein

P: Nö

R: Wenn Sie krank sind

P: Ja, des seh ich nicht ein

R: Sehen Sie nicht ein

P: nhn ** (sell begreif ich nicht wieso) ich was schaffen soll

R: >Ja< Daß sie schaffen sollen

P: (Ja * (...) des (ist) idiotisch sowas

R: Ach ja * des schaffen sie auch

P: Ein Kran/ ein Kranker arbeitet nicht in meinen Augen

R: Ein Kranker arbeitet nicht

P: Ne: * wenigstens nicht n/ so so Fabrikarbeit, wie ich sie tun muß * (ist) alles Quatsch des

R: Quatsch

P: äh es ist so, es ist besser es ist besser da drüben zu sein wie den ganzen Mittag im Bett zu liegen und auf der Station zu sein nicht wissen was tun ** (es) ist besser, da drüben zu sein, des stimmt schon aber * aber lang hal/ lang halt ich des nicht mehr dann geh ich * ob mirs gut geht oder schlecht, dann geh ich einfach * (das) ist ne Unverschämtheit

R: Unverschämtheit

P: Der X, der liegt den ganzen Mittag im Bett und und schreibt [VERÄCHTLICH] sein Tagebuch und tut nix ** des Abitur wie der hab ich genauso** und (ein) Studium, ein an/ ein angefangenes Studium/ der hat ein angefangenes Forststudium und ich ein angefangenes Betriebswirtschaftsstudium * des hat der/ des hab ich genauso wenn wenn des der Grund ist, dann dann dann geh ich

R: Der Grund

P: So intelligent wie der X bin ich auch

R: [ZUSTIMMEND] Ja

P: Und so intelligent wie der wie der wie der * wie der wie der Y bin=i auch * der hat auch=s Abitur und der und (der) Z glaub ich auch
R: mhm
P: Aber die tun alle nix * der X tut nichts der Y tut nichts, der Z noch=n bißchen was * Bibliothek und so * was soll ich da drüben Fabrikarbeiter machen * des seh ich nicht ein * bin

30,0

normal Kaufmann und will normal arbeiten

BANDENDE BEI 30,0

Gespräch mit dem Patienten T. am 9.2.1993 (Fortsetzung)
Bezeichnung der Cassettenseite: T. 9.2. 2.Teil
Datei Tr0902-b.txt

P: (Verrückt) ist keine Krankheit * und verrückt ist ein Zustand

TONSTÖRUNG

R: So jetzt [LACHT]
P: Verrückt ist keine Krankheit, verrückt ist keine Krankheit
R: Keine Krankheit?
P: verrückt
R: verrückt?
P: ist keine Krankheit
R: keine Krankheit?
P: Nein nein (…) Schizophrenie ist eine Krankheit
R: Schizophrenie ist Krankheit
P: Verrückt ist keine Krankheit, aber das ist ein Zustand ** ah ich bin verrückt
R: Zustand
P: Zustand ist das meiner Meinung nach ** ja
R: Schizophrenie
P: [EINDRINGLICH ERLÄUTERND] Schizophrenie ist ne Krankheit, aber verrückt ist ein Zustand

0,5

R: Ah, verrückt ist ein Zustand, ein Zustand
P: Ja ein Zustand, ja ** ja
R: Zustand?
P: Zustand, also ein Dings ein
R: Dings?
P: Ja ein Zustand in dem/ dem ich bin, ein/ ein

AUFNAHME ÜBERSTEUERT

R: Ein Zustand in dem Sie sind
P: Des ist verrückt
R: Verrückt

P: Ja (…)
R: Also verrückt ist ein Zustand
P: Ja, Schizophrenie ist eine Krankheit
R: Schizophrenie ist eine Krankheit
P: Ja
R: Eine Krankheit?
P: Ja
R: Schizophrenie
P: ja ** weiß nicht (…) Lexikon und sonst

1,0

R: Lexikon?
P: (…) Büchern halt
R: In Büchern
P: (…) Bücher, ja das weiß ich *4*
R: Schizoph/ also da steht, Schizophrenie ist eine Krankheit
P: Ja *6*
R: Schizophrenie, verrückt sein ist *
P: Keine Krankheit
R: Ist keine Krankheit
P: Nee, verückt sein ist keine Krankheit *4*

1,5

R: Was ist es dann?
P: Zustand
R: Zustand *8* [RÄUSPERN]

ÜBERSTEUERTE AUFNAHME

P: (…) verwirrt und
R: Verwirrt? * zum Zustand
P: Verwirrt
R: (…)
P: ja verwirrt ** verwirrt und verrückt, ich kann das auch nicht verstehn *
verwirrt * und ** was noch

2,0

6
R: Verwirrt ** ah ja, und dann sagten Sie, daß man sich nicht irgendwie *4* was sagten Sie vorhin?
P: (…) ich kann das nicht definieren ** kann das nicht so richtig definieren, ich kanns so, definieren, daß ich verwirrt/ verwirrt und Zustand aber
R: Verwirrt
P: verrückt (…)
R: Ah so * also verrückt ist dann auch, daß man (verwirrt) ist
P: Verwirrt, ja

2,5

R: Und Schizophrenie, da ist man nicht verwirrt
P: Öh, es könnte sein, daß man das auch ist
R: Könnte sein
P: Ja *6* [SEHR LEISE] das stimmt nicht, [CRESCENDO] ah des stimmt nicht, ha j/ das/ das kann nicht sein
R: Äh, ich hatte jetzt kurz ausgeschaltet * wir, hatten das grad gesprochen, daß/ daß
P: (…)

P BEGLEITET DIESE REDE MIT GELEGENTLICHEM BRUMMEN

R: äh, Sie vorhin sagten, daß des/ also, das kann nicht sein, daß sie zu Besuch ist, hm, also
P: Zu Besuch kann sein, zu Besuch kanns sein aber nicht
R: zu Besuch kann sein
P: Aber nicht als Patientin

3,0

R: Nicht als Patient, aber zu Besuch
P: Zu Besuch kanns sein ja
R: Kanns sein?
P: Äh, warte mal * wo ich * wo ich nicht * nicht wußte und nichts ha **
R: Wo Sie nicht wußten

P: Ja, ich habs nicht gesehen, ich weiß es nicht **
R: Sie haben sie nicht gesehen *
P: Könnt sein, (ich weiß es nicht)
R: Also da könnte das sein
P: Ja
R: sie gesehen
P: So kann es sein, ja *5*

TONSTÖRUNG

R: (…) ist
P: Nee das nicht das nicht ** das nicht, nee nee das
R: Das haben Sie, den Ärzten nicht gesagt daß Sie, zu Besuch

3,5

vielleicht war
P: Das hab ich ihnen nicht
R: Warum nicht?
P: (…) weiß ich nicht (…)

ES FOLGT EINE LEISE UND UNVERSTÄNDLICH GESPROCHENE PASSAGE

3,8

P: Die winken ab, das ist alles gleich
R: Die winken ab
P: Winken ab ja ** die winken ab *3* die winken ab

RAUSCHEN

R: Also * wäre das nicht * wichtig, eigentlich äh, einfach für Sie

4,0

Zu überlegen ob es * so sein könnte
P: Ja, das ist wär schon möglich (…)

R: Möglich
P: Das wär möglich

KRATZGERÄUSCHE

R: Daß sie zu Besuch war
P: Wär möglich ja *5* möglich wärs (allerdings) *4* (...)

STARKES RAUSCHEN UND KRATZEN

4,5

sagen soll * (Sie wollen ja nicht daß ich ihnen das sagen muß)

RAUSCHEN ÜBERDECKT DIE STIMMEN

R: Ach so
P: (...) Regierung
R: In der Regierung?
P: Ja, Außenminister oder Kultusminister, oder was
R: Kultusminister?
P: Hat in der Zeitung gestanden, ja
R: In der Zeitung stand
P: Kulturminister
R: Kulturminister
P: Kulturmi/
R: Kulturministerin, ja
P: Ja * (...) sehn, ja, ich weiß nicht

ÜBERSTEUERT

R: (...)

5,0

NUR EINZELNE WÖRTER ZU VERSTEHEN

P: (...) ja des, genau des (...) Krankenhaus

GESPRÄCH UNVERSTÄNDLICH 5,0–5,3

R: Was haben Sie gehört
P: (…) zusammengeschlagen (im) Gartenstuhl damals, vor zwölf Jahren
R: Zusammengeschlagen?
P: Ja, ich saß, hab gesägt hinten, mit der Laubsäge * da stand

5,5

einer, und auf einmal kommt/ springt der auf mich, zu * kommt der auf mich zu, und fängt an (…) ich hab aber gar nichts gesagt * der haut mir da eine rein, (ich sitzt so und der haut mir eine rein) * ich flieg runter
R: Fliegen runter?
P: (…) auf den Boden
R: Auf den Boden
P: Kommt die Therapeutin und sagt, Sie sollen aufstehen, da sag ich nein * ich kann nicht, und, dann hab ich (…) und dann kam sie * hab aber niemand gesehn, ist ja alles Quatsch, das=s

6,0

R: Die kam
P: Die kam (…)
R: Die Mercouri
P: [GENERVT] Ja ich weiß, das weiß ich alles/ das kann ich doch nicht weiter (…) * (…) ich weiß, daß (…)
R: Und dann kam sie
P: Ja (…) nicht kommen, woher auch (…)

6,5

R: (Bastelstube)
P: damals, woher soll die kommen (…)

KRATZGERÄUSCHE

die mußte ja, öh, die mußte ja herfahren mit dem Auto, mit dem Zug oder mit dem Flugzeug, mußte sie herfahren, bevor die da ist, da kann gar nicht sein, das ist unmöglich **
R: Ist unmöglich
P: Ja ist (unmöglich) *3*

AUFNAHME DURCH KRATZGERÄUSCHE WIE AUF ALTEN SCHALLPLATTEN GESTÖRT

R: Also vom Verstand her
P: (Vom) Verstand her, ja
R: Ja *

7,0

ja, jetzt also vom/ also vom Verstand her ist unmöglich * ja, jetzt äh ** machen wir dann, öh * oder wollen Sie noch, irgendwie, öh ah ah, was, sagen (haben) was vergessen jetzt zu fragen * wollen Sie was hinzufügen selber?
P: Nö nö, ich muß zum Essen jetzt, so langsam
R: [LACHEND] Jetzt müssen Sie essen ** [LACHT LACHEND] genau sonst knurr/ knurrt der Magen
P: (...) ja
R: O.K.
P: (...) es stimmt, ich esse (...)

7,5

R: Ja, aber Sie kriegen noch was
P: Ich kriege noch was
R: Ja
P: Ist gut so
R: Ja
P: (...)
R: Es reicht
P: Also hinzufügen, weiß auch nicht (...) das weiß, was ich zu sagen habe, das hab ich gesagt
R: [LACHEND] Ja [LACHT] dann ist gut
P: Ja

R: Ja dann würden wir so verbleiben daß ich, äh ruf Sie an, äh wenn ich irgendwie Fragen habe
P: Mhm
R: Und, sonst kriegen Sie Sonderdruck, also ich bin realistisch, [LACHT] ich werde wahrscheinlich schon Fragen haben

8,0

P: (…)
R: Ja:
P: Ja natürlich, ja nhn
R: Ja gut, dann verbleiben/ ich ruf dann an, und auch umgekehrt,
P: (…)
R: äh ich laß, auf der Station, meine Adresse und Telefonnummer
P: Mhm
R: Und dann könn/ und sage daß wenn Sie umgekehrt
P: Mhm
R: irgendwas, fragen wollen
P: Mhm
R: dann können Sie/ haben Sie auch die Möglichkeit
P: Mhm
R: Beruht auf Gegenseitigkeit
P: Mhm
R: gell
P: Mhm
R: Wenn ich die Möglichkeit habe, dann müssen Sie das auch haben
P: Mhm
R: Also ich laß meine Adresse und Telefonnummer, äh, auf der Sta/

8,5

im Stationszimmer
P: Mhm mhm
R: den Pflegern, und sage daß wenn einer von Ihnen * also jetzt von, äh: * äh Fün/ Fünfer
P: (…)
R: (…) äh
P: (…)

R: Ja, äh * aber nur von/ von äh in den Fünf, also nicht jetzt
P: (...)
R: irgendwie, jemand anders, sondern, weil ich mit * Ihnen ** ja
P: (...)
R: genau * mit denen ich gesprochen hab
P: Ja
R: Dann können/ haben Sie auch die Möglichkeit, [LACHT] ja

9,0

[LACHT] dann verbleiben wir so
P: Ja O.K.

AUFNAHME ENDET BEI 9,0

Gespräch mit dem Patienten M. am 17.11.1992 (vormittags)
Beginn bei 4,6

R: Gespräch am 17.11.

TONSTÖRUNG

R: Da hab ich Sie (...) ** ja ja: wo, wir jetzt grad hier sind, wir können * sind da, glaube ich, haben wi/ haben Sie öh * daran angeknüpft * was wir letztes Mal * mit der Angst und äh, erstens

5,0

daß Sie Fußball gespielt haben * weil die Kinder im Viertel alle Fußball gespielt haben und dann damit kann man viel Geld verdienen und da hatten Sie die Chance darin gesehen, haben Sie gesagt * und äh * einfach dann * äh * gabs dann aber die Probleme mit dem Trainer und mit der Mannschaft * und äh die/ daß die einfach auch

5,5

dann die Kameraden auf, ihren Füßen total geschlagen haben, und dann haben Sie jetzt da vor der Tür gesagt daß Sie einfach Angst spürten, u:nd einfach einen Schutz brauchten, und äh ihr Vater hat nicht geholfen, der Trainer hat nicht geholfen und Sie waren alleine
P: Mhm, das haben Sie sehr gut äh beschrieben * ähm
R: Hab ich das richtig verstanden
P: Ja (...) ** <u>praktisch</u> *
R: <u>so wie Sie das geschildert haben</u>

6,0

TÜR FÄLLT ZU

P: Zusammenhang war das genau, richtig* ich muß (...) *ahm, daß *mhm wohl * mein, größter Fehler * der war * daß in der Mannschaft * mhm *3* ich als Star, oder als * Talent ** mhm

6,5

Ehrlich ** nur, an mir selber * interessiert * ja * ich hab praktisch die Mitspieler wenig * mhm ** wirklich * ge/ *mhm* schätzt oder * mhm * das war, dann mehr, ei:n *3* mhm ** ja ** das

7,0

(war) Zwang ** diese Gesellschaften oder * manche * Trainings-/ ** spiele ** ich wollte mich profilieren, und hab zu wenig wirklich, ähm * ja * Anteil genommen * das kam zum Ausdruck * darin, daß die

7,5

Sprache das Dialekt ** ähm, ich nich/ * nicht sprechen wollte * ja
R: Nicht sprechen wollte
P: Nein, ich hab schon eine andere Sprache * mitgebracht als * Student * und dort das war ein, Dorf * ahm * so, ich fühlte mich wie im Ausland
R: Meinen Sie das jetzt so * äh, nur was Sprache anbelangt, oder

8,0

auch was Interessen anbelangt
P: Ja
R: Und daß Sie äh/ man sagt das so daß, äh * die Leute Ihnen fremd waren weil Sie andere Interessen hatten, und äh
P: Äh, genau * öh * dazu kommt, daß ich noch sehr jung war, und * öh, die Menschen nicht * verstanden hab * ich hab viel Parties ähm

8,5

ähm Einladung bekommen, ich war Nachhilfelehrer * bei der Tochter von meinem Geldgeber *und, ich war sehr beliebt eigentlich, die haben viele Fotos von mir gemacht, haben mich * ähm ** Mercedes oder BMW * mitgenommen, und * ähm, die Fehler *

9,0

waren * in äh meiner ** Über- * empfindlichkeit * ich war sehr sensibel und schnell * gekränkt, und ähm * wie soll man sagen ;

9,5

also * mhm * so * mhm * Beckenbauer ähnlich ** mhm * eine * super * Technik * aber menschlich, ah mehr so * mhm* unnahbar
R: Mhm
P: Gell ** ich wollte nicht mit dem öh * mhm * ja Durchschnitt mich abgeben

10,0

R: Mhm mhm mhm
P: Und praktisch durch diesen, man kann sagen, Hochmut * äh ich ich der Super/ äh Beste, bin ich * (von) vielen * mhm angegriffen und ähm, tief, tief gefallen
R: Mhm
P: Unabhängig vom Geld, ich hätte auch sein können ein öh

10,5

Weltmeister, das macht keinen Unterschied
R: Macht keinen Unterschied
P: Nein, der Guido Buchwald, ist Weltmeister geworden, ist elend, der ist genauso elend wie * fast jeder * andere Fußball- ** spieler
R: Mhm *4* fast so elend

11,0

P: (Also) * überanstrengt, nervlich mhm am Ende * und, mhm * die Schnelligkeit * mhm ** kostet * mhm, viel Kraft * immer schneller
R: Mhm
P: Schnell laufen
R: Schnell laufen
P: Ja, im Fußball schneller sein *3* an dem Gegenspieler * vorbei-

11,5

** gehn
R: Gegenspieler vorbei
P: Ja, also, wir spielen gegeneinander * ich bin am Ball ** so, dschob dschob Trick und * ähm *3* ein schneller * man sagt, Antritt
R: Mhm
P: Also * Start
R: Mhm

12,0

P: Das kostet Kraft * das ist ein super Gefühl, wenn das klappt, wenn/ mhm die Erfolge * mhm ** oft (…) * nur als äh * Mensch, gibt es Grenzen
R: Mhm, als Mensch?
P: Ja
R: Grenzen?

12,5

P: Ja ** also mhm *4* mhm * Grenzen insofern * ähm, es ist * mhm ** mhm ** der, ganze * Fußball *3* mhm, immer, Termin * und es nur

13,0

der Ball, nur der Ball * [LACHT] also, es ist kein Gespräch, kein gutes Gespräch es ist kein äh Sachen oder, ein äh Respekt oder/ also, es ist praktisch nur, den Ball ins Tor schießen
R: Nur den Ball
P: Ja, den Gegner * fürchten oder * (anfeinden), es ist menschlich, fast wie ein, Baby * ja

13,5

R: Menschlich wie ein Baby
P: Du hast du hast nur den Ball * ich hab nichts gesehen gell
R: Ach * menschlich wie ein Baby
P: Ja, völlig, äh, unter- *entwickelt
R: Unterentwickelt
P: Ich konnte überhaupt kein Gespräch führen *4* ich wußte vom

14,0

Fußball
R: Kein Gespräch führen
P: Nee, nix null, ich konnte nicht kochen, ich konnte nicht * äh:m * (was weiß) ich ähm ** ähm ** so ** mhm ** hmh das=s eine Welt von *mhm* ja *4* eigentlich monoton
R: Monoton

14,5

P: Mhm
R: Und mit den äh
P: ATMET AUF >>sch<< AUS
R: Mit den Füßen weil Sie das jetzt so
P: [STÖHNT] Uh aua aua aua *5* ja * (vom) *3* mhm ** der Fuß * wird

15,0

überlastet, ja, man kann nicht jeden Tag fünf Stunden
R: Mhm
P: öh schnell laufen
R: Mhm mhm mhm * mhm
P: Wenn Sie ma/ äh mein Fuß genau sehn, der ist ähm *3* deformiert
R: Mhm
P: (Das ist so) * ähnlich wie eine Fußkrankheit
R: Mhm mhm

AUFNAHME BRICHT AB BEI 15,4, BAND ZU ENDE

Gespräch mit dem Patienten M. am 17.11.1992 (nachmittags)
Bezeichnung der Cassettenseite: 17.11. M. (Seite 2)
Datei Mo1711-b.txt

P: tatsächlich

TONSTÖRUNG 0,1–10,4

P: Mhm, die Psychose zu erklären ist nicht ganz einfach für mich,

10,5

es ist einfach zuviel Angst, zuviel Angst, öhm, keine, intensive Beziehung, auch nicht die richtige Freundin, so, ich hab praktisch schon vor der Psychose * nix, nix öhm Erfreuliches, mehr, erlebt so daß, die Psychose praktisch ein, ähm * Punkt, ist, der mich zur

11,0

Besinnung bringt * ja, der mir sagt, Ronny * du mußt einen anderen Weg gehen * sonst ist es kein Leben
R: Zur Besinnung
P: Ja, also, praktisch * ähm, ich hab * mhm, Angst vor den Menschen * das ist ein Denkfehler *4* die machen einen Sturm,

11,5

einen Sturm im Wasserglas ** der kleine Ronny bekommt Angst ** selbst wenn die, brüllen oder, schreien, des ist unwichtig, die Leute/ * gut=öh * öh, es ist Fußball, (da) trifft sich, alles
R: Mhm
P: Und der Franz öh (…) hundertmal soviele Feinde wie ich, und

12,0

öh * ja, das ist so * nicht, ganz so brutal
R: Mhm *4* nicht ganz so brutal

P: Nee also ich hab das zu mir sehr, zu Herzen genommen, ja * ich dachte alles richtig machen müssen, und äh jeden Menschen zu

12,5

helfen aber ** ich geh kaputt ja mit der ganzen Mannschaft
R: Mhm * jedem Menschen helfen
P: So ungefähr
R: Mhm
P: [STÖHNT] Aua aua
R: Ja und dann die/ die ** Schocks
P: Ich bin zweimal auf den Kopf gefallen
R: Zweimal auf den Kopf

13,0

P: Mhm *5* (und) meine Füße aua
R: Ihre Füße au
P: Die Füße ham sehr viel, weh getan
R: Viel weh getan
P: Aber grad jetzt die Sonne hat mir geholfen * die Sonne hat mir
R: die Sonne?
P: sehr viel geholfen
R: Ach

P UND R PLATZEN GLEICHZEITIG MIT LACHEN HERAUS

P: Und Sie sind auch eine Sonne
R: Danke [LACHT WEITER]

13,5

P: (...) ist die Natur, und eine natürliche Lebensweise * richtige Ernährung, wenig Zucker wenig Fleisch, Kohlenhydrate * und, Vitamine * so, Bewegung * Abbau, nicht, übertreiben
R: Mhm
P: sondern mäßig aber regelmäßig * spazieren, wandern, gestern bin

14,0

ich gewandert, 10 Kilometer
R: Ja, wo?
P: Wo wir, zusammen, zu dem Basketballplatz, gegangen sind, Sie wissen noch
R: Mhm mhm, mhm mhm
P: Noch viel weiter, und dann berghoch, und dann, mhm, eine Runde
R: Ach
P: Mhm
R: Ja (...) schön, jetzt wirds kalt, bin gespannt wanns schneit

BEIDE LACHEN

14,5

R: Ja
P: So, die, Natur, und, einige Menschen, mit offenen Karten
R: Mhm
P: Ja oder/ oder, alle Menschen also, ich brauch mich nicht zu verstecken im Gegenteil
R: Mhm
P: Ich muß da=n bißchen mehr mal, ähm * energisch * ähm, die Wahrheit sagen
R: Mhm * glaub ich (...) noch zum Schluß oder

15,0

P: Ja ja, das ist von größter Bedeutung, praktisch, ich orientier mich, außen am Erfolg ja
R: Am Erfolg
P: Nicht innen an mei=m * Empfinden, an mei=m, äh, ja * begrenzten * Leistungsvermögen, so ist eine, Illusion, und ich

AUFNAHME BRICHT BEI 15,4 AB, ENDE DES BANDES

Gespräch mit dem Patienten M. am 1.12.1992 (vormittags)
Bezeichnung der Cassette M. 1.12.
Datei: Mo0112.1

R: Ja Sie * oder wir wollten kurz zusammenfassen * ist ihnen was so hängengeblieben? *4*
P: Also, (das) waren ganz * wichtige ** äh Themen * äh es

1,0

geht * um die ** Ursachen von * meinem Unglück * von * meiner Verzweiflung *3* und ** äh ** wir * sprachen viel * über die * Fußball * äh spiele * über die * Männergesellschaft, die ** Brutalitäten * und *3* äh *3* äh, ja * praktisch meine Hilflosigkeit * mich * da zu behaupten oder abzureagieren *

2,0

ja? * so daß ich * viel * mich geweigert hab, (daß ich) viel * äh ** ja ** äh Frust bekommen, so daß ** das Leben * mich * nicht mehr gefreut hat
R: Das Leben?
P: [SEUFZT] Ja * ich hatte kein ** richtiges Bild von einem glücklichen Leben, ich hatte fast keine Idee, ich konnte das Gespräch nicht führen, außer über die Fußballspieler, über * die Welt ähäh * Meisterschaften und die * deutsche *

3,0

Meisterschaft * und erst in der Klinik hab ich * gelernt* äh über * über alles zu sprechen, ja, und, Frau Rohen [SPRICHT ROHEN I.F. ENGLISCH AUS], mich kreativ zu betätigen, ja?, so daß praktisch das Leben jetzt immer gut ist und nicht * ich äh langweilig äh bin und äh Zigaretten rauche und * beschimpfe den Doktor oder den Nachbarn. *4*
R: Mhm * Den Doktor oder den Nachbarn.
P: Ja. Es gibt viele * äh Menschen, die * äh *3* äh * ja * äh sich wünschen * äh Frieden und * äh Freundschaft oder Glück

4,0

und * äh es war ein Fehler, ein großer Fehler * daß ich äh praktisch ** äh *

man sagt * hochmütig [HOCHMÜTIG WIE IN „" GESPROCHEN] * äh * war **äh *ja, ich mußte der Größte sein, ja?, in der Familie * in Reutlingen oder also:/ es war zuviel, ich *äh * äh, ja bin ** vielfach *4* angegriffen worden, weil * einfach ** äh * ich manche * Mitmenschen nicht * äh ** äh * na: so: * akzeptiert * hab.
R: Manche Mitmenschen?

5,0

P: Ja * sogar manche Professoren, manche * Politiker von äh Baden-Württemberg, (ich) hab viele getroffen und ich hab * mehr so manchmal Witze gemacht über irgend einen * berühmten Mann, den ich ge*sehen hab.
R: Mhm * Einen berühmten Mann?
P: Also * ich hab sehr viele * äh * hm ** äh getroffen äh Politiker, Sportler natürlich * Professoren und * im Ausland * äh in unserer Mannschaft * es waren viele Geldgeber * wir sind nur mit Mercedes und BMW gefahren * ja ?* und es war * äh gute Stimmung als wir * erfolgreich waren * aber * als der Erfolg

6,0

vorbei war * und * als ich nicht mehr so schnell war und * äh dann gab es Journalisten, die geschrieben haben, M. * versagt, ja?, M. * Flasche * (und) ich hab mir das zuviel zu Herzen genommen, ja? * statt * ähdas Leben me/ mehr zu lieben, ja? * im Alltag.
R: Das Leben?
P: Ja *3* [STÖSST LUFT AUS] *4* so das erste * über das Leben * ich * äh Klarheit gewonnen hab als ich * vor dem Selbstmord äh stand.
R: Selbstmord?
P: Ich hatte so viele Schmerzen in den Füßen * und in der Seele, ja?, die ham dann dumme Witze gemacht über mich, ja? * und die

7,0

ham mich mehrfach * also * äh * ja man kann sagen zusammengeschlagen. *3*
R: Wie? Die?

P: Die Männer, die * Konkurrenten, die Gegner *6* so daß ** ja ** sie merken * ich bin etwas * geschwächt * ich bin etwas * genervt * ja? * es ist das Problem * für * einen Job *ich kann den ganzen Tag * nicht * durchhalten.
R: Äh * den ganzen Tag?

8,0

P: Arbeiten, ich bin zu müde geworden und zu krank * und zu *äh ** äh verletzt [STÖSST LUFT AUS] *4* so zu neuen Kräften *äh*zu * kommen * das geht nicht so schnell * ich hab Glück in der Klinik * (ich) kann mich ausruhen, ich kann alles besprechen * und äh äh die Zukunft * planen * und des braucht noch * äh etwas mehr Zeit *bis ich mich engagieren kann, Frau Rohen, bis ich eine Arbeit mach, bis ich äh * das Leben * äh *ja*richtig gewinnen kann.
R: das Leben?
P: Haja.
R: Das Leben?

9,0

P: Es war wie ein Gefängnis in mir* ja? * bei Mutti und in den Spielen (aber) viel mehr nicht.
R: Gefängnis?
P: Nö * also innerlich ich war unfrei * ja? * ich war praktisch * von den höchsten Zielen * äh * verrückt, ja?, [OHNE ERREGUNG] ich mußte ein Weltmeister sein, ich muß, ich muß, ich muß Tore schießen * ich muß jeden Tag trainieren, ich muß * den andern helfen, ja? * es war / eine * Routine geworden, ja? * und ich war gefangen.
R: Gefangen? * Gefangen?
P: Abhängig * von ** der Mannschaft, von dem Trainer, von * den

10,0

Journalisten, ja? oder den Geldgebern *es war eine * Erfahrung im Fußball * deprimierend, [WIE VERBESSERND] niederschmetternd.
R: Niederschmetternd
P: Ja.
R: Niederschmetternd?
P: [DEPRIMIERT] Also * äh brutal ** die andern * schlagen mich zusammen.

R: Schlagen sie zusammen? *5* Die anderen?
P: Natürlich * das ist ganz normal im Fußball * es ist ein */ die gucken * vermutlich * nur die Wildwest-Filme * und dann gehts los, des Spiel, ja.
R: Die Welt/ Wildwestfilme?
P: Ja * diese vielen * Brutalitäten, ja? * ist das ein Leben? *4*

11,0

R: Ne, aber wenn man denkt, daß das äh die Kinder das heute schon * überhaupt *3* [STÖSST LUFT AUS] ja was tun die? die kommen aus der Schule und * äh setzen sich hin, und des ist auch für Eltern bequem
P: Es ist katastrophal, die ganze Ge/Gesellschaft ist so krank, ja? * so/ ich ertrag die Großstadt nicht mehr, ich ertrag die vielen Leute nicht mehr * und ich möchte bitte meine Ruhe haben * und * meinen * Frieden, mein * kleines Glück und nicht die typischen * äh * ja * äh Strukturen von * äh Gé:ld * und ** äh

12,0

3 ja Konkurrenz * (und) Macht äh f/ streben, von ** äh Profitgier, ja? * Geschäfte machen, üble Geschäfte * und * von ** äh ** ja* praktisch Luegen, (ja?) Luegen, den Boris mies machen * oder ** ja * also destruktiv äh zerstören, ja? * des ist so primitiv und so feindselig * viele Männer, ja? * äh und

13,0

also, mir fehlen da fast die Worte * Wo gibt es eine/ Wo gibt
R: Männer? Männer?
P: es eine Familie, die richtig glücklich ist * die äh * äh hilft oder etwas vormacht, das gibt es, ja? * aber * äh oft die Familie ist nicht mehr * äh * intakt und * äh da muß ich sagen * äh ich hab (von) dem Fußball in unsre, eigentlich gute Familie viel * äh * Unfrieden ** gebracht * ja?
R: Unfrieden?
P: Ich hab * die ganze Familie praktisch * äh angegriffen, ja?,

14,0

weil * äh ich na/nicht ganz oben war in der Bundesliga, in der deutschen Mannschaft * sondern nur * in/ in (einer) Oberligamannschaft * die * na: also * nicht immer super war.
R: Oberliga?
P: Oberliga ist nicht die höchste Liga, man sagt Amateuroberliga, ja? das ist so praktisch eine Halbprofimannschaft ** mehr so am Feierabend * äh trainieren * jeden Tag und am Samstag ein Spiel, also * ich hab nicht die großen Geschäfte gemacht, ich hab meine Füße ** kaputtschlagen lassen ** und * ich hab bitter ** also * gebüßt, gejammert.

15,0

R: Keine großen Geschäfte?
P: Ne:
R: Hat man das erwartet? Wer hat des erwartet?
P: Also * der Fußball ist eine große Chance * sozial * aufzusteigen, [RESIGNIEREND] nur ich hab es nicht geschafft * es gibt vielleicht vierhundert Spieler in Deutschland *die* bekommen so über hunderttausend Mark im Jahr * und die bekommen (ja) vierhunderttausend oder dreihundert*tausend **und ** es gibt * vier Millionen * Spieler * (in) Deutschland.
R: [UNGLÄUBIG] Vier Millionen?
P: Ja.
R: Vier Millionen Spieler?

16,0

P: Ja * Mit Jugendspielern * mit * Amateuren, mit *den äh alle *3* u:nd des bedeutet, daß fast * äh * von tausend * nur einer * äh wirklich * be/genug äh * ja berühmt ist und * äh reich.
R: Einer?
P: Also nur ganz wenige, vielleicht vielleicht einer von tausend oder *8* so, es war eine Illusion.
R: Illusion?
P: Und dann der Zusammenbruch
R: Zusammenbruch?

17,0

P: (Frau) *6* aber das Leben ist eigentlich * viel schöner, viel äh * ähm ** äh so * verschiedne Talente und äh äh Chancen * die Beziehungen, ja?, dann * kreative * Entfaltung oder * äh / manchmal * (es ist) schon gut * ich öffne die Augen und bin froh *3*
R: Die Augen?
P: Ja * Da gibt es ein englisches Lied, open your eyes and your'll be glad.
R: Ja * ja, ich glaub, ich kenn das, ja.

18,0

7

P: [STÖSST LUFT ZWISCHEN DEN ZÄHNEN AUS] *7* [GEKLAGT] Aua: ** Und die Psychiatrie * das war * äh schockierend für mich, die erste Zeit, erst dieses Jahr oder letztes Jahr mit Doktor V. * hab ich angefangen * äh * ja * zu * verstehen *6* aber das sind schon *äh * zu:sätzlich * schmerzhafte * äh * Prozesse in mir, ja? zu kapieren * ich bin eine Flasche gewesen * ich hab * das Leben * i/in mir * ein Teil zerstört * ja?

19,0

R: Das Leben? Das Leben?
P: Die Blüte des Lebens **
R: Die Blüte des Lebens.
P: Hab ich praktisch**nicht * äh ** gut äh *4* ja genützt * äh * realisiert * so daß ich eigentlich dachte nach dem Fußball * ich will nicht mehr, ich kann nicht mehr * äh ich bin schon alt und müde und krank * ich dachte, es ist alles zu spät * aber es ist doch alles ganz anders * äh so jetzt ich bin ziemlich befreit und * äh manche Zeit * doch glücklich *

20,0

auch wenn ich zum Beispiel hier noch ganz schöne Schmerzen hab
R: Schmerzen?
P: Haja (haja) *5* also die ** Zehen *14*
R: Die Zehen?
P: Das sind Schmerzen, also [STÖSST GEPRESST LUFT ZWISCHEN DEN ZÄHNEN AUS] * äh *9*

21,0

vermutlich ** äh * so brutal.
R: Brutal?
P: Die kommen und hauen in die Füße rein, ja? (und)/ so stark sie können, von allen Seiten.
R: Von allen Seiten?
P: ja
R: Die Füße?
P: Die sind also wirklich *keine Menschen, das sind* äh * (ich weiß nicht) * äh Banditen ** >oder ** also< ** aber gut es ist der Fußball, der Männersport * in Amerika gibts american football, ja? * die hauen sich die Köpfe ein *3* Und die die Zuschauer/ die Zuschauer brüllen, ja?, die wollen das sehen * Köpfe? und das ist/ das ist der Fortschritt, ja?, das sind heute die Leute * passiv und *gehässig und * also, mir fehlen die Worte,

22,0

möcht=damit nichts mehr zu tun haben * die können mir ein Angebot machen als Trainer * in München für eine Million im Jahr.
R: Eine Million?
P: Es ist also * dermaßen * äh brutalisiert und unerfreulich * da bleib ich viel lieber in der Klinik
R: In G/ äh bleiben Sie lieber in der Klinik?
P: Hier ist es friedlich, es gibt einige Freunde, es gibt* genug Möglichkeiten * etwas zu tun, ja? * so daß * äh ich ausgefüllt bin und äh * das Leben * liebe * die Mitmenschen äh * helfe und äh ** so ** ja, dann mehr * äh *

23,0

resorbiert * mehr * äh zurückgezogen ich bin *okay.
R: Die Mitmenschen? Mitmenschen?
P: Natürlich, das ist von größter Bedeutung, daß man Freundschaften hat, daß man äh * manchen Leuten * äh zeigt, daß die * also ** äh *ja, große Fehler machen * ihre (...) haben, ((droben gibt's)) einige * die rauchen rauchen und schimpfen und * äh lügen, ja? und so weiter
R: lügen?
P: Ja natürlich. *12*

R: Hm.

24,0

P: Das kommt durch die Oberflächlichkeit, heute * gi/
R: O/Oberflächlichkeit?
P: Ja * es gibt fast keine tiefgreifenden Beziehungen, ja?, die Leute, die trinken Coca Cola und rauchen und * beim Essen schauen sie Fernsehen, also das ist (eine) Katastrophe.
R: Tiefgreifende Beziehung?
P: das ist, wonach sich der Mensch von heute * sehr sehnt, aber fast keine Idee hat * und auch kein Mut * ich hab (…)
R: Kein Mut?
P: Ja* wenn ich die Frau X sehe oder *3* also * wie die alle heißen, es ist es ist * fast nur unerfreulich * die sind also ständig am ** Giften, am am Schimpfen und äh Miesmachen und…

KLAPPERN

R: Gleich.

25,0

P: Und * also ** kein Respekt * keine *Idee, keine Fähigkeiten, also/ natürlich ist der Hintergrund von den Lehrern * äh und Erziehern * oft * ungenügend, ja? * (man) müßte viel mehr loben, viel mehr * helfen, viel mehr * äh vormachen, ja?
R: Viel mehr vormachen?
P: [TON: ABER GEWISS] Haja. Es ist das Beste, was es gibt * wenn jemand * Gitarre spielen kann und singen oder * (…) ein Künstler ** oder fotografieren oder irgendwas, was man kann, ja? was man kann, was * äh von (wo man) * Freude * macht, ja? , (das es

26,0

etwas) gibt ** Daß man nicht immer anderen auf die Füße
R: Freude machen?

P: hackt * es gibt viele Jugendtrainer, die schon die Jungs sagen ja Foul machen, des gibts bei mir nicht.
R: Sie haben nicht (...)
P: Ne, da bin ich dann aber wirklich * dazwischen gegangen ** also * muß ich einen rausschmeißen * wenn sowas anfängt*ja wir nicht also *6* weil die Sache ist die, der * der schadet sich selber und den anderen * es ist also ein übel * mit diesen ** Fouls* mit diesen
R: mhm
P: Frechheiten.
R: Mhm ** Fouls?

27,0

P: Ja also * die hauen auf die Füße * und * des tut ja weh **
R: [LEICHT KLAGEND; WIE EIN GÄHNEN] Auf die Füße?
P: Haja. *8*
R: Hauen?
P: Ja eben *treten.
R: Treten?
P: Haja * es sind die Fußballschuhe *3* [STÖSST LUFT AUS] Sie wissen * unten mit so Stollen oder/ ja? und manchmal die ne/machen so Nägel * und dann gehts drauf *4*
R: Gehts drauf?

28,0

P: [DEN AUSDRUCK ERKLÄREND] Ha des sagen die halt, drauf ** foul, brutal.
R: Foul?
P: Ja.
R: Brutal?
P: Ja. *4*
R: Respektlos? *3*
P: Ja, richtig feindselig *4* es ist/
R: [UNTERBRICHT] Feindselig?
P: Ja, man kann sagen, daß fast jeder Fußballer * ein * Nobody * ist also (so) praktisch * fast nur * also Arbeitermilieu oder Bauern und * Abitur hat fast keiner * und ** die lesen

29,0

fast kein Buch oder * sind am Saufen und die Klappe * aufreißend ** es ist * äh * ein Geschäft *5* ja. *5*
R: Wie gehts Ihnen jetzt so? Angestrengt, gell?
P: Hm * gut äh * (des ist) äh * (das) meiste * hab ich verarbeitet und verkraftet **äh *3* mhm ich * finds noch *gut, daß wir ** ja * äh praktisch von * von den letzten Int

BANDENDE BEI 30,0

Gespräch mit dem Patienten M. am 1.12.1992 (Fortsetzung)
Bezeichnung der Cassettenseite: M. 1.12. (Seite 1)
Datei Mo0112-a.txt

R: Gespräch mit Herrn M., am 1.12.

TONSTÖRUNG
R: [LACHEND] Wollen Sie rein kommen

LÄRM

TONSTÖRUNG

R: Guck ich grad
P: Noch nicht so viel

TONSTÖRUNG

0,5

LACHEN

R: Warum?
P: Ja, es ist genug
R: Ist genug
P: Öhm * von * Sie wissen, die Brutalitäten
R: Die Brutalitäten?
P: Im Fußball * und* in der Seele, ja * nur noch, Schmerz und, Angst

1,0

R: Angst *4*
P: Uah
R: Angst
P: Uah *4*
R: [EINDRINGLICHER] Angst *4* Angst? *7*
P: Also ** ah * das ist nicht * zu beschreiben mit * mhm * wenig *

1,5

mhm * Sätzen * mhm * Frau, R. * es war, in dem Fußball ** ah *5* Hektik ** sehr viele, Spiele und, immer, Termin ** so ich hab die Kräfte * verloren, und bin ein alter Mann geworden,

2,0

müde, und * sterbenskrank *6*
R: Sterbenskrank **
P: Untröstlich * nur * ich muß, äh, nachdenken * welche Fehler ** ich selbst, gemacht hab * ja * so, der größte Fehler war **

2,5

die * Undankbarkeit * ja * und * der Hochmut * ja, ich mein

TONSTÖRUNG, 2,6–3,3

P: Witze über mich

TONSTÖRUNG

P: das war * genug * 5*

3,5

R: Dumme Witze? *11*
P: Nicht nur dumme Witze sondern, massive * Drohungen, ja, und, wie, gesagt, Brutalitäten *3*
R: Brutalitäten *5* Brutalitäten?

4,0

P: Ja die sind laufend * ähm, ja * am ** mhm * wie soll man sagen * so ** Schaden, machen wir nicht * ah helfen, oder, äh, freundlich sein, eine ** mhm, damals dann, Niveau gibt es nicht so oft dort, wissen Sie, es ist, die vielen Männer

4,5

die, äh, nur an sich denken und Auto fahren öh, und, öh, öh also * mir fehlen die Worte * möchte meine Ruhe haben, ja * und * (in) Ruhe ah, (aufräumen) und arbeiten, aber nicht mehr * ähm mhm, so die * äh * Öffentlichkeit, mir reichts, ja *3*

5,0

R: Öffentlichkeit?
P: Ja *3* die vielen Leute ** die, vielen * stört, ja, an mir * nur das (Faktum) etwas, äh, dunkel scheint * so die/ also * mhm * das hab ich nicht nötig, ja, mich zu verkaufen und äh, naja **

5,5

ich hab das versucht, ich bin auf die Nase gefallen, und mir reichts * nö *5*
R: Auf die Nase gefallen *3*
P: Auf die Nase und sogar auf den Kopf, ja * ich lauf, mit dem Ball * allein aufs Tor zu * und wird von hinten so brutal umgeschlagen, daß ich, auf den Kopf fall, eine Gehirnerschütterung

6,0

hab, und wenig Tage später in G. bin *4*
R: Nach dem Kopfsturz
P: Ja, als ein Beispiel *6*
R: Auf den Kopf?
P: Und, es war knapp, ich hätte wie Bernd Schuster ein wirklich super Spieler, Weltspieler sein können * ich war noch etwas zu jung *3* es war nach dem Abitur * diese Scheiß * Bundeswehr, ja,

6,5

die haben, mich ja, als Soldat, angebrüllt und, äh, also ** [GEFLÜSTERT] kein Leben
R: Kein Leben

P: Geschäfte, und/ und öh, die Klappe aufreißen und, und die anderen fertigmachen wollen *7*
R: Andere fertigmachen wollen
P: Genau den anderen, praktisch, ähm *

7,0

neidisch und öh * öh, mhm * man kann sagen feindseelig
R: Feindseelig?
P: Ja *6* aber, gut das ist für mich, kein Thema mehr * ich bin hier in der Klinik in (einer) guten Therapie, hab viel gelernt, hab Hilfe, hab * mhm, große Chancen und, das Leben ist verändert

7,5

R: Hilfe?
P: Ja, zum/ zum Guten
R: Vom Doktor XY/ nee vom Herrn
P: Ja einigen Doktors ** mhm * Doktor V. ist der beste * Doktor O. ist sehr gut ** der Herr M. seht gut, sehr * clever * sie haben viel geholfen, in einer, wirklich, äh, super, äh ** mhm * so * Art von * mhm, Freude, von

8,0

* ah fragen und * verstehen * es gibt mhm *3* äh, ja, doch. mhm,
mehr, als ich dachte * [KNACKEN] (…) * oder Billiardspielen und * sogar, bei den Patienten, ich hab einen Freund * der * H. * mit Herrn T. hab ich sehr viel gesprochen und, mhm, einiges * öh **

8,5

mhm * realisiert, jedoch, der Herr T. * fällt, noch viel schneller um als, ich oder * H., er ist dann oft sehr, hilflos und verzweifelt, des, ähm, müßt man die Doktors * auffangen, das geht über meine Kräfte
R: Über ihre Kräfte
P: Ja * und zwar, Frau R. * nicht nur * so * diese ** ähm *

9,0

Patienten, sondern immer mehr, meine Aufgaben, ja, im Bereich des Sports, im Bereich von Diskussionen und * ha, ja ich muß mehr Privatleben aufbauen ja * ich wandere viel ich * (…) nach R. * und * ah ** mhm ** dem * ha * Gebiet

9,5

ist es dann die Zukunft * langfristig, zu ** nhn * meistern
R: Nhn
P: Gell, daß das Leben * [KNACKEN] ähm, gut ist (für mich), wenn ich * [KNACKEN] Verzweiflung * äh, pu * Frust *7*
R: Verzweiflung * und Frust
P: (Verzweiflung) (…), ja, ähm * mhm

10,0

8

R: Verzweiflung? * und Frust? *15* über die Schocks *7*

10,5

P: Ach so ** mhm ** mhm *3* diese ** vielen ** Schmerzen *5*
R: Sie zeigen jetzt den Fuß
P: WIMMERT
R: Oder bewegen den Fuß
P: (…) ist mein Schußbein *9*

11,0

R: Da gings besonders schlecht, mit dem Fuß *3* schlechter als mit
P: Genau
R: dem anderen
P: Ich hab natürlich, Frau, R., sehr viel, schöne, großartige ** Erinnerungen, aber es sind mehr Momente * und/ und des ist äh, viele Business, ist eine Katastrophe ** selbst für Lothar Matthäus, oder * die * wirklichen **

11,5

Weltspieler, der * Buchwald *4* also *8*
R: Weltspieler
P: Ja, pu * es gibt nicht viele * und die, bekommen genug Probleme und das Geld ist schnell weg, (also) es ist nicht einfach *3* Lothar Matthäus, der beste * war * mhm *3* fünf Monate

12,0

*schwer verletzt ** mit dem Knie
R: Wer?
P: Der beste, deutsche Spieler der ** nhn, mhm * Lothi ** Matthäus
R: Matthäus, ah so der ** der war doch auch Kapitän * in München *
P: Richtig
R: ja *5* der war auch am Fuß verletzt?
P: Am Knie, das ist noch schlimmer
R: Am Knie
P: Das Knie ist praktisch das Ende **

12,5

R: Aber der spielt noch
P: Ja aber ähm ** umstritten also * er hat Hochform, gezeigt, in * ja 1990 *3* und wir sind Weltmeister, so es war * mhm, wir waren überglücklich ** aber * gut es ist Alltag [VIELLEICHT: jetzt ist Alltag] und ähm, Verträge erfüllen *4* da gibts einen Spieler in Stuttgart, ja * Frontzeck *3*

13,0

der * mhm ** geht zu dem Matthäus * und versucht dem (zum) Kopf/ auf den Kopf zu hauen *4*
R: Auf den Kopf hauen
P: Ja, zum Glück, er hat ihn nicht voll getroffen also * so brutal ist der Frontzeck *3* und (es) gab diesen Sommer in, Schweden * die Europameisterschaft, und da ham die dem ** Guido Buchwald, mit dem

13,5

Kopf/ auf den Kopf gehauen * der war bewußtlos und ** das ist so brutal, ja

R: Brutal?
P: Es ist ** also Schmerzen, aua aua aua *4* STÖHNT
R: Brutal?
P: [LACHT, LACHEND, R EIN KOMPLIMENT MACHEND] Wenn Sie mitspielen ist es vielleicht nicht mehr so brutal
R LACHT, P STIMMT EIN
R: [LACHEND] Ich hätt soviel Angst *

14,0

[IMMER NOCH LACHEND] vor der Brutalität, daß ich gar nicht mitspiele, [FÄNGT SICH WIEDER] abgesehen davon
P: Au au
R: *würde ich gar nicht solche Regeln lernen

R LACHT, P LACHT MIT

P: Also, ich spiel völlig ohne Foul, hä, die meisten * die machen Foul * und geben und/ und öh * kassieren * öhm * Tritte * aber mein Spiel ist wie Beckenbauer * ein Künstler, ein Ball- * äh Künstler, und nicht äh * ist nur so die Kraft und, öh Rennen * ich kann spielen *3*
R: Ja das glaub ich *4* Sie können spielen, Sie spielen auch immer noch bißchen
P: Richtig also wir machen, fast täglich Billard, und etwas Fußball oder, Tischtennis * sollen wir spielen **
R: [LACHT] Ho ich, [LACHEND] äh nächstes Mal * vielleicht

15,0

P: O.k., ich geb Ihnen eine Woche zum üben
R: [KOKETT, LACHEND] Oh., ich hab keine Platte [LACHT]
P: [STIMMT EIN, WÄHREND R WEITER LACHT] Ich kann alles
R: Ja, nächsten Dienstag, ähm, komm ich
P: super
R: und dann den Dienstag darauf in äh/ wenn ich Babysitter kriege
P: Aha

R: Und * äh dann komme ich noch, glaube ich ein oder zwei Mal, also eins auf jeden Fall, und dann muß ich mich n=bißchen zurückziehen, weil ich äh das bearbeite * muß, und dann kann ich

15,5

Ihnen aber meine Adresse 1/

ENDE DES BANDES BEI 15,5

Gespräch mit dem Patienten M. am 1.12.1992 (nachmittags)
Bezeichnung der Cassettenseite: M. (Seite 1) 1.12.
Datei Mo 0112-b.txt

R: (...) irgendwas zu:. was/ was ich nicht erkläre gell, also d/ Sie kennen das besser als ich [LACHT] Jaja, ja, wir haben über Fußball
P: Genau, über diese, wie hieß (es) denn? * Foul
R: Ja, über die Fouls
P: Brutalität ** wo * äh ** der Sieg ** äh ** alle Mittel

0,5

R: Sieg
P: Ja, zu gewinnen äh, Geld und
R: Geld
P: Ruhm * so

TONSTÖRUNG

P: Also *15* [GÄHNT]

1,0

(also kurz gesagt) ** äh ** mir ham se die Füße kaputt gehauen
R: Füße
P: Mhm
R: Des äh * interessiert mich * also Interesse ist jetzt vielleicht ein falsches Wort insofern wenn Sie sagen die haben, die Füße Ihnen kaputtge (hauen und ich sage), das interessiert mich,
P: GÄHNT
R: aber Sie verstehen das daß es also, es interessiert mich äh, jetzt einfach
P: Psychologisch oder

1,5

R: Nitt öh, einfach auch nicht/ nicht einmals psychologisch, einfach, wenn Sie darüber einfach erzählen über den Fuß
P: Mhm mhm

R: Das interessiert mich
P: Ähm * so *4* ich bin ein Spieler, der sehr * äh * gut * mit dem Ball, äh dribbelt und *äh * Tricks kann, so * äh, da gibt es

2,0

viel, Neid viel, ähm * Gegner und Feinde, und, das hat mich
R: Gegner?
P: Ja Gegenspieler
R: Gegenspieler
P: und, Konkurrenten
R: Konkurrenten
P: So * es war * mhm * mein * äh Traum, ja * meine Illusion, zu einem großen äh Weltspieler, zu kommen und, (zu Millionen) * es

2,5

hat fast geklappt aber * im Endeffekt, es ging, äh, in die Klinik. * so: Selbstmord und Depressionen
R: Selbstmord?
P: Ja *5*
R: Selbstmordversuch
P: So
R: Wegen den Fouls, und äh, Gegenspieler, und, können Sie darüber

3,0

noch ein bißchen *
P: Mhm
R: erzählen
P: Gut, ähm, ich dachte ** öhm hm Beckenbauer * oder * Rummenigge ** die bekommen äh (…) * daß ** öh ** mhm * das nicht ** mhm

3,5

STRASSENLÄRM IM HINTERGRUND

öh * nicht (...) *4* nur, ich konnte die Schmerzen ** äh * nicht mehr *3* verdrängen, ja, es war so ** ähm ** daß es ähm * Abbild der ganzen

4,0

Männergesellschaft * es sind so viele Dreckschweine und dumme Arschlöcher
R: Abbild Männergesellschaft
P: Ja
R: Das interessiert mich
P: Ja, also, keine Fairness, kein Respekt * und, auch keine großen Fähigkeiten * Neid, Haß, miese Geschäfte * und, äh, die Klappe offen

4,5

R: Miese Geschäfte, und die Klappe offen
P: Ja *7*
R: Miese Geschäfte?
P: Mhm *8*
R: Des interessiert jetzt wie/ wie meinen Sie miese Geschäfte? *
P: GÄHNT
R: oder was sind miese Geschäfte? ** kann man das genauer beschreiben?
P: Also um nochmal auf den Sport zurückzukommen
R: Mhm ja

5,0

P: das ist für Sie natürlich nicht so wichtig
R: Doch, des ist mir äh schon wichtig, weil ich dann Sie besser versteh, weil das, etwas ist was eng mit Ihnen zusammenhängt, wenn ich Sie verstehen will, dann ist das schon auch wichtig
P: Richtig * also man spricht äh von einem, heutzutage * Spieler- * material * das geformt wird, und weggeschmissen *4*
R: Geformt wird, der Spielermaterial
P: Das Spielermaterial
R: Mensch als Material

5,5

P: Genau
R: Des meck/ weggeschmissen wird, wenn, nicht mehr, paßt
P: Genau
R: Oder wenns nicht mehr funktioniert
P: Genau
R: So wie ein alter Fußball
P: Genau *3* so ** ahm *6* mhm *3*

6,0

ähm * viele ** öh Spieler viele * äh, bewerten, das Geld ah * sehr hoch * es gibt Spieler die reden fast nur über Geld ** und * es ist eine/ eine Dummheit, ja, und, äh von diesem ** blöden *3* ähm * Geschwätz und * äh,

6,5

Unsicherheiten ** in/ in der eigenen Mannschaft, hab ich mich, dann doch * äh * ja * mhm * unterdrücken lassen oder, also ich
R: Sie zeigen mit dem Daumen runter
P: Ja
R: Des heißt unterdrücken?
P: Ja, so, ich glaub es ist äh * du mußt jeden Tag aufpassen,

7,0

sonst äh * öh * ja * öhm *3* mhm * es gibt soviel *4* ja eben * Neid, und Haß, und Eifersucht und, also, ich hab die Mitmenschen *

7,5

zuviel, zuviel respektiert, zuviel geholfen
R: Die Mitmenschen
P: Die Mitspieler in meiner Mannschaft
R: Die Mitspieler
P: Ja *3* und *3* ein Stück weit die Studenten
R: Die Studenten
P: Ja ** dann öh ** ja insgesamt ja, öh, ich bin sehr fair, sehr, öh, fähig, so, ich hab das nicht nötig,

8,0

andere, äh lächerlich zu machen äh * aber die haben ja über mich dumme Witze gemacht
R: Dumme Witze
P: ja, mich verspottet
R: Verspottet
P: und mich ausgenützt und sogar, ähm, nicht nur in die Füße geschlagen, sondern auch schon dreimal ins Gesicht
R: Ins Gesicht
P: Ja *4* es
R: Ins Gesicht

8,5

P: (…) (G.) * mhm, <u>einmal</u>
R: <u>In G.</u>
P: in einem Jugendhaus, und einma/ öh zweimal in der Klinik.
R: In einem Jugendhaus * und in der Klinik.
P: Genau ** (…)
R: Heute machen wir vielleicht Schluß, oder
P: nöh
R: Wenn es Ihnen schlecht geht, oder
P: Vielleicht, also das ist jetzt ein, öh wichtiges Thema * öh, so spreche ich mit dem Doktor X
R: Ja
P: Und * öh

9,0

R: Also von mir aus könne/ ich hab Zeit noch, ich dachte jetzt Schluß machen nur, wegen Ihnen aber ich hab Zeit, und ich kann äh äh/ also, bis bis hal/ * bis äh fünf vor drei
P: Ähm
R: Dann ich bei/ um fünf vor drei muß ich zum Herrn T., weil äh, er hat zä/ Ich hab den die ganze Zeit jetzt verpaßt
P: [SPRICHT DEN NAMEN NACH] T.

R: Und/ Herrn T., und äh * äh, um Viertel nach fängts wieder an, und ich versuche mit ihm in der Pause zu reden, und ich habe mit
P: Aja

9,5

R: ihm nur Viertelstunde und * äh Zeit mit Ihnen hätte ich von mir aus,
P: Gute Idee
R: ich hab jetzt nur gesagt mit dem Aufhören * weil ich dachte, es geht Ihnen jetzt schlecht aber wenn Sie sagen wichtiges Thema, dann/dann äh/ ich finde das auch, bloß wollt ich jetzt nicht Sie belasten aber, ich äh, sitze gern, und höre Ihnen gerne zu, also * weil ich find das auch wichtig **

10,0

P: Also * ähm * o.k. Frau (…) gut * (…) den/ den zentralen Ursachen, für meine, ähm * äh Schwermut *
R: Mhm
P: [SEHR LEISE] für meine * Erschöpfung * und praktisch, äh * ja (…)
R: Der Schock fürs Leben?
P: Mhm
R: Öh, wenn wir jetzt natürlich
P: (…)
R: Ja
P: In meinem letzt/
R: Ja
P: In meinem letzten Spiel *4* für den FC R. **

10,5

R: Im letzten Spiel
P: Ja, in meinem letzten Spiel meiner, Karriere * ich laufe auf den Torwart zu ** allein, schnell * und hinter * mir * ein/ wie ein Gorilla ** und der, ist noch schneller * und haut mir in die Hacken * und es war so schnell, ich bin auf den Kopf gefallen ** ja
R: Auf den Kopf

11,0

P: Auf den Kopf gefallen * ich konnts mit den Händen nicht mehr abfangen * ich bin * von hinten * Foul * und ich fall, und fall auf den Kopf
R: Fallen auf den Kopf
P: Ja *6*
R: Und dann?
P: Dann ** das kam ** äh, Angst
R: Angst
P: Und ja * (bald ich war dann in der Klinik.) *4*

11,5

ich hab noch eine Jugendmannschaft trainiert * und=s war dann so [GRUNZLAUTE]
R: Also nach diesem Spiel haben Sie Jugendmannschaft trainiert
P: Nee äh gleichzeitig
R: Nee ** gleichzeitig?
P: Zur gleichen Zeit
R: Und dann äh, nach diesem, Kopf- * sturz oder Kopf- * schlag
P: Ja
R: Kann man=s so nennen?
P: Ja
R: Da kam/ da haben Sie (etwa) Angst bekommen
P: Ja
R: Und wahrscheinlich so einfach, dann

12,0

P: Daß die Kräfte praktisch * nicht * mehr ** reichen
R: Und das war dann mit dem Selbstmordversuch
P: Mhm * nein des/ das war * der Anfang von der Klinik.
R: Der Selbstmordversuch
P: Und ** na gut, Selbstmordversuch, es ** öh * hab ich nicht * aber, einfach klar sind die Idee/
R: Sie haben die nicht ja
P: Von (dem) Hochhaus runter zu springen

12,5

R: Vom Hochhaus runter zu springen?
P: Unter eine * äh Lokomotive zu gehen ** das hat mich Monate lang gequält
R: Auf eine Lokomotive?
P: Ja * unter den Zug zu legen
R: Unter den Zug **
P: Monate lang
R: Monate lang
P: Ja * ich war v ö l l i g ** am, Ende
R: Vor der Klinik?
P: Ja * aber dann, in dem der Klinik, es ist, nicht/ nicht mehr (…) kommen

13,0

R: Ist nicht besser
P: Das ist * elf Jahre zurück, wo es angefangen hat * und jetzt * in den letzten zwei ** mhm * ja, zweieinhalb Jahren * ich war * öh, glücklich * mit öhm * einer richtigen Therapie mit, Doktor V. in der Station
R: Mhm
P: 61 * [BLÜHT AUF] täglich ein, Einzelgespräch, täglich ein Gruppengespräch

13,5

R: Ach
P: Kreative, Entfaltung * und * so jetzt ich bin * öh * ganz o.k. und * ähm * öh * ein, Multitalent
R: Multitalent
P: Ja **
R: Jetzt geworden?
P: Ja, natürlich mit viel Arbeit mit Hilfe * und äh, ich bedank mich immer mehr (…)
R: Mhm

14,0

P: Das ist schon eine Kraft, die ** ah * ja *4* mhm * zum Guten *3* arbeitet
R: Eine Kraft?
P: Mhm *3* (…) das Leben, (…) hat viele * äh * Gründe * sich zu * freuen

R: Ja * ja * sich zu freuen, mhm

14,5

P: Und äh * mhm ** ich hab da (beim) Tischtennis mit dem Doktor K. das Lachen gelernt
R: [BRICHT IN LACHEN AUS, P STIMMT MIT EIN] Ja
P: Mhm mhm
R: [LACHEND] Das Lachen gelernt
P: [WIEDER BERUHIGT] Jaja
R: [LACHEND] Das ist schön
P: [LACHT] Und * öh, ich arbeite viel mit * den natürlichen Heilkräften
R: Mit den natürlichen Heilkräften
P: Genau * Yoga
R: Yoga

15.0

P: Und ganz einfach * Tee trinken
R: Tee trinken
P: Und * äh, Licht
R: Ah
P: Luft * und, (Wasser)
R: Aha:
P: Sie werden eine Ahnung haben
R: Ja
P: Nhn
R: Ich kenne Antroposophie
P: Mhm
R: Deshalb also * der Herr H. äh
P: Mhm
R: Ja *3* der natürliche Heilkräfte, das ist sehr schön wenn man
P: Mhm
R: äh, versucht die * Heilungskräfte in sich auch zu mobilisieren

15,5

P: Genau

R: Also nicht nur von außen ** Hilfe zu nehmen *
P: Genau
R: sondern, einfach
P: Genau
R: die Quelle in sich zu öffnen
P: Genau
R: Des
P: (...) zu vertrauen
R: Ja
P: auf die Quelle (...)
R: Ja ja. Genauso wie, vielleicht, auch in dem anderen Menschen
P: Genau
R: Bloß wenn man sich in dem irrt
P: Ach so *3* öhm *

16,0

daß man sagt, ja ** Potential des Menschen, ist enorm
R: Ja
P: Ja, was da alles * ähm, ein Mensch, äh ** ähm *3* (...) kann, und * äh, machen
R: Ja

GERASCHEL

P: Ja
R: Aber mit der Grippe müssen Sie aufpassen, der
P: Ja das * ähm * ist glaub gar nicht so ** ähm *

16,5

(wie) soll man sagen ** öh *4* mhm *3* es ist * öh, Halsweh, etwas Schnupfen * Kopfweh [STÖHNEN] *3* mhm, das Gute ist, daß ich * ähm ** ausruhen kann
R: Ja
P: Etwas nachdenken

17,0

R: Nachdenken
P: Ja ** und dann öh, in der Zukunft ** daß es besser/ besser zu machen
R: Mhm
P: Ich muß mit den Mitmenschen, leben und rechnen
R: Mitmenschen
P: Ja * das sind ja fast, keine Menschen, das sind
R: Keine Menschen?
P: Das sind irgendwelche Leute und ** ähm
R: Irgendwelche Leute?
P: Lügner und <u>Schwätzer</u>
R: <u>Lügner?</u>
P: Schwätzer und, also ** das Interesse/ ich möchte fast niemand sehen
R: Interesse

17,5

P: Das Interesse also ** den ** tja ** äh * es ist * äh ** vieles * äh ** so ** mhm schwach, so deprimierend * und die meisten Menschen, die ** äh ** die sind * äh verblödet
R: ja

18,0

P: Also * öh * ich war ne Zeit lang ** vierzig ** Zigaretten * öh * täglich * zu rauchen ** und ** (...) der Doktor schimpft
R: Vierzig Zigaretten?
P: Mhm *3* aber, das war nur eine Zeit ** von ** ähm ** öh ** Psychiatrie * (...) gehe und für die Zukunft zu/

18,5

Aufgaben zu ** äh, Vorbild geben
R: Vorbild
P: Mhm
R: Ah das haben Sie jetzt der (...) gesagt, Vorbild
P: Mhm
R: Können Sie darüber was erzählen, das interessiert mich

P: Ja mhm, Vorbild * (das) heißt * öhm * zeigen was ich** kann * ja ** und *3* öh ** ein Stück weit, wenn das äh ** gewagt ist **

19,0

es, zu vermittelt, ja
R: Ach

GERÄUSCH EINES ELEKTROMOTORS IM HINTERGRUND

P: Und es zu helfen, daß die anderen * öh * ähnlich * äh, gut * realisieren
R: Ach ja, darf ich nochmal rückfragen, also * wenn Sie eine Fä/ äh Sie sagten, Sie haben eine Fähigkeit erworben * durch harte Arbeit, also nach dem Fußball * nach der Fußballkatastrophe
P: Genau
R: Kann ich das so nennen
P: Genau

19,5

R: oder nach dem Kopfschlag
P: Ja
R: Und äh äh:, dann haben Sie nach dem Kopfschlag Angst gekriegt, äh fürchterliche Angst- *zustände, sind dann in die Klinik gekommen
P: Ja
R: und hier haben Sie dann, Therapeuten getroffen die Ihnen geholfen haben
P: Genau
R: die, äh, Fähigkeiten, die in Ihnen geschlummert haben zu, wecken
P: Sehr gut
R: Und dann haben Sie angefangen, reaktiv/ äh äh äh * kreativ * zu arbeiten

20,0

P: Sehr gut, nhn
R: und äh
P: großes Glück

R: Ja, und * äh: * Ihnen ist wichtig das Vorbild zu geben, und Sie meinen dann Vorbild auch geben zu können * wenn Sie dann auch den anderen sagen, was Sie gut können
P: Nhn, nhn
R: weil die das vielleicht auch nicht so, selber merken oder äh
P: mhm
R: Stimmt das so, oder
P: Ich, öh * insgesamt, öh, Sie haben ein * öhm ** sehr gutes * Verständnis * ähm , ich möchte

20,5

es etwas differenzieren
R: Mhm
P: Vorbild deshalb * weil ** öh ** ein Handvoll Menschen * öh, praktisch * öh, ein Vorbild zu mir gegeben haben
R: Aha
P: Daß ich das praktisch als Dank ** äh ** gerne ** mache
R: Daß Sie das zurückgeben
P: Genau, aber nicht, im Rahmen von, ähm ** ähm * Unterricht für

21,0

die Schule ** ich möchte im Verein arbeiten * oder * mit Behinderten * äh ** öh * also ** öh * ich möcht nicht, äh mich * unter Druck setzen lassen * ja * davon hab ich genug
R: Ja, ich verstehe
P: und vor allem, Frau * mhm, R., ich möchte, vor niemand mein Spiel,

21,5

Kaputtmachen, lassen ** ja
R: Ihr Spiel
P: Mein Spiel ist überragen *3* in der Technik ** und es gibt nun immer wieder * Neid und äh dumme Witze ja :
R: Dumme Witze
P: Ja [SEHR LEISE] Ich arbeite * bis zum *4* (…)
R: [EBENSO LEISE] (…)

P: Ja, ich arbeite, mit äh

22,0

viel ** (…) so, mit * äh ** Formschwankung
R: Mhm
P: Und dann gibts ja viele * Journalisten oder Fans oder * Nachbarn, die * nur, in die * Schwächen
R: Nur in die Schwächen
P: stoßen wollen * sogar in der eigenen Familie ist es so
R: In der eigenen Familie
P: Ja
R: Das würde mich interessieren
P: (Mein) Vater zum Beispiel
R: Ihr Vater
P: Ja

22,5

R: Er lebt noch?
P: Mhm * am Samstag meine Eltern waren hier
R: Ach
P: Ja es war=n ein paar Wochen, die/ an der Nordsee * und [FREUDIG] (…), das was Finnisch oder
R: Ja, sehr schön
P: Nhn
R: [SPRICHT AUF FINNISCH WEITER] Ja ja ja ja
P: Genau
R: Ja
P: Die waren ganz oben an dem * Nordkap
R: Mhm, das ist * (…) * äh, Nordkap
P: Aja
R: Ja
P: Sie kennen das?
R: (…) ist, ja ja
P: Nhn

23,0

R: Ich bin aber nicht da gewesen, aber ich kenn das
P: Nhn
R: Jaja
P: (…), das ist Finnisch, äh
R: [LACHT, P SCHLIEẞT SICH AN] Ja (…) Ihre Eltern in Finnland waren
P: Mhm
R: Ja
P: (…) zeigen
R: Ja toll, jaja
P: Ja
R: Ist ja komisch, ich seh bisschen schlecht, deshalb ist es mir nicht aufgefallen, obwohl der, Stirnband schon find ich auch ganz toll
P: Ja
R: Äh äh, steht Ihnen gut, sowas
P: Ja
R: Das find ich gut * ja ** ja, ah, aber Sie das gesagt, in der

23,5

eigenen Familie
P: Es war * äh *5* eine ** schreckliche Zeit *3* und *4* offensichtlich/ mein Vater hat mich viel, äh, beneidet, und ich hab/
R: Ihr Vater?
P: Ich hab ihn gehaßt
R: Hat sie beneidet
P: Ja
R: Und Sie haben ihn gehaßt
P: ja

24,0

R: Immer?
P: Und jetzt wir haben Frieden, das ist sehr gut ja ** kann man Vater sterben * und ich kann äh *3* nach Belieben *5* Sport * ähm * arbeiten oder * sonst irgend äh eine * äh Ä sinnvolle ** ähm ** Aufgabe

24,5

R: Sport
P: Also, in dem Sport *3* äh *5* praktisch ** zwanzig Jahre
R: Zwanzig Jahre
P: Also
R: Zwanzig Jahre im Sport
P: Ja * mhm ** ich wollte *3* öhm * Fußballer ** oder gar nichts werden

25,0

R: Fußballer oder gar nichts
P: Ja *9* aua aua [STÖHNT] *5* und * ähm *4* das Problem * war, daß ich immer mehr isoliert war, allein war* *12*

25,5

R: Sie waren
P: Mhm
R: isoliert
P: Mhm *5*
R: Isoliert?
P: Ja, es war so eine Bauern- und Arbeitermannschaft * und
R: Was für ne Gemeinschaft, da?
P: Eine/ eine Bauern/
R: Bauern- und Arbeitergemeinschaft, ja
P: [KORRIGIEREND] Öh * Mannschaft
R: Mannschaft?
P: Ja * mhm * und * ähm * *7*

26,0

ich (...) / mich wollten die gar nicht richtig ** äh ** so
R: Reinnehmen
P: Genau
R: Mhm
P: Ich mußte auf dem Platz öh, im Spiel besser sein *+ ich mußte * die Klappe praktisch halten, ha mhm ** also * Sie war mal Fotos sehen von der Mannschaft, also *5* genug
R: Mhm

26,5

P: Es gab natürlich auch schöne Tage, es gab Reisen es gab Siege es gab Geld * aber, mhm, irgendwann * hab ich ** äh *4* wahnsinnig gemacht
R: Wahnsinnig gemacht
P: ja
R: Irgendwas
P: Ja * unt/unt/ untröstlich
R: Untröstlich
P: Ja
R: Können Sie darüber noch, Sekunde was erzählen
P: Es sind so viele (Schmerzen) (…) dann such ich, äh

27,0

R: Sie äh weisen auf den Fuß hin
P: Ja, die Füße, die Gelenke * öh
R: Füße?, Gelenke?
P: Ja ** die Beweglichkeit, es ist
R: Die Beweglichkeit
P: Äh, Frau R. * natürlich * äh ** mhm *3* im Fußball *7* immer * Termin, ja
R: ja

27,5

P: Es ist immer ein Spiel * heute Training, morgen *4* Abflug *3* Samstags Spiel ** verlieren wir oder, unentschieden * und * da werden die Knie ** überlastet
R: Die Knie?
P: Die Knie werden überlastet, weil man * öh, immer schnell ** rennen * muß ** so ist es ziemlich * ungesund, für fast jeden

28,0

Fußballer ** so es geht Millionen praktisch ähnlich wie/ wie mir * nur es ist die Sache * daß die anderen * machen dann ruhevolle, in der Familie, und, irgendwelche Geschäfte, und für mich * äh * ich wollte praktisch sterben als ein Spieler für Deutschland

R: Sterben?
P: So ungefähr
R: Als Spieler für Deutschland?
P: Ja * also ich wollte, praktisch mein Leben opfern **

28,5

für * Nationalspieler sein * ein * Weltmeister * werden ** und da war mein Denken * doch etwas/

TONSTÖRUNG 28,7–29,0

29,0

R: Haben Sie Schmerzen immer noch
P: Ja * Fußschmerzen
R: Fußschmerzen?
P: (...) Rückenschmerzen
R: Aber jetzt nur wegen der Grippe
P: Nee ja, also ich hab jeden Tag äh viel Schmerzen *7* aber durch die Schmerzen/ die Schmerzen lassen *3* nach=n paar Minuten ** nach *und wenn die Schmerzen *

29,5

vorbei sind ** dann fühl ich sich ** ähm * wohl
R: Ach
P: Mhm
R: Dann fühlen Sie sich wohl
P: ja

BANDENDE BEI 29,6

Gespräch mit dem Patienten M. am 12.1.1993 (spätvormittags)
Bezeichnung der Cassettenseite: Moi. 12.1.93
Datei Mo1201-c.txt

R: Wenn Sie entlassen werden, dann können Sie öh * also mir sagen * wo Sie zu finden sind, weil wenn ich die Arbeit fertig hab
P: Gern
R: Oder vielleicht hab ich zwischenzeitlich auch Fragen, dann, öh/ also nur wenn Sie wollen dann kann ich, Ihnen die Arbeit zeigen oder wenn ich Fragen hab, dann kann ich Sie noch mal fragen
P: So ** öhm, Sie nehmen ein Tee oder ein, Mineralwasser
R: Nee ich bin eigentlich im Moment, ganz zufrieden

0,5

R LACHT, P STIMMT EIN
R: Weil ich muß auch noch in die Bibliothek, bißchen so oder muß noch mal bißchen was * auch mit dem Herrn L. noch sprechen und dann noch, äh
P: Es ist ähm, etwas, Sie merken, ich bin, äh, äh, ziemlich, so * mhm * clever, geworden * aber, ziemlich müde * ja * Sie haben, oft ja gesehn, dass ich, ähm einfach zu * äh

1,0

** ja *mhm * wenig, locker bin, ja, sondern immer noch, so, wie Angst oder * öhm * wie soll man sagen * einfach, noch nicht richtig fit
R: Angst?
P: Jaja (das) ist die viele Angst, was ich abbauen und den Streß/, wissen Sie, ich hab sehr sehr viel * ähm, verschiedene * äh *

1,5

Berufe gemacht und, studiert und, der Fußball * also die Kräfte, sind/ [SINGT, TRIFFT NICHT DIE MELODIE DES SCHLAGERS, DEN ER MEINT] man sollte nochmal zwanzig sein, und so verliebt wie damals
R LACHT, P STIMMT INS LACHEN EIN
R: Ah! Sie waren verliebt damals
P: Mit 20 war ich, etwas verliebt in den Ball

R: [ENTWAFFNEND] In den Ball?, in den Fußball
P KICHERT, R LACHT, P SETZT NEU ZU EINEM KICHERN AN
R: Hab ich Recht?

2,0

P: Ich war, viel verliebt aber, es war, nicht viel aber, sondern wirklich, die Frau meines Lebens kenne ich noch nicht * oder ich weiß nicht also * äh vielleicht ** mhm * mhm * ich kann ** äh * mein Versprechen zu Oma ** dieses Jahr ** äh zu heiraten
R LACHT, P FOLGT
R: Ah, will ihre Oma daß Sie heiraten. [LACHEND] Das ist gar nicht so ohne [LACHT]

2,5

Ach jee
P: Aber die Oma gibt mir immer 50 Mark und ich hab, kein Geld
R: Jaja * was sie gibt
P: Ja sie gibt (…) also * öh * ich seh kein Land vor, mit, den
R: mhm
P: Geschäften
R: Mit den Geschäften?
P: Ich brauch ja für (…) ein super Haus * und ein Mittelklasse * auto *3* [SCHARFES KNALLEN] Telefon, ein Tisch ** gute Lichter

3,0

R: Mhm
P: Und äh (…) Papier zum Malen
R: Sie malen auch, ja?
P: (…) ich hab ein Meisterwerk, äh * gemalt
R: Würden Sie mal zeigen
P: Es hängt schon an der Wand
R: Aha * hängt schon
P: Man kann es etwas kritisieren, aber * (es ist) eigentlich * äh * mein Stil * viele Kreise ** verbunden * und dann *

3,5

Striche, Linien, Winkel * also, man muß noch sagen daß * die Farben, sehr * freundlich und hell sind * so daß ich ** äh nicht nur Fußballspieler bin, sondern *mhm, einiges wirklich, mhm, gut kann * und zumGlück/ ich kann jetzt über alles sprechen früher, ich hab nur über den Fußball gesprochen * war ein super Spezialist, ich war der beste Spieler in T.

4,0

(…) Universität *3* wo ich * zu Weihnachten sogar noch Post bekommen hab, von einem Professor *4*
R: (Post bekommen), <u>von</u> einem Professor, hat er sich
P: <u>Ja</u>
R: erinnert an Sie?
P: Ja
R: Ah * ist ja toll
P: Ich hab schon geantwortet letzte Woche ** mit über 10 Seiten
R: Aje
P: Und ähnlich wie im Stil von meinem * Sie wissen * Tagebüchern
R: Ah des ist aber toll * des ist ja schön

4,5

Ah, er hat an Sie geschrieben
P: Ja, äh d/ * oft öhm * mit mir telefoniert und * der Kontakt ist abgerissen * und jetzt praktisch, ist es wieder , äh , fast , wie=m * äh, wie zu meinen besten Zeiten, als * Spieler ** [LEISE] ich war [LEISE] super Spieler *4*
R: Mhm, waren Sie/ jetzt was ganz anderes, waren Sie am Weihnachten zu Hause

5,0

P: Ahm * ich hab des, ahm * gut überlegt, ich bin Weihnachten * in der Klinik äh, geblieben * und bin dann, zu Silvester, so * zehn Tage * nach R… * und hab meine Familie gesehen, meine, besten Freunde, es war sehr harmonisch und * öh * war nicht nur leicht, aber es war * ein

5,5

großer Fortschritt
R: <u>Fortschritt?</u>
P: <u>In</u> besten Zeiten, also ich bin ** ah * hm wieder, gern, gesehen, und es kommt auch der Tag wo ich, öh, rasiert hier antanz

BEIDE LACHEN

R: [LACHT] Rasiert?
P: LACHT
R: Warum muß man rasiert sein? [LACHT]
P: Ja, öhm, Bart macht alt, und * die Psychologen, hm, vermuten dann meist * äh * die verstecken was, die Bärtigen

6,0

R: [LACHEND] Obwohl die meisten Psychologen haben doch Bärte

BEIDE PRUSTEN LOS

R: [RUFT] (…)

LACHEN

R: (…)

LACHEN

R: Jaja
P: (…)
R: Jaja
P: Also * Sie können wirklich, so, eine Stimmung *äh * geben,

6,5

das ist ganz selten *3*
R: Danke

LACHEN

Nee aber, das ist auch ganz wertvoll, was Sie sagen, das
P: Ja * also, man kann sagen, in dem Kopf, ists jetzt genug, ja, mehr als genug * es muß noch mehr in dem Herzen sein * und mehr, so * praktisch * na machen ** gell
R: Machen
P: Ja
R: Machen?

7,0

P: So * äh * ich mach * was ich kann, was ich * naja * gut, und, gern * mach **
R: Malen? * Photographieren?
P: Genau
R: Billard spielen
P: Zum Beispiel

LACHEN

R: (...) nicht so
P: Die Augen auf machen und (Frust)
R: Wie?
P: Da gibt es ein, Lied, englisch
R: Ach so, ja jaja

7,5

P: Open your eyes *
R: Ich hab schon ja ja
P: die Augen auf
R: Ja ja
P: Ach Frau * es gibt so viele, Möglichkeiten * und hier in der Klinik, ich hab Glück, das Wohnzimmer gehört mir *4*

GERÄUSCH EINER TÜR, DIE GEÖFFNET WIRD; EINE MÄNNERSTIMME RUFT EINEN NAMEN

P: Der S. tanzt gleich an

TÜR WIRD GESCHLOSSEN, P UND R PLATZEN VOR LACHEN

R: Das ist doch der Kleine
P: Genau, das ist ein guter Kerl
R: Die ja
P: Sehr freundlich * und
R: Der ist auch immer guter Laune
P: Ja, ha (...) immer so, ganz guter Laune gesehen

BEIDE LACHEN

8,0

P: Doch, die Stimmung ist gut
R: Jaja
P: Und *die Probleme * ähm * sind ähm ** na gut, (...) Geschäfte aber ** es ist, die, Gesundheit die Fitness * einfach zu leben, ja * das Klebens [VIELLEICHT: LEBEN] äh gern zu * öh * leben *4*
R: Mhm *3* aber dem Herrn H. gehts schlecht

8,5

P: Ah, nicht ganz schlecht, also * es ist, äh schwankend * manchmal
R: Also heute
P: Nja: * mhm * also
R: Müssen Sie mal bißchen gucken nach ihm
P: Ja das tu ich jeden Tag
R: Nhn
P: Ich (...)
R: Ich glaube Sie sind ihr/ sein, einziger Freund hier
P: Ja
R: Stimmt?

9,0

P: Ja ** (…) H. ** äh, der hat/ hat so viel Geld und so t/ viel , ähm * so ** mhm ** (erpreßt wird er) ** ange- * bettelt * also ** äh * Frau * R. * mit den Nerven, ja * Nerven * äh * Zusammenbruch * ja * * äh * keine Kraft mehr * sind Sie froh * daß

9,5

Sie das Gefühl nicht kennen * ne, zusammenbrechen ** und * uralt
R: Ja
P: * ich zeig (Ihnen das) einfach ** [VERLÄSST DEN PLATZ] kleinen Moment
R: Ja ja, ich warte * ja, was / was wir nicht
P: (…) ähm *4* manche Jobs, oder * manche Kontakte *4* zum *5* verrückt *3* werden, die vielen Leute,

10,0

und *6* durch die Welt ** düsen und ** Wasser ** ich bin jetzt praktisch zu meinem Vater * in das Haus * äh, zurückgekehrt, nach Jahren von *12* Angst und *3* äh *7* viel Probleme

10,5

ja *5* [SINGT] wann und wo, wann und wo, sehn wir uns wieder ** und sind * froh
R: [LACHT] Sie dichten auch gerne

BEIDE LACHEN

R: [LACHEND] Haben Sie vor der Klinik schon gedichtet
P: [TRÄGT VOR] Es war ein Mann, in Gütersloh, der wohnte lang, in einem Klo

11,0

*kein Zimmer er bekam, deshalb das Klo er nahm, für tausend Mark, und war noch froh
R: (…)

P: LACHT
R: Das machen Sie einfach so vom Handgelenk
P: [LACHEND] Nee, das hat einer meiner Freunde gedichtet
R: Ja
P: XY
R: Aha
P: Der ist s e h r * fähig ein Gitarrenspieler
R: Ach sie, hat der f/ öh öh vor so
P: Der dichtet fast täglich
R: Gedichten zur Gitarre ja
P: der textet. Ja, oh ** den hab ich zu Silvester gesehen *4*

11,5

und gut * ich hab ein Gedicht * mhm * spontan *4* mhm, gedichtet *3*
[TRÄGT VOR] meine große Sehnsucht ** aufhören mit der Flucht **
[NACHGESCHOBEN] und der Angst
R: Angst
P: [FÄHRT FORT] Abschalten, in der Klinik *4* also der (...) ist gebucht
P LACHT, R LACHT ZAGHAFT MIT

12,0

R: [MIT ENTZÜCKEN] Sehr gut, sehr gut, jaja das hat mir gut gefallen, ja

BEIDE LACHEN

R: [KEHRT ZUM ÜBLICHEN GESPRÄCHSTON ZURÜCK] Sehr schön, ja * aber * Sie haben jetzt mehrmals auch gesagt Angst * Angst **
P: Ach so ** äh ich war dumm * daß ich den Leuten * zuviel, äh, Vertrauen gegeben hab * ja, und ich hatte *

12,5

ich weiß nicht * tausende von Kontakten ** und öh/ äh: Sportfreunde oder Kollegen, aber, nur, nur oberflächlich, und nicht wirklich freundschaftlich und ** längerfristig *3* so ich bin ein armer Hund geworden * und (...) nun in der Klinik mit Doktor V. ** Doktor * mhm M. und so weiter, hab ich

13,0

äh, hm * wieder, mich mehr geöffnet und besprochen, es gab Wochen, in, mhm *3* Klinik ** da hab ich nur einmal in der Woche etwas gesagt * zu dem Oberdoktor * [SPIELT DIE SZENE VOR, BEHAUCHTE STIMME] mir gehts nicht gut *5* [LACHT]
R: Nur das gesagt?
P: [AUFGERÄUMT] Ja, ich wollte nichts mehr sagen, niemand mehr sehen, ich

13,5

wollte nur noch sterben
R: Wollten niemanden sehen
P: Nein, schon gar nicht diese, äh * Arschlöcher die * (erst) en Foul machen *3*
R: Niemanden sehen?
P: Niemand nein, niemand
R: Und mit niemandem sprechen
P: Nein * ich wollte in der Familie nicht mehr sein ** mhm, ich hab kein/ keine Wohnung gefunden * so, ich hab gesagt, macht was ihr wollt, ich möcht, meine Ruhe, oder sterben

14,0

R: Ruhe, oder sterben? * sterben? *4*
P: Weil ich wollte ja., als Lebens- *4* ziel * ein großer Spieler sein * ein Weltspieler, im Fußball? *6*
R: Weltspieler im Fußball? ** Weltspieler

14,5

P: Für den Beckenbauer, praktisch äh spielen ** (für die) deutsche *3* Nationalmannschaft *3*
R: Deutsche Nationalmannschaft?
P: [SEHR LEISE] Ja *7* und gejubelt *3* hab ich * für ein ** Amateurmannschaft **
R: Was haben Sie?

P: [LAUT] Ach
R: <u>Amateurmannschaft</u>
P: <u>Ach</u> verschwindet, Arschlöcher ** die äh Psychiater muß antanzen

15,0

BEIDE LACHEN

R: Wenn sie zuviele Fouls machen
P: Ja
R: Die Spieler
P: Ja
R: Damit die
P: Ich weiß nicht, gut äh, wenn man jung ist, das ah * öh ** mhm * soll man sagen ** man kann einiges verkraften aber *4* (...)

15,5

kommt er her und haut mir auf den Fuß, ja, ich hab heut noch Schmerzen

AUFNAHME BRICHT BEI 15,5 AB, BANDENDE

Gespräch mit dem Patienten M. am 12.1.1993 (nachmittags)
Bezeichnung der Cassettenseite M. 12.1.93 (Seite 1)
Datei Mo1201-d.TXT

TONSTÖRUNG

R: Ihren Jugend (…)

TONSTÖRUNG

Ihren Jugend

TONSTÖRUNG

R: im Tennis? * nee nee im Fußball
P: ja also * im Fußball, ich hab in G. trainiert, und, die besten Talente von G…
R: ach
P: da gibts
R: die kl/ die Jungen (…)
P: ja
R: wir sind doch mal spazierengegangen
P: ja
R: und da kamen die Jungen entgegen
P: ja ja
R: da sagten Sie der beste Talent
P: ja
R: das war der Junge, ja
P: es gibt vier *3* Jugendspieler * in G., die können *

0,5

Spielen ** aber die meisten können halt nix
R: mhm
P: und jetzt, Frau Rohen, ich hab die Idee, so * öhm * für die Gesundheit * etwas Gymnastik zu machen * etwas * zu joggen oder mit dem Ball * äh zu, einfach Übungen *3* und ich * kann ein Sportlehrer sein ** (…) die Erinnerungen **

1,0

ich sagen im * Fußball, hm ** Bundeswehr ** da ist Z. * öh viel * äh * *3* friedlicher * und * * na * glücklicher
R: ham Sie/ sie ham Sport äh Lehrerstudium abgebrochen denn
P: ja
R: ja * weil das eben ** zu **

1,5

viel *mit Schocks und Stress verbunden war durch den Fußball
P: ja
R: durch den Fußball * nicht/ nicht durch das Studium sondern durch den Fußball also damit dass sie immer Fußball gespielt haben
P: genau
R: auch im Verein gell
P: hmh
R: das was Sie erzählt haben, wo viel Fouls * da waren
P: praktisch immer Termin
R: hmh
P: das kommt * kein * öh ** guter Spieler * zum Nachdenken ** das ist * heute Training morgen Abflug

2,0

*Samstag Spiel * Sonntagfrüh schon wieder Training * und ** also * hm ** Dauer/ * Dauerstress * ich muß was trinken * ich mach mal Tee * oder Sie diesen
R: äh ** nee * was hatten Sie jetzt gesagt? *
P: (...)
R: ich hab grade des
P: Kompliment, daß Sie * viel gehalten ham * ja * ja, und nicht mit mir irgendwelchen ** ahm ** pap pap pap pap pap, sondern * äh

2,5

3 ernsthaft *und * ähm * mit dem direkten Weg **
R: direkten Weg

P: ja
R: praktisch (...) oder * wie kann man ** ähm (...) helfen *3* hmh * aber wie gesagt,

3,0

ich öh bedanke mich auch sehr für das Vertrauen ** weil das ich
P: also
R: auch nicht ganz ohne weiteres daß/ daß Sie einfach so öh einem fremden Menschen, öh wie mir was erzählen, insofern möchte ich mich ganz arg auch bedanken * dafür * daß/ da/ a/ also nich nur * äh jetzt daß ich äh, vielleicht bißchen/ bißchen was gegeben hab sondern, ähm, Leben ist Geben und Nehmen gell
P: ja

3,5

R: und Sie haben, unheimlich viel auch dadurch daß Sie so offen erzählt haben, jetztauch öh * mir gebracht weil ich interessiere mich
P: hmh
R: öh * für die Sprache, für, die Erzählungen * und dadurch hoffe ich eben daß/ * öh * erhoffe ich eben daß ich da schon bißchen was zusammenstellen kann was
P: natürlich
R: was äh, bißchen vielleicht auch bringen kann
P: mit den Krankenschwestern * hmh

4,0

meine Erfahrung * war ein guter Kontakt unmöglich **
R: unmöglich?
P: warum weiß ich nicht genau ** und zweitens * öhm ** der erste Schritt * in so einem ** hmh * * Haus der Verrückten zu gehen, der erste Tag * also das hat selten * (...) jemand gewagt * ja, weil das Bild von der Masse ist, daß wir Verrückten * die armen Irren, die

TONSTÖRUNG 4,6–4,7

BEIDE LACHEN

R: [LACHEND] das ist sehr die Frage wer verrückt ist gell
P: recht recht, nicht wahr
R: [LACHT] ja ja, also, wie gesagt ich bedank mich sehr sehr, das ist sehr lieb daß Sie das sagen
P: und deshalb

5,0

*danke Frau Rohen, wir werden in Verbindung bleiben und * öh, wenn die Zeiten richtig gut sind * [LACHT] dann öh
R: LACHT MIT
P: vermutlich * öh ** (...) das Leben, öh, gut und schön
R: hm hm hm, ja, also des * ich mir auch * also wenn Sie sagen * dann ist es auch sehr, wenn ich auch alles so ge/ mir gehört hab

5,5

und öh, was Sie so offen erzählt haben und, äh * ich dann einfach verschwinde, deshalb hab ich gesagt, daß ich äh so meine Adresse hinterlaß ich, und dann haben Sie auch Möglichkeit, wenn Sie wollen, also mir mitzuteilen wenn Sie zum Beispiel auch nicht mehr hier sind, also so ne Arbeit, so ne Vertiefung dauert lang, bis ich das dann fertig hab, vielleicht hab ich natürlich auch zwischenzeitlich Frage, und dann kann ich Sie, äh noch mal fragen ob / ob Sie was dagegen haben, wenn ich äh, Sie was frage

6,0

gell, dann nochmals und also, aber <u>das</u> bleibt bei * bei Ihnen
P: <u>also</u>
R: daß das äh irgendwie dann äh sein muß
P: vielleicht öhm, äh noch mehr Tagebücher *
R: oh ja * dann mach ich das so/ guck mal ob der Herr L. noch da ist

TONSTÖRUNG

und wenn der äh, da ist, dann äh, komm ich gleich * und dann * wenn er da ist, dann versuch ich trotzdem noch mal

6,5

vorbeizuschauen, ja
P: okay
R: können wir so verbleiben
P: ich hoff daß
R: ja hmh
P: [SEHR AUFGERÄUMT] daß Sie

AUFNAHME BRICHT BEI 6,6 AB

ENDE DES BANDS BEI 15,5

Gespräch mit dem Patienten M. am 12.1.1993 (spätnachmittags)
Bezeichnung der Cassettenseite: M. 2 (Seite 2) 12.1.93
Datei Mo1201-e.txt

P: (...) Tischtennisspiel (...), wenn Sie ien sportlich (...)
R: oh

TONSTÖRUNG

P: (...) Spiel
R: Mhm

TONSTÖRUNG

R: Das äh äh, das Band war eben grad äh * zu Ende, die eine Seite *äh, könnten/ ich weiß jetzt nicht, Sie haben grad was [P GÄHNT] äh
P: HUSTET
R: gesagt

0,5

P: [HUSTET] Aua * äh

TONSTÖRUNG, 0,5–0,7

P: So ** äh * ich kann nur

TONSTÖRUNG

P: gute Gesundheit bekomme
R: Mhm
P: Und dann noch, eigentlich arbeiten

TONSTÖRUNG, 0,8–1,1

R: Ja, äh, können wir/ jetzt glaube ich ist fünf vor drei
P: Ja

R: Kann ich/ also nächsten Dienstag, öh werde ich vielleicht als erstes mit Herrn T., und dann, äh, Herrn H., und * mit Ihnen kann doch eigentlich am Nachmittag am besten reden weil die anderen

1,5

gehen zur Arbeitstherapie * ist es Ihnen Recht so, oder gehen Sie auch zur Arbeitstheraphie?
P: Das ist noch ** nicht * ähm * geklärt ** ähm, aber ich glaub, die nächste Stunde, nächsten *
R: nächsten
P: zwei Wochen
R: Nicht
P: Da ist es nicht klar
R: Ja
P: So, wir können, ähm
R: Dann würde ich um halb elf mit, demje/
P: Genau
R: Oder halb elf, bis/ von halb elf bis halb zwei mit denjenigen sprechen, die zur AT gehen * und mit Ihnen dann äh äh, wenn die

2,0

anderen äh/ mit Ihnen und Herrn L. dann, wenn die anderen in AT sind, gell
P: Ja das ist eine gute Idee
R: Ja?
P: Haben wir mehr Ruhe
R: Ja eben, dann habe ich also * böh mehr Ruhe, und/ und mehr dann Zeit
P: Genau
R: Und also, ich wollte das Ihnen nur sagen, daß Sie dann nicht denken, weil jetzt um halb elf immer gekommen bin, äh:
P: Ja=ich
R: Ihnen dann mitteilen daß ich das so rum mache, weil/ wenn Sie nicht in der AT sind, dann ist es, öh, eigentlich besser, dann

2,5

geht es organischer

P: Mhm
R: Dann geht es besser
P: Mhm *3* ja also * öhm * ich habe Frau R. die Tagebücher (…)
R: Ja * und dann, vielleicht können wir das nächste Mal so machen daß ich

TONSTÖRUNG

R: die
P: Genau
R: die * äh, mit äh im Hinblick darauf * daß ich Sie was fragen *
P: (…)
R: kann, auch zum Beispiel öh ei/
P: Ja
R: einige Namen
P: Ja
R: oder so

3,0

P: Ja
R: Und das würde mich dann auch weiterhin äh, interessieren zu vertiefen mit dem (…) Fuß
P: Klar. Ja
R: Soweit Sie erzählen wollen

TONSTÖRUNG

R: Ja also

TONSTÖRUNG

R: Also wenn Sie das Gefühl haben, nee jetzt will ich nicht, dann sagen Sie das (…)
P: Ich hab (…) keine Geheimnisse und bin, wirklich froh daß * Sie sich ernsthaft engagieren
R: Ja, also
P: Ein Schläger wie der Herr B., der kann zu Hause bleiben [ZIEHT DIE NASE HOCH] ** dem

3,5

müssen wir noch Geld geben
R: [LACHT] Ja. [LACHT] (Ach schade)

AUFNAHME BRICHT BEI 3,6 AB

Gespräch mit dem Patienten M. am 19.1.1993 (vormittags)
Bezeichnung der Cassettenseite: M. 19.1. I (Seite 1)
Datei Mo1901-a.TXT

R: Musik war toll, also Gespräch am 19. * 1.93 ja

TONSTÖRUNG

WÄHREND DES GANZEN GESPRÄCHS RUHIGE GITARRENMUSIK IM HINTERGRUND

TONSTÖRUNG 0,2–0,4

R: (…)
P: (…) ist einer meiner * wenig * guten Freunde

0,5

R: eine, w/ * einer von diesen, Freunden
P: einer meiner besten Freunde, die * die * Gitarrenspieler *3* ein, äh * großartiger Mensch * der * hm ** ein * spritueIles Leben führt * und der eine große * Menschen/ * Kenntnis * na*

TONSTÖRUNG

1,0

praktisch, die, die Basis gegeben hat * a das Leben * hm * Sinn bekommt
R: Sinn
P: hmh *4*
R: Sinn?
P: ja ich war sehr kaputt mit dem Fußball, als Soldat * als Arbeiter und Student

1,5

3 und ich hab meine Kräfte verloren und wollte nur noch

TONSTÖRUNG

machen *

TONSTÖRUNG

hat zu mir gesprochen und einiges * (...) gemacht ** Uli ist also * wie ein guter Psychiater *
R: hmh *3* und wer ist das?
P: Uli ist Gitarrenspieler * und ** hm *

2,0

wir haben uns

TONSTÖRUNG 2,1–3,2

P: (...) sind Gespräche * ich hab das Glück mit dem Psychologen, Herrn M., den Sie schon gesehen haben mal
R: ja
P: und dann das gibt * einige, Kontakte die * hm * wirklich * ahm ** bedeutend sind

3,5

* bei den Patienten da ist (...) H. * mein bester Freund * und dann, es gibt einige * öhm Krankenschwestern * die, die
R: machen Sie bißchen leiser ** [LACHT] dann hören wir besser
P: okay
R: also machen Sie
P: ja
R: des schön

TONSTÖRUNG 3,8–5,5

5,5

P: glaube ich kann schon wie ein Mensch [LACHT]

R: (…) besser, oder schlechter
BEIDE LACHEN

TONSTÖRUNG

R: oder?
P: (…) mache Fehler nicht nochmal machen
BEIDE LACHEN
R: [LACHEND] unabhängig davon wer sie selber (…)
BEIDE LACHEN

TONSTÖRUNG

R: etwas sagen * ich find es schon heiß, daß * daß äh * ein öh * Pfarrer predigt (Sie) und sagt daß sei so was ich predige

6,0

[LACHEND] nicht so wie ich bin
BEIDE LACHEN
P: also
BEIDE LACHEN

TONSTÖRUNG 6,1–7,2

R: ja
P: keine Fragen mehr Frau, Rohen
R: KICHERT

TONSTÖRUNG

R: Reaktion, gell
P: ahm * äh * als Reaktion * also * wie, praktisch, äh zu lernen, was gut tut

7,5

3 wie Sie sagen, also konsequent * ja, ich muß wissen, das schadet mir, und das nützt mir * und * ahm * hmh * kein * papperlapapp, ja

R: hmh
P: sondern * ein guter Gespräch ein einfaches Gespräch
R: hmh
P: und klare * Fortschritte

8,0

R: hmh
P: und dann auch im Gefühlsbereich
R: hmh
P: wo eine seelische Armut in mir war * ja
R: seelische Armut
P: ja *4* wie Hunger gell, Hunger nach
R: Hunger?
P: so * hm * ohm ** Anerkennungen * ah gelobt werden und
R: Anerkennung, gelobt werden
P: hm Hilfe
R: Hilfe

8,5

3 Hilfe?
P: also * Sie wissen * Frau, Rohen ** ahm ** hm *3* hm * ich war, am Ende, ja * ah nur noch sterben untröstlich *
R: sterben
P: ja

9,0

TONSTÖRUNG 9,0–9,2

R: wie ist das mit dem Tee, wollen Sie?
P: [LAUT] gute Idee
R: ja

TONSTÖRUNG

P: ja das Problem ist, wie haben nur eine

TONSTÖRUNG

R: ja * dann werd/

TONSTÖRUNG

Sie zu/

TONSTÖRUNG 9,3–9,5

GELÄCHTER

TONSTÖRUNG 9,5–9,8

MUSIK

TONSTÖRUNG 9,8–10,2

R: das Glück

TONSTÖRUNG 10,2–10,3

P: (…) tragen die öhm *3* hm **

10,5

[LACHT] der Herr T. *3* (…) viel Geld (…) Millionär * sind elend * elende Hunde * aber gut, das geht mich nichts an * da öh, Zukunft *4* ja ** Stück äh be/

11,0

8

R: und * irgendwie scho/

TONSTÖRUNG 11,1–13,0

Gespräch mit dem Patienten M. am 19.1.1993 (nachmittags)
Bezeichnung der Cassettenseite: Mo 19.1 II
Datei: Mo1901.2

R: Des ist schon nachvolziehbar * also des des * man * äh * muß im Leben auch * menschliche Beziehungen haben
P: Genau
R: Aber ich meine * auch so, daß man ** dauernd sich austauschen kann, was * einen auch beschäftigt oder* vielleicht auch etwas, was nicht * jedem * einleuchtend ist
P: Genau
R: Des des ist also, wenn man so bei/ bei Dichtern und Künstlern versteht man, daß die mal/ die dürfen immer äh ganz extravagant erleben oder produzieren, aber wenn ein normaler Mensch * wenn/ irgendwie, in irgendeinem Bereich * [LACHEND] etwas extravagantes sagt oder fühlt oder tut ** dann des is nicht so äh gang und
P: genau
R: gäbe sagen wir mal oder des ist dann schwer verständlich aber * ich glaub, wenn man sich darum bemüht, dann kann man sehr vieles
P: ja ja
R: verstehen wenn man einfach schon bißchen **
P: (…)
R: mit Zeit sich hinein begibt ** des is so
P: Für eine Frau ist des gar nicht so schwierig, uns Männer zu durchschauen
R: Ja: aber des des ist dann natürlich auch wichtig, daß es nicht nur Frauen und Männer gibt, sonder daß es auch Menschen gibt, des is/ und auch/ eigentlich ** gerade auch
P: ja, des ist ein Verständnis …
R: menschliche Beziehungen, weil die Beziehung zwischen Frau und Mann, es ist oft auch etwas schwierig, weil es dann mit verschiedenen * äh * ja Verhaltensweisen einfach äh verbunden wird, ja * oder daß man dies muß und das muß und eine
P: (…)
R: Menschliche Beziehung ist freier, weil da muß man gar nichts *
P: eben
R: da muß man nicht Frau sein oder Mann sein, da kann man Mensch sein
P: Genau * man muß auch nicht stark sein immer

R: Ne: oder äh auch so * äh * in einer Beziehung zwischen Mann und Frau da sind gewisse Rollen vorgegeben * und da ist dann des Austausch äh auf einen anderen Bereich *aber ich glaube, das
P: genau
R: wichtige ist eigentlich auch eine menschliche Beziehung
P: Genau, eine Seele, der Unter…
R: [UNTERBRICHT] Eine freie Beziehung
P: Eine freie Seele (… BAND GESTÖRT)
R: [DOZIEREND] Ja weil, die Beziehung zwischen Männern und Frauen, des ist oft nicht frei * so schön, wie diese Beziehungen sind, sind sie oft nicht frei
P: Elend, elende Hunde, ich war nicht besser
R: Ja, wir sind aber auch Gottseidank alle Menschen * bloß ist es vielleicht für einen selber auch etwas erleichterndes, wenn
man das äh ** findet [LACHT, P FÄLLT EIN] ** und nicht nur, daß
P: jaja
R: für einen wichtig ist, daß man der beste Geiger ist oder daß man der beste * Fußballspieler ist oder daß man der beste Filmstar ist oder daß man Kontakt mit den besten Filmstars hat oder so * man kann doch als Mensch, wie Sie so oft so schön ausgedrückt
P: achso
R: haben * die Blume * die einfache schöne Blume, bringt sehr viel Freude, wenn man sie sieht ** des hab ich von ihnen gelernt
P: ja ja, des
R LACHT HERZLICH, P STIMMT EIN
P: Praktisch äh * die Liebe macht sehend
R: Ja, ja aber auch nicht die * ver * pflichtende * Liebe zwischen Mann und Frau, sondern zwischen Menschen * wenn so jemand wie/ irgendwie eine * äh alte Schwester, da/ da kann man das vielleicht sehr gut sehen, die keine Familie hat * und die einfach dann von morgens bis über die Nacht, einfach * hilft * und das nicht tut, um Gehalt zu bekommen, sodern ** weil Sies jetzt einfach von der Liebe * zu solchen Kindern zum Beispiel
P: ja
R: und
P: Es ist eine Sache von menschlicher * Reife, von * Entfaltung * und das ist glaub ich das größte Glück * wenn man versteht,
R: ja ja
P: andere glücklich zu machen * insgesamt * nicht in=nem Bereich
R: ja

P: aber, aber dadurch
R: auch dann sich selber
P: richtig
R: Weil dadurch wird man auch selbst
P: genau
R: Also so hab ich das jetzt so=n bißchen
P: Schon
R: auch verstanden
P: Sie sind eine clevere Frau
R: [VERLEGEN] Och* Sie sind * äh als Mensch aber auch jemand, der sehr
P: Ne, das hat
R: sehr viel denkt, also ich find gar nicht blöd. []
P LACHT, R LACHT FREUNDLICH
P: Doch, also, Sie sind eine sehr * gute Frau * und zwar deshalb, es ist das meiste, die Großstadt, der Fußball, die äh Klinik oder */ es ist * alles äh * äh oberflächlich und viel geldabhängig * die Leute sind verblödet * die Leute sind dermaßen dumm und gehässig, ich kanns nicht mehr (rumtragen) **
R: ja mhm
P: ja äh und dann, wenn eigentlich ich glücklich bin, weil ich irgendwas äh (kleigere tantisch, sind neidisch) [NEOLOGISMEN?] und und und wollen mir den Fuß stellen, schlagen mir ins Gesicht und so Sachen, also ** äh Psychiater
R: Ah ja, ja des

BANDSPRUNG

R: Jetzt äh * ich will versuchen, äh * ich müßte jetzt noch die Bänder ordnen * also * Moment [LACHT] * müßte noch die Bänder ordnen
P: mhm ja
R: *und dann äh * ich gehe * so etwa zwanzig vor vier zur
P: ja
R: Haltestelle, wenn Sie Lust haben? mit mir äh * dorthin zu laufen
P: ja
R: *also * ich bin da unten im Zimmer, wenn da niemand ist * wenn das Zimmer jemand braucht, dann komm=ich hierher
P: Okay
R: Oder ich kann auch hier
P: In einer Stunde
R: ja. So in etwa ** oder ich kann auch hier bleiben, in dem Zimmer

P: [ÜBERLGEND] Ahm
R: Oder i/ oder wollen Sie jetzt hier sein?
P: Ich möchte nicht stören, ne=also, Sie können hier bleiben, nur äh * muß ich noch etwas mich entspannen, und ausruhen.
R: Ja? Dann also ich ordne die Bänder hier, wenn ich nicht hier bin, in diesem Zimmer, dann bin ich da unten * ja? * und dann äh * gut * dann machen wir das so

BANDSPRUNG

P:... und zwar * die Zusammenarbeit * ernsthaft * und nicht * nur * oberflächlich * nd * kontinuierlich, ja?, wir müssen * Tag für Tag uns * äh * äh * gegenseitig nützen und helfen, sonst ist das keine Beziehung * und * weil Beziehung * oft * das du * in den Vordergrund stellen, ja? * das bedeutet * das wir eigentlich nur glücklich sein können * wenn wir * äh gute * Kontakte pflegen * Tag für Tag * und damit natürlich (dann auch) Aufgaben * übernehmen und äh * natürlich mit Fehlern, mit * Schwankungen * so * das ist dann, Frau Rohen, das Leben, wir * verstehen zu leben, ja? * und es ist ein Elend, wieviel arme Seelen es gibt, wieviel kaputte Menschen es gibt, alle Krankenhäuser sind überfüllt, so * es ist/ wenn ein Mensch * fit ist, glücklich ist * der wirkt auf die Nachbarn, auf die äh Umgebung * sehr positiv * und wir zum Glück * äh sind * äh engagiert und fit und Sie können äh so * super * äh kichern, des gefällt mir natürlich * großartig ** [LACHT STILL] Worte, ähnlich * nur * äh * ich glaub, man braucht * oft * äh * nicht * viel machen wir, nächsten Dienstag * weiter. Ja?

ENDE DER AUFZEICHNUNG

Gespräch mit dem Patienten M. am 26.1.1993
Bezeichnung der Cassettenseite: M. 26.1 (Seite 2)
Datei Mo2601.txt

AUFNAHME BEGINNT BEI 0,4

R: So, wo sind Sie jetzt

0,5

geblieben?

TONSTÖRUNG

R: Gespräch

TONSTÖRUNG

R: mit Herrn M.

TONSTÖRUNG

R: Von Herrn T., das Ende von/ * des Gespräches mit Herrn T. am

TONSTÖRUNG

R: (…) geblieben (…)
P: (…)

1,0–1,5 UNVERSTÄNDLICH

1,5

R: So daß Sie, öh äh: * sich selber am meisten schaden oder
P: Genau
R: Oder daß Sie, öh * irgendwie (…) davor, ich weiß nicht was das war
P: (…)

2,0

(…)
R: Neidisch?
P: Ja (…) ja und (…)

2,5

DIE STIMME DES PATIENTEN IST KAUM VERNEHMBAR, DAS GESAGTE IST UNVERSTÄNDLICH

2,8

R: Und da sind Sie neidisch? ** auf wen, oder auf was?
P: (…)

3,0

R: Warum auf den Doktor?
P: ähm, weil (…)

3,5

(…)

3,7

P: Da bricht alles zusammen, ja * wir gewinnen *4* und nächste Woche, wir verlieren ** das sind die *4*
R: Das heißt für Sie Männergesellschaft?

4,0

P: (…) so, ich hab das, viele Jahre durchgemacht * (…) * und ich hab jetzt (…)
R: (…)
P: (…)
R: Im?
P: (…)

4,5

R: (…)
P: (…)
R: In Ihrer Mannschaft?
P: Ja * (…)
R: Super? *4*
P: Und * ah * (…)

5,0

es gab viele schöne *3* Dinge *8* mhm *5* (…) achtzehn, achtzehn Jahren ** Abitur

5,5

(…) war Fußballspieler, gewesen ** das war wie, Ausland * und ich kannte die Sprache nicht (…) und ich bin, nicht richtig warm geworden (…) vorbei
R: Vorbei? * wieso vorbei
P: Die Karriere, mein *3*

6,0

Traum
R: Nicht geklappt * warum hat es nicht geklappt?
P: Weil ** (…)
R: Warum war es zu viel? * warum sind Sie schwächer geworden?
P: (…)

6,5

(…)
R: Überempfindlich *5*

7,0

im/ in/ in Ihrer Mannschaft oder im Spiel oder, Öffentlichkeit gegenüber oder wie meinen Sie das?

P: Also * ähm *4* (...) jede Woche *5* (...)

7,5

HUSTET (7,8)

(...)

7,9

ich war, allein *

8,0

ohne (...)
R: Ohne Vater
P: Ja, mein Vater war völlig dagegen **
R: Warum war er dagegen?
P: Öh * mein Vater * war ein ** (Kaufmann) * (...)

8,5

R: Auch wegen dem Milieu, meinen Sie daß das * gerade wegen Männergesellschaft Respektlosigkeit
P: Genau, genau
R: Gerade weil er eigentlich, nicht so äh, diese
P: Genau
R: Männergesellschaft öh
P: Genau
R: akzeptierte, und auch nicht nur, öh, Geld und so
P: Genau
R: Jetzt fällt mir auchwas ein, Sie haben gesagt daß Sie, damals eine sehr schlechte Beziehung zu Ihrem Vater, hatten
P: Ja
R: Und dann sagten Sie auch mit/ jetzt in der vorletzten, oder äh

9,0

im Gespräch davor noch, daß Sie eine sehr/ eigentlich jetzt, äh, eine gute Beziehung * äh
P: Richtig
R: Jetzt haben * warum? *
P: (…)
R: wie ist das jetzt geworden
P: Ah, so * es ist ein großes Glück
R: Haben Sie sich verändert, oder hat Ihr Vater sich verändert? * oder haben alle beide sich verändert?
P: Ja. Mein Vater ist * mein bester Psychiater
R: Ihr Vater?
P: Ja
R: Warum?
P: Weil er,

9,5

äh wirklich ** ähm * (…) und (…) Doktor (…)

10,0

tausende Tode gestorben ** ich war untröstlich (…)
R: Warum?
P: Ja * weil
R: Weil Sie Fußball verloren haben
P: Genau
R: Und Keinen Menschen hatten
P: Weil * ja ich wollt (…)
R: Warum waren Sie eine Flasche und, ein Versager weil, das liegt im Fußall doch (…)

10,5

P: (…)

10,8

P: Und das sind nicht nur die * die Arbeiter oder * mh * es sind oft Akademiker die (…) also, unmöglich
R: Ja

11,0

[LACHT AFFIRMIEREND] Des/ des ist klar * des hat mit Akademiker oder Nichtakademiker nichts zu tun
P: Genau
R: Der Mensch/ und der ist immer des Menschen fragt sich nicht nach dem Titel
P: (…)
R: Und, manchmal ist man auch froh im Leben wenn man den Menschen trifft, und nicht nur einen Titel
P: Genau ** ich mein, man kann (…), ja * Boris Becker ** (…)

11,5

ich weiß nicht ** in der jungen Generation (…)
R: Ja, ja
P: Regelreicht
R: Jaja, ich hab einen Nachbar, der ist Tennisspieler und der * attackiert ihn eigentlich auch, warum eigentlich?
P: Ja (…)

12,0

R: Ja hoffentlich [LACHT]
P: STIMMT IN DAS LACHEN MIT EIN
R: Wahrscheinlich

TONSTÖRUNG

BEIDE LACHEN

P: Aua aua

HUSTEN

R: Ja * aber äh dies * wenn ich noch kurz nachfragen darf, weil das * äh fand ich jetzt sehr bewegend * wie/ ja ich finds auch
P: (...)

TONSTÖRUNG

R: Weil Sie sagten, Sie waren untröstlich und finden sich, als

12,5

eine Flasche,
P: Ja
R: und äh
P: Versager
R: Versager, und waren dann hier und * äh weil Sie irgendwie den Fuß

TONSTÖRUNG

R: Irgendwie, äh
P: Der Jugendtraum * zerstört
R: De/ * äh äh, der Jugendtraum? * also als bester Fußballer
P: Mhm
R: Stimmt des? * habe ich des * ja
P: (...)

13,0

(mein) die Chance war * groß * ich war eine Zeit der beste Spieler in/, das beste Talent * in * Südwürttemberg * und * viele * äh, Trainer * ähm in Baden-Württemberg * und im Ausland, also es gab viele, die, haben gesagt, ich werd ein Superspieler **

13,5

für * Deutschland * aber ** es war zu brutal **
R: Mhm
P: meine Füße **
R: Ja, die tun heute noch we, gell

P: Genau
R: Ja
P: Und * also *3*
R: Aber * ja
P: (Hier) war die Frage nach meinem ** ähm *
R: Ja, weil Sie sich so mies fühlten
P: Genau ich dachte *

14,0

es ist alles *3* zu spät * und in G. ** ich hab, die Hölle * durchlebt ** innerlich, und äußerlich * unfrei ** und * erst mit, einigen * öh: ** Jahren *

14,5

hm * hab ich *3* wieder * angefangen * zu lernen * zusammen zu * leben * und * etwas ** öhm * Schönes zu tun * also, es ist nicht mehr langweilig für mich *
R: Ja und Fußball wär doch viel ** also langweiliger gewesen
P: Natürlich

15,0

R: haben Sie, gesagt
P: Ja
R: Auch daß es innere/ * innerlich leer ist
P: ja
R: Und daß Sie schätzen jetzt Kreativität viel mehr
P: Genau
R: gemalt, photographiert
P: Genau
R: Aber dann/

BANDENDE, DIE AUFNAHME BRICHT BEI 15,1 AB

Gespräch mit dem Patienten M. am 2.2.1993
Bezeichnung der Cassettenseite: M. 2.2 (Seite 1)
Datei Mo0202.TXT

R: So, Gespräch am 2.2.93 mit Herrn M. **

KLOPFGERÄUSCH

so jetzet

KLOPFGERÄUSCH

[ATMEN, LACHT] ** muß mal, gucken ** ja, äh, ich hab Sie wieder, öh unterbrochen, wo Sie * ja bitte ** [LACHT] wo Sie äh/ Sie
P: kaum
R: haben gerad angefangen was, zu sagen *
P: Frau R., Ihre Idee war zusammenzufassen unsere vielen

TONSTÖRUNG

0,5

Gespräche, die * Ihnen wissenschaftlich dienen, und die uns Patienten, zumindest mir ...alle zu gewinnen * (manche) Fehler ** nicht * wiederholen * sondern uns am Leben freuen, den Mitmenschen respektieren * und, die Schocks der Vergangenheit verstehen und, vergessen oder * öh **

1,0

zentral * für, mein Unglück es war der Fußball * wir nannten, mehrfach hmh vor [KRATZGERÄUSCHE] * Brutalitäten * brutale Gegenspieler, äh gemeine Fouls, und Tritte und * Beschimpfungen im seelischen, Bereich Spott und, dumme Witze * es war Dauerstress und Frust, und Sie haben das vorhin angedeutet, zum Glück, es hat seine Grenze *

1,5

und ich wurd krank ** da haben Sie (...) gesund zu werden, fit zu werden, und viel * ähm * so ** hm, ge/ ** genützt * hat mir der Kreativbereich G., ich hab gelernt zu malen, ich hab etwas getanzt, ich hab manchmal Musiktherapie gemacht * und Sie wissen ich schreib hm hm [SEHR LEISE] großartige Tagebücher * und

2,0

öh * genauso wichtig sind viele Gespräche mit * äh Dr. V. und Herrn M. * über hundert Gruppengespräche die ** äh * manchmal, belastend waren aber, insgesamt, dann doch * ah die Angst, die Angst, öhm hm *3* ja, öh reduziert hat zum Glück, so daß * ah jetzt ** aöhm **

2,5

viel * neue Hoffnung äh entsteht * und ich zu meinen alten Stärken zu meinen ** äh, großartigen * Jugend/ ähm Talenten * zurück * kehren, kann ** so Frau Rohen, dass is glaub mal das Wichtigste * [LANGGEZOGEN] und * mit der ganzen Katastrophe von Schizophrenie oder * Selbstmord * das ist in/ in meinem Denken in meinem Herzen, eine *

3,0

Veränderung ** so früher * ich war viel äh so, gelobt in den Zeitungen oder, auf Parties * aber nur ich ich ich ich ich und und öh * launisch, jetzt bedanke ich mich ja für ein Gespräch, für einen Kaffee oder * [LACHT] für eine hübsche Frau, die auch einmal etwas im Kopf hat
R LACHT MIT, P FÄLLT IN STÄRKERES LACHEN
R: Ja, wenn es *3* Sie sagten auch so

3,5

*Schocks *7*
P: die Schocks * die *4*

TONSTÖRUNG 3,7–3,8

R: sagte ich daß * [LACHT] schalte ich das wieder ** ein, dann können wir weiter machen (…)
P: (…)
R: Ja
P: das wichtigste ist gesagt * und * nich/

4,0

*nicht nur gesagt * sondern Sie ham ja praktisch * einiges vom Herzen genommen * ja
R: Vom Herzen genommen
P: ja *3*
R: Vom Herzen genommen (…)
P: (…) die Schocks von der Brust ** das kümmert mich nicht mehr *3*
R: kümmert Sie nicht mehr *3* das ist *äh* ** also es ist ** kümmert Sie nicht mehr
P: nhn *3*

4,5

R: so wahrscheinlich jetzt, so öh wie Sie auch sagten, äh durch die ganze Zeit in G. und öh * die Kreativtherapie *
P: genau
R: und Kreativ (…) therapie und äh, wenn ich Sie jetzt richtig verstanden habe öh dann auch daß Sie jetzt so * etwas öh * je mehr Sie erzählt haben desto * hm ** leichter * lockerer ist geworden
P: genau
R: * habe ich Sie jetzt richtig
P: (…)

5,0

ich fühlte mich erst * eine Flasche ** mein Lebens/ ähm Ziel ** öh *4* äh * nicht ** öhm * realisiert war * öhm ** ich wollte nur noch sterben und * das war Schmerz und Trauer * und * jetzt, es gibt neue Hoffnung, neue *3*

5,5

öh * Talente neue öh Chancen, so * es wird gut sein, ich denk ** meine Zeit kommt noch * wenn auch nicht als Fußballspieler oder als oder als Fernsehheld * sondern als Mensch als * öhm nützlicher Mensch als Vorbild äh in manchen Bereichen * und natürlich ein etwas/ ein/ ein * Dachschaden, etwas Angst, das ist ha * öh, natürlich die **

6,0

ja die ganze Gemeinschaft [VIELLEICHT: MANNSCHAFT] * die Zuschauer die ** Affe, buhuhu
R: Was (...) Angst * geblieben
P: Ja ** also
R: Angst geblieben von den (Zeigen), von den Schocks, von den Fußballzeiten
P: Genau
R: die Sie nicht mehr so öhm, loswerden, das meinen Sie jetzt auch bißchen mit Dachschaden [LACHT]
P: Ja nun
R: Daß das also/ je mehr Sie da diese Schocks * öh loswerden, desto öh öh

6,5

leichter leichter wird es, hab ich das richtig zusammengefasst jetzt
P: ahöhm
R: oder
P: so ungefähr ** öhm
R: ungefähr wie das
P: öhm * aus dem Gefühlsbereich
R: Gefühlsbereich
P: ja * und ** es ist meine Konsequenz *3* die Öffentlichkeit, zu, meiden * ich möchte nicht öh viel gelobt werden * und viel gefragt und viel * öhm * öh * so *

7,0

benützt, ja * sondern ich möchte respektiert werden ich möchte * äh, mich entfalten, zum Beispiel kreativ oder [KRATZGERÄUSCHE] ** so (...) zu meistern, für mich [KRATZGERÄUSCHE] (...) Abhängigkeiten * irgendwelche Geschäfte zu zu gehen, das/ das * das find ich halt * öhm * ja **

7,5

menschenunwürdig * wieviele * äh ** sich ** äh * ja produzieren *3*
R: produzieren
P: einfach wie * hmh, manche, so ** ähm * ja also ** Behinderte oder (...) kranke * ähm, abwerten, ja, das sind sind Verbrecher

8,0

das sind, irgendwelche * ähm, Brutalen * äh, Leute *3* öh * se/ viele Feindbilder die Ausländer jetzt gibts diese ** öh * hm * bösen * hm Neonazis, öh öh hm, Angriffe ** also, also, so mich * als Mensch * das Beste zu machen * äh

8,5

zu leben, und, zu helfen * und nicht * öh, ja * diese miesen Menschen öh so mitzumachen, denn vielen Leuten die * öh ** die doch sich selbst am meisten schaden dabei * die ham das Gesetz der Seele * definiert * du kannst niemand schaden, ohne dir selbst zu schaden * ja, bedeutet, die schaden sich

9,0

Selber * die wollen mich fertig machen aber die machen sich selber
R: hm
P: fertig, die treffen sich selber, die machen, ihre Fehler so lange, bis sie, öh äh, ebenfalls, in dieser Klinik sind * die Politiker oder andere Sportler, oder * wer auch immer, die Nachbarn und die * öh hm, ja * öh ** so * destruktiven ** Elemente * in der Kneipe, in * äh, also dast überall wo du hinschaust

9,5

[LACHT] *Frau Rohen unser Wohnzimmer, hier, das kostet siebzigtausend Mark
R: Haben Sie das richtig gelesen
P: LACHT
R: das haben Sie ja alles (...)

BEIDE LACHEN

P: in aller Ruhe
R: [LACHT] ja *4* ich glaube da können die anderen Leute schlechtes Gewissen haben
P: Genau

BEIDE LACHEN

P: (...) dafür) (...) mich schon eher * also

10,0

** Behindertenpolitiker oder sowas **
R: Hm *3* Behindertenpolitiker
P: Hm
R: also Fürsprecher fü/ * Behinderte
P: Genau
R: oder einfach auch/ man kann Sie ja auch * pflegen oder, versteh oder *** Oder Sie meinen so einfach/ Sie interessieren sich momentan auch
P: das
R: ein bißchen für diese Bereiche wahrscheinlich weil Sie auch selber * äh, sehr viel erlebt haben * kann das so bißchen stimmen oder,
P: (...)

10,5

R: hab ich Sie/
P: das stimmt * so * es ist die Sache * hm * daß * ich glaub Menschenbild * öh * jeder Mensch * öh * was Gutes
R: Hm ja
P: Und mit öh der Erfahrung/ ich kenn mich jetzt * öh gut aus und, insofern
R: jetzt
P: ja also (...)
R: bei der Krankheit nicht?
P: nee null also * hm * da war ich, da war ich so blöd wie ich

11,0

grad beschrieben hab * da hab ich

R: Sie grad, beschrieben haben?
P: ja und da hab ich dazugehört zu den * zu den, Hochmütigen
R: Hochmütigen?

GERÄUSCHE VON EINER FLÜSSIGKEIT, KLOPFEN UND RÜLPSEN

P: ja ja *3* und *10* folgendes, Frau R. *4* da * war fit * das ist noch ein sehr

11,5

wichtiger * Gedanke ** [EINDRINGLICH] und wir müssen, mehr, aufklären * ja, wir müssen dieser Masse zumindest die Chance geben, etwas zu kapieren * ja
R: etwas zu kapieren
P: ja
R: etwas
P: daß/ daß zu/ * also (es) ist folgendermaßen * die Wahrheit über die psychisch Kranken * wir sind so ziemlich die ärmsten Hunde
R: die ärmsten Hunde
P: ja
R: die ärmsten Hunde?
P: ja ** also ich war völlig kaputt *

12,0

ich wollte nicht mehr leben
R: kaputt
P: ja * so, (...) * öh wir, öh * ham so, Mitleid oder so, dringend nötig ja, und werden noch mehr beschimpft als der Durchschnitt * das ist halt (so) eine/ * ein Mißverhältnis ja, wir brauchen praktische Hilfe, wir brauchen Menschen, wie Sie die wirklich da sind, äh, die fair sind * und, die meisten Menschen * der/

12,5

*öh Durchschnittsbürger, die würde sagen gehen Sie (bald), das sind/ das ist Abfall ja * und/ und das ist * öhm * also * das * öhm, unerträglich also, die, die vielen * öhm, ja so, negativen * Tendenzen * [LAUTER] ich hab genug, [WIEDER LEISE] genug, genug * verschwindet ihr, vielen Arschlöcher *

13,0

ich hab, genug *3* will meine Ruhe haben, ja, und *3* die können zu Hause bleiben
R: zu Hause bleiben
P: ja
R: die?
P: diese vielen, Bürger die, eine Doppelmoral ** haben, gell
R: Doppelmoral?
P: das bedeutet, was sie selber machen das ist alles okay * was, wir machen ja,

13,5

das ist alles öh Schwachsinn * so ungefähr ** also ** schreiben Sie in die Zeitung, die Bürger sollen bitte von G. wegbleiben

R LACHT, P FÄLLT IN DAS LACHEN MIT EIN

R: [LACHT] ja * die sollen wegbleiben
P: und schreiben Sie weiter Herr M. ist nicht in G. ** aber Sie sind die Frau Rohen,

14,0

die wirklich was kann
R: [LACHT] wie meinten Sie Herr M. ist nicht in G. was meinen Sie jetzt so'n bißchen, äh hab ich Sie richtig verstanden, eine Rückspiegelung auf Ihre Fußballkarriere
P: richtig
R: öh öh, wie man manchmal sagt, wenn jemand Berühmte/ öh irgendwie Geburtstag feiert, verreist
P: genau genau * ich hab schon so etwas, viel Angst, daß öhm * öhm ** ja, ich weiß nicht, die Zukunft * daß/ daß die in der Zeitung über

14,5

mich, ähm * öh versuchen ** öh * negativ zu berichten * aber ich * äh ** bete, daß * äh die/ *öh * ich * mich, in ruhe lassen werden **
R: in der Zeitung?
P: ich werd wohl nicht mehr in den Fußball/ in Fußball öhm ah, arbeiten ** (…) und

15,0

so ** hm *3* strapaziert
R: nicht mehr in der/ im Fußball arbeiten
P: ich hab genug Angebote aber es ** sinnlos es/ es
R: Angebote als Jugendtrainer?
P: Ha * ach ** ich möchte nicht mehr die deutsche Mannschaft trainieren **
R: die deutsche Mannschaft?
P: [SEHR LEISE] Mhm
R: auch nicht die Jugend
P: nee nix, die Jugend * ja, also * in G. ich hab

15,5

trainiert, so es gibt vier saubere Jungs, ja
R: ja
P: und dann warn zehn da, und dann warn zwanzig da * das ist mir zuviel * nicht mal für Geld ** ich meine, klar ** etwas Tischtennis, etwas Billard, ich wandere * (…) * ich bin (…) trainiert die Jungs, wuh wuh ach, uff öh ** hm, zuviel ** kommen die Eltern dann kommen *3*

16,0

schwache Spiele und * Schule, und hm * gehen se, nicht ins Training oder ach so, sind soviel ** ahm * Leute mit soviel * Problemen
R: Eltern auch?
P: Ja * es gibt immer wieder * öh öh mh mh * Streit
R: Streit? Mit Eltern?
P: (…) ja
R: wie damals
P: und vor allem, wissen Sie, wenn wir, gut sind

16,5

*wenn wir die Spiele gewinnen, dann sind die Mannschaften die verlieren, öh, die Deppen *
R: die mannschaften die Deppen
P: ja
R: und Streit auch in/ in der Mannschaft?
P: natürlich ja
R: ja also, weil Sie sagten vorhin auch Eltern , äh Streit mit der Mannschaft * und Streit über den Fußball insgesamt mit den Eltern
P: genau genau
R: weil das haben Sie äh vorhin/ vor paar Wochen gesagt, öh

17,0

öh wärend des Spazierganges daß öh Sie Ihren öh * Eltern Unrecht getan haben aber die Eltern öh auch Sie auch/ was sagten Sie/ Sie reglementiert haben
P: (...) ah (...) war auch der daß mein Vater * äh * kein
R: mit Ihren Eltern ja
P: Fußball spielen konnte, und der wußte gar nicht wie gut ich bin
R: ah der wußte gar nicht wie gut Sie sind?
P: Nein, und der wußte auch nicht daß wirklich ähm große Geschäfte ** ge/
R: [UNTERBRICHT IHN] große Geschäfte? * mit Ihnen im Fußball
P: das hat in den sechziger Jahren in *

17,5

Deutschland * der bezahlte Fußball, angefangen, und ich kam in den siebziger Jahren * da gab's schon viel, und heute, es gibt sehr viel * aber gut, Frau ** Rohen; sie bringen mich, auf eine andere, gute Idee, daß ich eventuell, an einer *

18,0

Universität * im Sport, mich engagieren * das halt ich für sinnvoll, praktische Methoden vr/ vermitteln für, kommende Sportlehrer * einfach zu zeigen wie ich spielen kann, wie fit ich, am Ball bin * weil des's mein Leben * meine Lieblings/ * ähm –beschäftigung * so, und da kann ich alles * daß ich praktisch in einem Sinn/ * sinnvollen Rahmen

18,5

mich engagier' en Stück weit * ohne Ehrgeiz, ohne äh große * Verpflichtung, sondern einfach * (...) * irgendwie (...) so, längerfristig, aber noch, Sie merken vielleicht ich bin etwas so wie müde oder etwas so, mit den Tabletten * äh * hm gedrückt ja, (mit dem T.) auf dem Zimmer

19,0

ist es oft öh ** hm, ziemlich * äh un/ unproduktiv un öh kalt
R: kalt
P: ja * ich hab sehr viel gesprochen zum Herrn T. öh es äh, nützt äh wenig *+ so * äh, was soll ich noch machen? * der Herr T. hat fast nur eine Idee, das ist seine Zigarette rauchen **

19,5

das ist die * das ist ja, öhm * hm * Situation ist (...) Zimmer ** und * dennoch * öh * bei (...) bin ich so klein * und
R: bei Mutti?
P: ja
R: so klein
P: ja
R: bei Mutti so klein?
P: [LACHT] ja **

20,0

ich bin Mamas Liebling * und meine Mutti lebt fünfundzwanzig Jahre in der Vergangenheit
R: fünfundzwanzig Jahre in der Vergangenheit ** weil Sie sagten (...) so klein
P: [LACHT] ja **
R: [LACHT MIT] also von Mutti öh * sind Sie * noch so klein

BEIDE LACHEN

20,5

also, Zeit irgendwie stehengeblieben

BEIDE LACHEN

P: Sie müssen wissen Frau Rohen, ich war in R… der * hm * hm * mhm * beste Spieler * wir ham M. M. M. * überall und * immer lächeln ja ** das hat der Mutte schon gefallen, ja ** (…) Photos von mir

21,0

** hübsch, kurze blonde Haare * schlank *12* für die Gesundheit ** also *5* hm *

21,5

Fußschmerzen ** ein leichter Herzinfarkt *
R: Herzinfarkt
P: ja *etwas *4* Kopfschmerzen * kalte Ohren * hüwah * arschkalt * die Knie * hüwah * die Gelenke * hü * Kopfweh, aber gut * es ist die Frage * die Frage zu

22,0

klären, ja * zu leben, und * äh ** das Leben zu * äh nützen *4*
R: ja *4* ja * zu bedanken
P: so, es ist eine Art *3* hm * religiöse * ähm

22,5

3 Einstellung ** es ist nicht selbstverständlich daß, die Beine noch dran sind daß * gut ahm sehen, und ja, daß es * ein Glück, ein (…)
R: ein Glück ein Mensch zu sein
P: ja ** und (…) zu sprechen und etwas zu, tun

23,0

R: jetzt hab ich nicht akustisch verstanden **

P: äh, zu jemand zu/ zu sprechen; ja, ein gutes, Gespräch * und etwas zu tun was ähm ah ähm * ich gerne äh ähm, und gut kann ** [LAUT] und jetzt noch ein Werbespot, trinken Sie bitte den Rohen-Kaffee
R: LACHT

23,5

P: SINGT
R: [LACHT] ja ich bedanke mich, das war guter/

BEIDE LACHEN

R: ja * ja, Sie sagten auch religiös * äh religiöses Leben oder
P: wir diskutieren viel über hm den Sinn, den Sinn des Lebens über, die Chancen, über die Zukunft oder **

24,0

hm * Grenzen *4*
R: ja, ja, wollen wir/ also ich komme jetzt nächsten Dienstag noch
P: Sie kommen noch mal
R: ja ** und äh, dann äh, wahrscheinlich dann äh, muß ich mich
P: (...)
R: anfangen zu vertiefen
P: hm
R: aber wir können dann wenn Sie wollen dann in Kontakt bleiben, daß Sie dann auch so'n Einblick kriegen wenn Sie wollen

24,5

Frau Rohen * ich möchte noch mal wiederholen * Sie haben ** hier die ganze Mannschaft * (...) ** als eine Dame die nicht nur, so etwas Routine (...) das EKG oder/ * sondern, Sie, sind

RAUSCHEN

einem verbunden, ja * so ein Interesse * (...) Sie, weil * ähm

25,0

haben mir wirklich, zugehört, ja, über die Nöte über die Ängste, die Probleme * und so wir ham die Probleme * öh * hm *3* hm * wie soll man sagen, gelöst ** ja * wir wissen immer mehr, und * öh *

25,5

deshalb * öh * für die nächsten Monate und Jahre, ich wünsche mir, öh * Sie, wiederzusehen ** in Nürtingen oder G., Ja * bei einer guten * äh Sommerfete oder
R: LACHT
P: [LACHT EBENFALLS] privat
R: ja ja, vor allen Dingen

26,0

muß ich natürlich jetzt, anschalten und dann
P: ja
R: wenn ich das fertig kriege, dann kriegen Sie auch ein Sonderdruck, also ich hoffe, daß ich das so jetzt dann * äh äh mich öh da, genügend öh, beschäftigen kann so daß ich dann so das dann fertig kriege; aber vielleicht ähm* also nächsten Dienstag wie gesagt komme ich noch und vielleicht kann ich noch
P: ja

26,5

R: das (…) daß ich dann während der Arbeit/ während der Vertiefung * äh Fragen habe, daß ich noch dann, äh vielleicht auch noch mal kommen kann hierher
P: Hmh
R: und dann das eine oder das andere noch klären kann
P: Hmh
R: weil das kann sein daß/ daß äh
P: das macht nichts
R: daß äh, daß nötig wäre oder umgekehrt natürlich wenn Sie, das Gefühl haben, Sie möchten gerne von sich aus noch etwas sagen, Sie haben genauso dieselbe Möglichkeit * und äh

27,0

dann also ist vielleicht auch, ganz so gegenseitig, und nicht nur daß ich was bekomme sondern * äh, das Leben besteht aus Geben und Nehmen so wie wir das öfters schon mal festgestellt haben *

P: genau

R: ja, vielleicht können wir noch für das nächste mal bißchen/ also können Sie sich noch mal was überlegen oder Gedanken machen was, äh, was Sie vielleicht noch erzählen möchten also nur was Sie

P: (...)

R: möchten

27,5

P: es hat angefangen ** daß wir ** so über die ** ich glaub * Tagebücher ins Gespräch kamen

R: genau, da können wir noch über die Tagebücher sprechen, ich hab auch eins da

P: ja

R: jetzt, machen wir den jetzt Schluß damit der Herr H. dann

P: ja natürlich

R: kommen dann, und dann ähm machen wir darüber das nächste mal, ja?

P: ah, Frau Rohen, abschließend

R: mhm

P: noch eine Bemerkung

R: mhm

P: Sie merken, ich bin

28,0

noch nicht ganz fit gell, ich bin immer noch etwas so wie, ah verlangsamt oder * etwas schockiert, aber hm

R: schockiert?

P: ja * öh * äh ** Sie ham/ Sie ham/ wie soll man sagen, so, mit den Wunden etwas, so verändert ** daß

R: verändert?

P: also * ich merk' jetzt die Schmerzen * die lassen langsam nach

28,5

R: lassen langsam nach
P: ja der Herbstschmerz ** ist deutlich

RAUSCHEN

(Und) ich (…) viel, aber nicht zuviel (…) Gespräche, mit Ihnen ** aber viele eigentlich (…) auch in der Familie (…) sind deutlich (…), äh

29,0

(…) meine Briefe meine Tagebücher sind * noch, äh ** hm ja ** hm * origineller * die Methoden verfeinern sich, so
R: die find ich auch sehr schön *
P: ja
R: also des, was ich auch habe
P: mhm
R: gut, jetzt läuft das Band leer

BEIDE LACHEN

AUFNAHME BRICHT AB BEI 29,4, BANDENDE BEI 29,7

Nachwort

Die Gespräche in der vorliegenden Untersuchung haben gezeigt, dass Menschen mit schizophrenen Störungen einen großen Gesprächsbedarf haben. Ich freue mich, dass ich als Linguistin eine Gesprächsführung entwickeln konnte, die diesen Gesprächsverlauf ein Stück weit befriedigen kann.

Für die jahrelange Unterstützung meiner Arbeit und für die wertvollen Anregungen bin ich Prof. Luc Ciompi zu großem Dank verpflichtet. Weiterhin möchte ich mich herzlichst bei Frau Kusch für das Schreiben der Arbeit bedanken und auch bei unserem ganzen Praxis-Team Dr. Andreas Rohen. Ebenfalls war die Unterstützung von Frau Novotny und Herrn Weber sehr hilfreich.

Last but not least bedanke ich mich bei meinen fünf Gesprächspartnern für die offenen und interessanten Gespräche.